4/06

C
21.99

Enfermedades infecciosas

Entenderlas, evitarlas y combatirlas

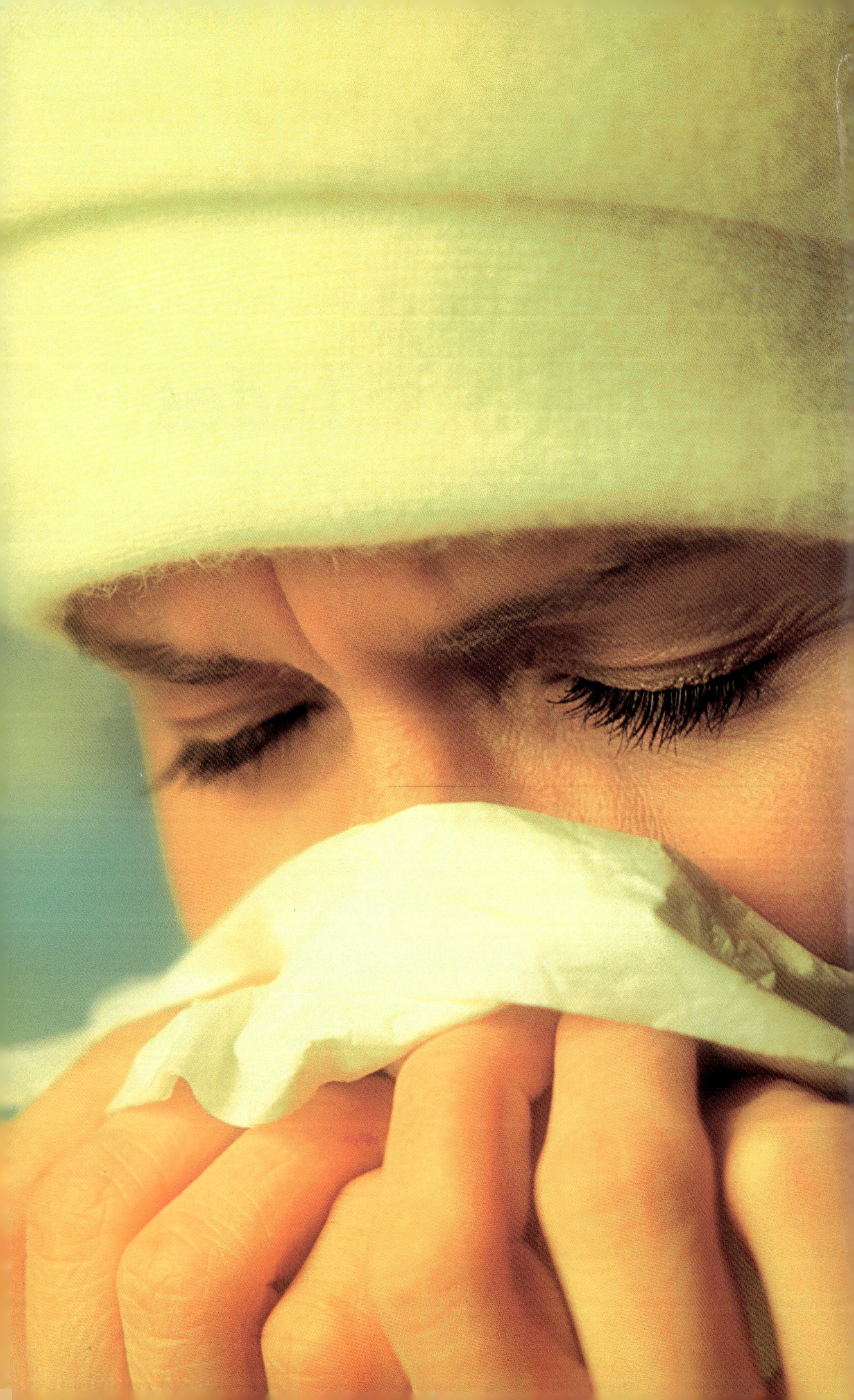

Enfermedades infecciosas

Entenderlas, evitarlas y combatirlas

Dr. Jesús Honorato Pérez

EVEREST

Dirección editorial: Raquel López Varela
Coordinación editorial: Ángeles Llamazares Álvarez
Maquetación: Eva Martín Villalba
Diseño de la colección: David de Ramón
Coordinación Clínica Universitaria: Nicolás García González
Fotografías e ilustraciones:
Archivo Everest: páginas 4, 14, 18, 23, 26, 27, 31, 37, 39, 44, 52, 56, 60, 65, 66, 70, 72, 74, 78, 80, 82, 88, 97, 100, 104, 113, 115, 120, 122, 126, 132, 137, 138, 140, 146, 154, 155, 157, 158, 160, 168, 170, 172, 175, 176, 178, 183, 186, 189, 192, 196, 198, 200, 202, 207, 210, 217, 222, 224, 227, 231, 234, 236, 239, 241, 244 y 247
Otros:
Corinne Malet/Photoalto: páginas 41, 129
Jean-Louis Aubert/Photoalto: página 123
José María Rueda Delgado: página 33 (*tenia*)
Lauren Mouton/Photoalto: página 34
Marie Docher/Photoalto: páginas 46, 149
Michel Bussy/Photoalto: página 181
Pablo Jurado (*respuesta inmunitaria tras dos infecciones*): página 54
Pierre Bourrier/Photoalto: páginas 76, 92, 150, 153, 213
Vincent Hazat/Photoalto: página 58

www.everest.es
Carretera León-La Coruña, km 5 - LEÓN
ISBN: 84-241-8410-6
Depósito Legal: LE: 1869-2005
Printed in Spain - Impreso en España

EDITORIAL EVERGRÁFICAS, S. L.
Carretera León-La Coruña, km 5
LEÓN (ESPAÑA)

ÍNDICE DE CONTENIDOS

1. Introducción **11**

2. Recordemos algo de historia **17**

3. Agentes infecciosos **21**
Bacterias 23
Virus 27
Hongos 29
Parásitos 32

4. Mecanismos de transmisión **35**
Transmisión por contagio directo 37
Transmisión por contagio indirecto 39

5. Mecanismos de defensa **43**
Barreras físicas 43
Barreras químicas 46
Barreras biológicas 48

6. La infección **55**
La invasión 55
La evolución 58
Período de incubación 58
Período prodrómico 58
Período de estado 58
El acmé 59
Período de defervescencia o remisión 59
Período de convalecencia 59
Tipos de infección 60

7. ¿Como se diagnostican las enfermedades infecciosas? **63**
Clínica 64
Laboratorio 65
Recogida de muestras 65
Identificación: examen microscópico, cultivo y pruebas serológicas 67
Antibiograma 69
Exploraciones especiales 69

8. Síntomas comunes de las enfermedades infecciosas **71**
La fiebre 71
Dolor de cabeza (cefalea) 73
Dolor 74
Escalofríos 75
Astenia 75
Anorexia 76
Trastornos digestivos (náuseas, vómitos, diarreas) 76
Manifestaciones cardiovasculares 77
Alteraciones renales 77
Alteraciones hepáticas 77

9. Enfermedades infecciosas más frecuentes **79**
Enfermedades infecciosas generales 80
La septicemia y el shock séptico 80
La tuberculosis 83
La gripe 87
La brucelosis (Fiebre de Malta) 90
El tétanos 92
Infecciones de las vías respiratorias 94
El catarro común 95
La faringitis (faringo-amigdalitis) 96
La sinusitis 98
La otitis 99
Las infecciones en pacientes con EPOC 101
La bronquitis aguda 103
La neumonía 103
La tos ferina 107
Infecciones del aparato digestivo 108
Enfermedades diarreicas 108
La fiebre tifoidea 110
El cólera 112
Las úlceras de estómago y el *Helicobacter pylori* 113
La hepatitis 114

Infecciones del sistema nervioso 117
La meningitis 119
El absceso cerebral 121
La rabia 122
Las enfermedades producidas por priones: el mal de las vacas locas 123
Infecciones del tracto genitourinario 125
La cistitis 130
La pielonefritis 132
La prostatitis 133
Infecciones de transmisión sexual 133
El herpes genital 135
El SIDA 136
La uretritis 141
La sífilis 142
La hepatitis B 143
La infección por el virus del papiloma humano 143
Infecciones del aparato genital femenino 144
ETS en homosexuales 144
Parasitosis de transmisión sexual 145
Cáncer y ETS 147
Infecciones de la piel y los tejidos blandos 147
Piodermas 148
Herpes zóster 151
Infecciones con enfermedades previas 152
Micosis 153
Mordeduras de animales 154
Infecciones músculo-esqueléticas 156
Osteomielitis 156
Infecciones articulares 157
Infecciones buco-dentarias 158
Enfermedades producidas por parásitos 161
Parasitosis intestinales 161
Parasitosis no intestinales 164
Parasitosis por artrópodos 166

10. Enfermedades infecciosas en grupos especiales: ancianos, niños y embarazadas **171**
Ancianos: 171
Neumonías 173
Infecciones urinarias 173
Infecciones gastrointestinales 173
Infecciones dermatológicas 173
Infecciones en pediatría: 175
Recién nacidos 175
Niños: 177
Infecciones respiratorias 177
Gastroenteritis 179
Infecciones urinarias 179
Enfermedades exantemáticas 179
Embarazo 183
Fármacos antiinfecciosos en el embarazo 183
Repercusión de las infecciones sobre el feto 186

11. Prevención 187
Vacunas 188
Aislamientos 195

12. Tratamiento 197
Antibióticos 199
Antivirales 202
Antimicóticos 204
Antiparasitarios 205
Interacciones 206
Reacciones adversas 208
Contraindicaciones 209
Normas generales sobre la utilización de los antibióticos 210

13. El problema de las resistencias 215

14. Las enfermedades infecciosas y los viajes 221
Medidas generales 223
La diarrea del viajero 225
Vacunas: 226
Cólera 226
Fiebre amarilla 226
Hepatitis A 227
Hepatitis B 227
Fiebre tifoidea 228
Meningitis meningocócica 228
Poliomielitis 228
Otras vacunas 229
Quimioprofilaxis 229
Otras medidas de prevención 230

15. Guerra biológica y bioterrorismo 233

16. Aspectos económicos y sociales de las enfermedades infecciosas 237

17. La investigación sobre las enfermedades infecciosas 243

Prólogo

Éste no es un libro muy técnico, es decir no se trata de hablar en profundidad de las enfermedades infecciosas ni de citar todo lo que se sabe sobre ellas. El objetivo es transmitir todos los conocimientos que cualquier persona, que no sea profesional sanitario, debe saber sobre las enfermedades infecciosas.

En nuestro mundo actual sabemos que este tipo de enfermedades están presentes de una manera total en el quehacer diario, y cualquiera de nuestras actividades puede conducir al riesgo de contraer una infección. Parecía que el descubrimiento de los antibióticos había terminado con la peligrosidad de las enfermedades infecciosas pero no ha sido así. La aparición de gérmenes resistentes a los antibióticos, el empleo de tratamientos que disminuyen las defensas inmunitarias, la facilidad de viajar a territorios remotos donde hay o de donde se traen microbios desconocidos para las defensas de nuestro organismo, la aparición de nuevas enfermedades como el SIDA, el resurgimiento de otras que parecían ya dominadas, como la tuberculosis, la mayor longevidad, la mejor eficacia de los medios de diagnóstico y otras muchas circunstancias hacen que las enfermedades infecciosas hayan adquirido en los últimos años una importancia de la que, por otra parte, nunca carecieron.

Por todo ello, es muy útil disponer de los conocimientos básicos necesarios para entenderlas, evitarlas y combatirlas.

Éste es el objetivo de este libro: no se trata de que el lector aprenda a diagnosticar y a tratar las enfermedades infecciosas pero sí de que conozca sus manifestaciones, mecanismos y peligrosidad para poder actuar ante ellas y, si es posible, prevenirlas... que es lo más interesante.

Introducción

- **Definición:** las enfermedades infecciosas son las que están producidas por la acción nociva de un microorganismo sobre el ser humano.
- **Trascendencia:** la importancia que tiene este tipo de enfermedades es enorme no sólo porque pueden llegar a producir, y de hecho muchas veces producen, la muerte del individuo que las padece, sino también porque son, con mucha diferencia, las enfermedades más frecuentes de toda la humanidad y sus consecuencias sociales y económicas son trascendentales. Otra característica de las enfermedades infecciosas es que están producidas por elementos vivos que son transmisibles, es decir, que el microorganismo que las produce puede pasar del enfermo a otros individuos sanos o con otro tipo de enfermedad y producir en ellos una nueva infección.

- **Causas:** los microorganismos que puede producir enfermedades infecciosas son de distintos tipos; los más frecuentes son las bacterias pero también pueden producirlas los virus, los hongos y los parásitos.
- **Evolución:** durante toda la historia de la humanidad, el hombre ha desarrollado sus actividades habituales en contacto con muchos de los microorganismos que pueden producir enfermedades y ha aprendido a protegerse de ellos mediante el desarrollo de una serie de mecanismos de defensa que le han permitido sobrevivir como especie pero muchas veces el agente, infeccioso vence y causa la muerte. Es como si fuera una guerra continua en la que se enfrentan dos ejércitos poderosos: por un lado la especie humana, y por otro el ejército de los agentes infecciosos. Por ahora, la guerra la va ganando la especie humana y, aunque muchos soldados mueran en la batalla, cada vez son menos, e incluso se ha podido erradicar alguna enfermedad, con lo que la especie humana va sobreviviendo.

Estas enfermedades están producidas por elementos vivos que son transmisibles.

Pero no está claro que esto vaya a continuar así mucho tiempo. Los microorganismos no sólo atacan, sino que también saben defenderse de las acciones que emprendemos contra ellos. A pesar de lo que pueda parecer (por su pequeño tamaño), son muy listos y tienen muchos recursos para defenderse (la mayor parte, desconocidos para nosotros).

Por eso, cuando los humanos empezamos a utilizar los antibióticos cogimos desprevenidos a los microorganismos que no sabían defenderse ante esta nueva arma que causaba su destrucción masiva, y parecía que la guerra la íbamos a ganar definitivamente pero no ha sido así y las bacterias han aprendido a contraatacar desarrollando mecanismos de resistencia frente a los antibióticos. Las guerras contra las resistencias siempre han sido muy problemáticas y no pocas veces se han terminado perdiendo. Así que ahora no está muy claro quien va a ganar: si los humanos inventando nuevos medicamentos o pautas de actuación que terminen con las resistencias, o las bacterias aumentando la eficacia de esa resistencia. El que más corra, ganará.

Éste es el gran problema de las enfermedades infecciosas en el momento actual y, por ello, conviene conocer algunos aspectos básicos sobre ellas que nos ayuden a comprenderlas y combatirlas. Ésta es la razón de ser de este libro que tiene un claro objetivo de divulgación.

Terminología. Algunas definiciones

Los médicos empleamos muchas veces palabras un tanto extrañas para llamar a las cosas. En general, no es que tratemos de ocultar nada a los pacientes (que tienen todo el derecho del mundo a saber lo que les pasa), lo que sucede es que la medicina se ha desarrollado durante muchos años y ha adoptado palabras de diversas lenguas y las ha incorporado al trabajo habitual. También sucede que la medicina tiene muchos aspectos técnicos y ello ha hecho desarrollar palabras también técnicas para llamar a las cosas de una forma lo más precisa posible. Por ello, aclararemos algunos términos o expresiones que se van a utilizar a lo largo del este libro para que, cuando no se entienda algo, se pueda recurrir a esta especie de pequeño diccionario de introducción.

Glosario

- Absceso: colección localizada de pus en una cavidad formada por la desintegración de tejidos producida por bacterias.
- Adenopatía: alteración de los ganglios linfáticos, muchas veces por infección, que se endurecen y aumentan de tamaño.
- Aerobio: gérmenes que necesitan estar en presencia de oxígeno para desarrollarse y reproducirse.
- Anaerobio: microorganismo que vive y se desarrolla en ausencia de oxígeno.
- Anorexia: falta de apetito. Ausencia notable de ganas de comer.
- Asepsia: procedimientos empleados para impedir la presencia o progresión de microorganismos en un medio determinado.
- Bacteriemia: presencia de bacterias en la sangre.
- Bacteriuria: presencia de bacterias en la orina.
- Clínica: conjunto de síntomas y signos que presenta un paciente por causa de una enfermedad y que son sumamente útiles para que el médico pueda realizar un diagnóstico correcto.
- CMI: Concentración Mínima Inhibitoria. Es la menor concentración posible del fármaco con la que se inhibe el crecimiento de una bacteria.
- Endemia: presencia constante de una enfermedad infecciosa en una comunidad humana, aunque clínicamente se manifieste sólo en pocos individuos.
- Epíxtasis: pérdida de sangre a través de la nariz.

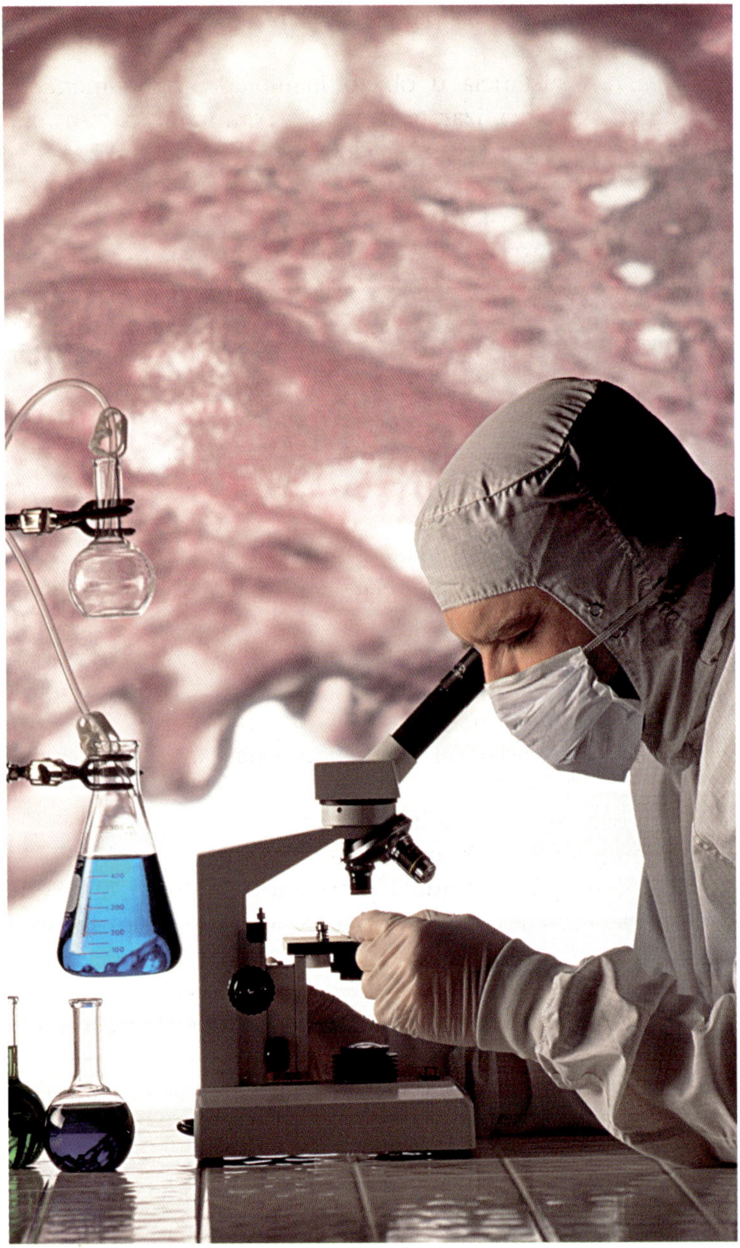

- Exantema: erupción, lesiones rojizas y abultadas de la piel.
- Fimbrias: estructura filamentosa, corta, que aparece en la superficie de algunas bacterias. Desempeña un papel importante en la adherencia de las bacterias a superficies, como pueden ser las mucosas, que tapizan algunas cavidades o conductos. Facilitan la unión

entre las bacterias para intercambiar material genético e información.

- Fómites: sustancia u objeto inanimado, no alimenticio, capaz de vehiculizar, transportar y, por lo tanto, transmitir gérmenes que pueden producir una enfermedad infecciosa (ejemplos: ropa, cubiertos, peines, utensilios, etc.).
- Halitosis: mal olor en el aliento.
- Inmunodepresión: es una situación en la que hay una atenuación de la respuesta inmunitaria de los pacientes y puede estar producida por la administración de fármacos inmunosupresores, radiaciones, desnutrición o la presencia de algunas enfermedades congénitas o adquiridas como es el caso del SIDA.
- Liendre: huevo de *pediculus* pegado al pelo.
- Linfadenopatías: infección de los ganglios linfáticos, que aparecen duros y aumentados de tamaño. Es prácticamente lo mismo que las adenopatías.
- Micción: acto de expulsar la orina desde la vejiga al exterior a través de la uretra.
- Microorganismo: nombre por el que se designa a los seres vivos de tamaño tan pequeño, que es necesario emplear un microscopio para poder verlos.
- Morbilidad: relación entre personas sanas y enfermas de una comunidad.
- Necrosis: muerte de las células.
- Parénquima: tejido propio de un órgano.
- Patógeno: se denomina patógeno a todo aquello que puede generar una enfermedad. En enfermedades infecciosas, se llama patógeno a todos los microorganismos capaces de producir una infección.
- Portador: individuo que libera constantemente microorganismos infectantes pero que no padece la enfermedad.
- Prevalencia: proporción de casos de una enfermedad en una población dada (con relación al total de la población) y en un momento determinado.
- Profilaxis: acción preventiva que impide la infección (como, por ejemplo, el empleo de vacunas). Profilaxis es también sinónimo de prevención.
- Quimioprofilaxis: prevención de las enfermedades que se realiza mediante el empleo de medios químicos como, por ejemplo, los fármacos.
- Reservorio: huésped o portador pasivo de un germen patógeno. Se aplica también a los lugares donde pueden permanecer las bacterias y transmitirse posteriormente al hombre.

- Resistencia: se dice que una bacteria es resistente cuando su crecimiento sólo puede ser inhibido a concentraciones superiores a las que el fármaco puede alcanzar en el lugar que se produce la infección.
- Sensibilidad: se dice que una bacteria es sensible a un antibiótico cuando el antibiótico es eficaz frente a ella, y podemos esperar la curación de la enfermedad.
- Saprofito: organismo que se alimenta de materiales orgánicos complejos, con frecuencia de cuerpos putrefactos o muertos. La mayor parte de los hongos son saprofitos.
- Terapéutica: es la rama de la medicina que estudia el tratamiento de las enfermedades. Cuando se habla de la terapéutica de un paciente o de una enfermedad, se está haciendo mención al tratamiento de ese paciente o esa enfermedad.
- Uréter: es el conducto que comunica los riñones con la vejiga y a través del cual la orina, a medida que se va formando en los riñones, desciende hasta la vejiga donde se almacena hasta el momento de la micción.
- Uretra: es el conducto que comunica la vejiga con el exterior y por el que se elimina la orina. Es mucho más corta en la mujer que en el hombre, lo que facilita la producción de más infecciones en la mujer que en el hombre.
- Virulencia: grado o capacidad de un microorganismo para producir una enfermedad. Es decir, cuanto más virulento sea un microbio es más fácil que produzca una enfermedad y que ésta sea más grave.

Recordemos algo de historia

A lo largo de la historia, la humanidad ha sido víctima de grandes epidemias de cólera, peste, gripe, fiebre tifoidea y otras enfermedades, que eran gravísimas y hacían que las expectativas de vida fueran muy cortas y pocas personas llegaban a la tercera edad. Otras enfermedades infecciosas a las que ahora no damos demasiada importancia (como, por ejemplo, infecciones del oído, la garganta o la piel) provocaban secuelas muy importantes como sordera u otras discapacidades que deterioraban sensiblemente la calidad de vida.

En el **siglo XIX** la probabilidad de morir por una enfermedad infecciosa era de un 40%. La indefensión de la gente ante las enfermedades infecciosas era terrible y se podían transmitir con mucha facilidad por las condiciones socioeconómicas en las que se desarrollaba la vida habitual. El hacinamiento, la falta de higiene, el hambre en épocas de malas cosechas, la falta de infraestructuras, etc. eran factores que facilitaban la propagación de las infecciones y contribuían a su expresión de máxima gravedad. Todo ello hacia que, hasta mediados del pasado siglo, las enfermedades infecciosas constituyeran la primera causa de mortalidad en la especie humana.

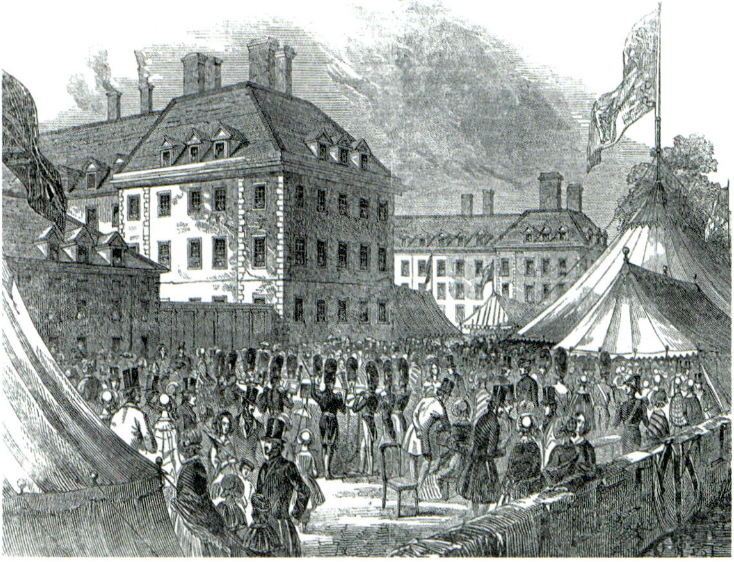

Evento de recogida de fondos en ayuda de la tuberculosis en el Hospital Chelsea, 1846

Sin embargo, las cosas han ido cambiando, las condiciones de vida en muchos países han mejorado de forma espectacular durante el **siglo XX**, los conocimientos sobre la higiene y su aplicación práctica, el ir conociendo los mecanismos de transmisión de las enfermedades infecciosas y, sobre todo, el descubrimiento de fármacos antimicrobianos (como las sulfamidas primero y los antibióticos después) han sido todas ellas circunstancias que han cambiado notablemente el panorama.

De todas formas, la progresión de las cosas no ha sido fácil. Primero hubo que descubrir que las infecciones estaban producidas por unos pequeños bichos a los que se les llamó **bacterias** (ahora sabemos que no son sólo las bacterias las que producen infecciones) lo que se consiguió a finales del siglo XIX gracias a un investigador excepcional que se llamó **R. Koch** que, entre otras cosas, descubrió el bacilo que produce la tuberculosis. Después se comenzó a pensar en un posible control de las infecciones por destrucción específica de las bacterias mediante el uso de compuestos químicos que inutilizaran al agente infeccioso pero no dañaran a las células normales del enfermo.

El primero que consiguió un cierto éxito en este sentido fue el alemán **Paul Ehrlich**, quien a principios del siglo XX estaba trabajando con colorantes, tratando de teñir los tejidos de animales infectados por distintos microorganismos, se dio cuenta de que las células de los animales y las bacterias respondían de forma diferente a los colorantes (en el sentido de que las bacterias se teñían con unos colorantes y los tejidos con otros). Erhlich pensó que, al igual que los colorantes, podía haber otros compuestos químicos que pudieran unirse solamente a las bacterias y destruirlas. Tuvo así la idea de buscar, "balas mágicas", como él las llamaba, que tuvieran una toxicidad selectiva para las bacterias pero no para los tejidos normales.

Alexander Fleming descubrió la penicilina, primer antibiótico empleado en enfermos, que supuso el nacimiento de la antibioterapia.

Tras probar con varios productos encontró que un derivado del arsénico, al que bautizó con el pretencioso nombre de "Salvarsán", poseía una toxicidad específica para el *Treponema pallidum*, que es el agente productor de la sífilis. El "Salvarsán" fue comercializado en 1910 dando así comienzo a la "quimioterapia antibacteriana", es decir, el empleo de compuestos químicos en el tratamiento de las enfermedades infecciosas.

Hubo que esperar hasta 1930 para que el también alemán **Gerhard Domagk** descubriera las sulfamidas, que ya eran activas sobre un buen número de gérmenes.

El paso definitivo en la quimioterapia antibacteriana tuvo lugar cuando **Alexander Fleming** observó en 1928 que un hongo, el *Penicillium notatum*, que contaminaba un cultivo de bacterias (concretamente de estafilococos), inhibía el crecimiento de los gérmenes descubriendo así la penicilina, primer antibiótico empleado en enfermos, y que supuso el nacimiento de la antibioterapia (el uso de los antibióticos en el tratamiento de las enfermedades infecciosas).

Desde las primeras observaciones de Fleming hasta que se pudo utilizar la penicilina en humanos, pasaron muchos años. La primera inyección de penicilina se realizó el 17 de enero de 1941 en una paciente de 50 años desahuciada por un cáncer de mama diseminado. El objetivo de esta primera inyección no podía ser curar a la paciente, sino saber si la penicilina podía administrarse al ser humano. La paciente dio su consentimiento y se le inyectaron 5 000 unidades sin que, aparte de un cierto sabor a moho, la penicilina produjera efectos indeseables. La primera administración con fines terapéuticos se realizó el 12 de febrero de 1941 a un policía de 43 años que, a partir de una úlcera en un labio, había desarrollado una infección generalizada por estafilococos y estreptococos. Aparte de una septicemia, presentaba múltiples abscesos en la cara y en las orbitas (había perdido un ojo por ello), una infección en el húmero derecho, una sinusitis purulenta y abscesos pulmonares... la situación era patética. Se le administraron 300 mg cada 3 horas. Al cabo de 5 días y después de haberle administrado una dosis total de 220 000 unidades (que hoy nos parecería irrisoria), la mejoría había sido espectacular con la curación de prácticamente todos los abscesos, pero se acabó la penicilina que se había podido fabricar y el paciente murió 1 mes más tarde.

Este tratamiento marcó un hito que cambió la historia porque, a partir de ese momento, la antibioterapia fue creciendo y cambió el panorama mundial de las enfermedades infecciosas.

Ello no quiere decir que la situación actual sea estupenda y que las enfermedades infecciosas hayan perdido importancia... ni mucho menos. Las conocemos mejor, sabemos cómo se pueden evitar en gran parte y disponemos de armas terapéuticas para tratarlas eficazmente en muchos casos. Aún así, son extraordinariamente frecuentes, continúan produciendo grandes epidemias, complican la evolución de muchas enfermedades, atacan a los pacientes con defensas inmunológicas disminuidas, están aumentando las resistencias de los gérmenes a los antibióticos, suponen unos costes sanitarios muy elevados y son la causa final de la muerte de muchas personas.

Agentes infecciosos

Historia y nomenclatura

Los microorganismos que producen las enfermedades infecciosas fueron probablemente una de las primeras formas de vida que aparecieron sobre la Tierra pero, debido a su tamaño, no pudieron ser vistos hasta hace solamente tres siglos (incluso una vez descubiertos, su estudio no experimentó grandes progresos durante 200 años).

El nombre científico de un organismo vivo se compone ordinariamente de dos palabras provenientes del latín o el griego. El primer nombre se escribe con mayúscula y es indicador del género, y el segundo se escribe con minúscula y denota la especie. Tanto el nombre del género como el de la especie pueden derivarse de un nombre propio perteneciente a una persona o lugar, o referirse a una característica del microorganismo. Los nombres propios pueden referirse a un investigador o a un área geográfica que tengan algo que ver con el “bicho”, con quien lo haya descubierto por ejemplo, o con la zona geográfica donde se haya encontrado. Por ejemplo, el *Staphylococcus aureus* es el nombre científico de las bacterias del género *Staphylococcus* (del griego *staphile*, racimo, y *kokkos*, grano) y la especie *aureus* (del latín *aureus*, dorado). Todo ello indica que esta bacteria crece formando racimos y producen un pigmento dorado. Otro ejemplo: la *Brucella melitensis* (proveniente de la isla de Malta), debe su nombre a su descubridor David Bruce, indicando también la enfermedad que produce, la fiebre de Malta, y el área geográfica donde fue descrita por primera vez.

Para considerar que un microorganismo es el causante de una determinada enfermedad infecciosa deben cumplirse una serie de requisitos que reciben el nombre de "postulados de Koch".

Los organismos vivos están formados por una o más células. Los organismos más sencillos están formados por una sola célula, que dispone de todos los procesos necesarios para vivir y reciben el nombre de organismos unicelulares. En las formas de vida más complejas, millones de células se organizan en grupos, de distintos tipos cada uno, especializados en una función determinada para llevar a cabo, entre todas, las múltiples necesidades del organismo. Este tipo de organismos se llaman pluricelulares.

Las bacterias son organismos unicelulares y el hombre es un organismo pluricelular.

Para considerar que un microorganismo es el causante de una determinada enfermedad infecciosa deben cumplirse una serie de requisitos que reciben el nombre de **postulados de Koch** porque fue este científico el que los enunció a finales del siglo XIX y son los siguientes:

- El agente causal debe poder ser observado en todos los casos que se produzca la misma enfermedad.
- El microorganismo debe poder ser aislado y cultivado.
- El microorganismo debe reproducir la enfermedad cuando se inocula a un animal susceptible.
- El microorganismo debe poder ser aislado del animal de experimentación y reidentificado.

Estos postulados son los que han permitido que se hayan ido descubriendo las relaciones entre un determinado germen y la enfermedad que produce, y actualmente están identificados así. El asunto es muy importante porque hasta bien entrado el siglo pasado no se conocía esta relación para muchas enfermedades, y era muy difícil tratarlas si no se sabía bien cuál era el germen que las producía.

Los organismos vivos que pueden producir más frecuentemente enfermedades infecciosas son: bacterias, virus, hongos y parásitos. A continuación, se describen las características más importantes de cada uno de estos tipos de agentes.

1. Bacterias

Las bacterias son microorganismos unicelulares (es decir, son una célula) **diminutos que pueden ser capaces de reproducirse y desplazarse independientemente de su entorno**. La célula bacteriana está dotada de todos los elementos necesarios para vivir, desplazarse, reproducirse, defenderse y aprovechar los elementos nutritivos que encuentre a su alrededor. Aunque las bacterias tienen una estructura más simple que las células de los organismos pluricelulares, tienen un complicado y elaborado modo de vivir.

Las bacterias están ampliamente difundidas en la Naturaleza, están en todas partes y se han adaptado a cada uno de los hábitats posibles. Están en nuestros cuerpos tanto

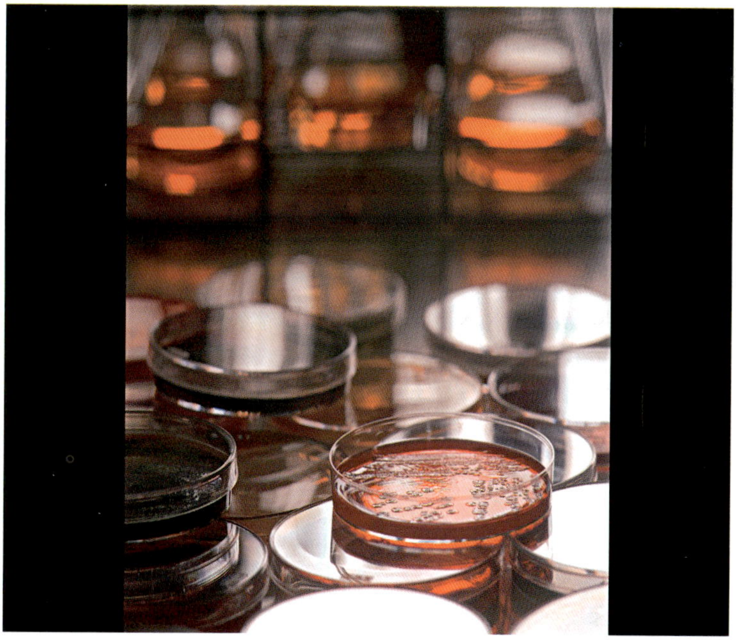

Cultivos de bacterias

en la superficie como por dentro, en los alimentos, en el agua que bebemos, en el aire que respiramos, en todos los objetos que tocamos, en el suelo, etc. Ningún lugar de la Tierra está libre de ellas. Incluso pueden existir en la estratosfera a una altura de 20 km, y en los sedimentos oceánicos a una profundidad de 11 000 m. En nuestra piel y en nuestro aparato digestivo viven millones y millones de bacterias. Hay varios miles de especies de bacterias (y de ellas, unas 100 son capaces de producir enfermedades en el hombre). La proporción es de 30 000 bacterias que no provocan enfermedades por cada una que sí las produce.

Las bacterias que producen enfermedades se llaman patógenas.

Las bacterias que producen enfermedades se llaman **patógenas**. Otras muchas conviven con nosotros, e incluso son indispensables para nuestras vidas (como son, por ejemplo, las que habitan en el intestino).

Las bacterias son tan pequeñas que en 30 cm^3 puede haber 10 billones de bacterias, tantas como las estrellas que puede haber en 100 000 galaxias. Para verlas es necesario utilizar sistemas ópticos que produzcan un gran aumento como es un microscopio. Pero no sólo eso, sino que como además son transparentes, es preciso teñirlas con colorantes para hacerlas visibles. Un médico danés que se llamaba Hans Christian Gram y que trabajaba en Berlín, inventó en 1884 un método para teñir las bacterias de color violeta, y se dio cuenta de que a algunas de ellas se les iba el colorante cuando se lavaban con determinados compuestos y a otras no. Las bacterias a las que no se les puede eliminar el colorante se llaman *Gram positivas* y las que sí se pueden lavar y se les va el colorante se llaman *Gram negativas*. Pero la diferencia entre estos dos tipos de bacterias va más allá de la tinción: ahora sabemos que ambos tipos de bacterias tienen características estructurales y patógenas diferentes, y que la respuesta a los antibióticos también es diferente. Por lo tanto, es muy importante saber si una infección está producida por bacterias Gram+ o Gram−.

Las bacterias tienen todos los elementos de una célula, es decir, una pared, una membrana que las delimita y separa su medio interno del exterior, un citoplasma y una región nuclear. Aunque su forma es muy variada, la mayor parte de ellas adopta uno de estos tres tipos: a) **esféricas** o cocos, b) **cilíndricas** o bacilos o c) **filamentosa o curvadas** a las que se les llama espirilos. Como en la inmensa mayoría de los organismos vivos, el componente más importante de las bacterias es el agua, que representa aproximadamente el 75% de su peso.

Algunas bacterias, como es el caso del neumococo, tienen una cápsula en forma de capa gelatinosa que actúa como medio de protección ante distintos ataques (por ejemplo ante los linfocitos, unas células de la sangre que nos defienden de la infección).

La pared de la bacteria que es su capa más externa tiene la rigidez suficiente como para impedir que entre agua a la bacteria, lo que produciría su muerte inmediata y también para mantener la forma de la bacteria. Debido a la fuerza mecánica de esta pared, las bacterias toleran amplias variaciones ambientales y mantienen una concentración de sales y metabolitos en su interior muy superior a la concentración que se encuentra fuera de ella. El componente fundamental de esta pared es un polímero que recibe el nombre de peptidoglicano, y que es muy importante porque sobre él actúan algunos antibióticos de los que empleamos para matar a las bacterias. La pared celular tiene una gran importancia en el momento de la división de la bacteria para dar lugar a dos bacterias "hijas", ya que a partir de ella se forma el tabique que divide en dos a la bacteria madre.

La capa siguiente a la pared yendo de fuera hacia adentro es la **membrana celular** que tiene como función principal la de ser una especie de barrera selectiva, que solamente deja penetrar hacia el interior las cosas que son beneficiosas para la bacteria pero rechaza cualquier elemento nocivo. La membrana bacteriana tiene funciones de secreción y excreción y, por lo tanto, es un elemento fundamental en la regulación de intercambios entre la bacteria y el medio en el que se encuentra.

Dentro de la membrana se sitúa el **citoplasma** que es una especie de solución acuosa de sales minerales, azúcares y otros materiales solubles. En el citoplasma se produce el metabolismo celular.

En el citoplasma se encuentra la región nuclear, que es donde está todo el material genético de la célula.

Las funciones principales de cualquier bacteria son como las de todos los organismos vivos, es decir, crecer y multiplicarse. La multiplicación bacteriana ocurre fundamentalmente por una división en dos de la bacteria madre, de manera que se reparten entre las dos bacterias resultantes el material genético y el resto de los componentes de la bacteria. El crecimiento se produce como un aumento en el número y masa de todos los componentes

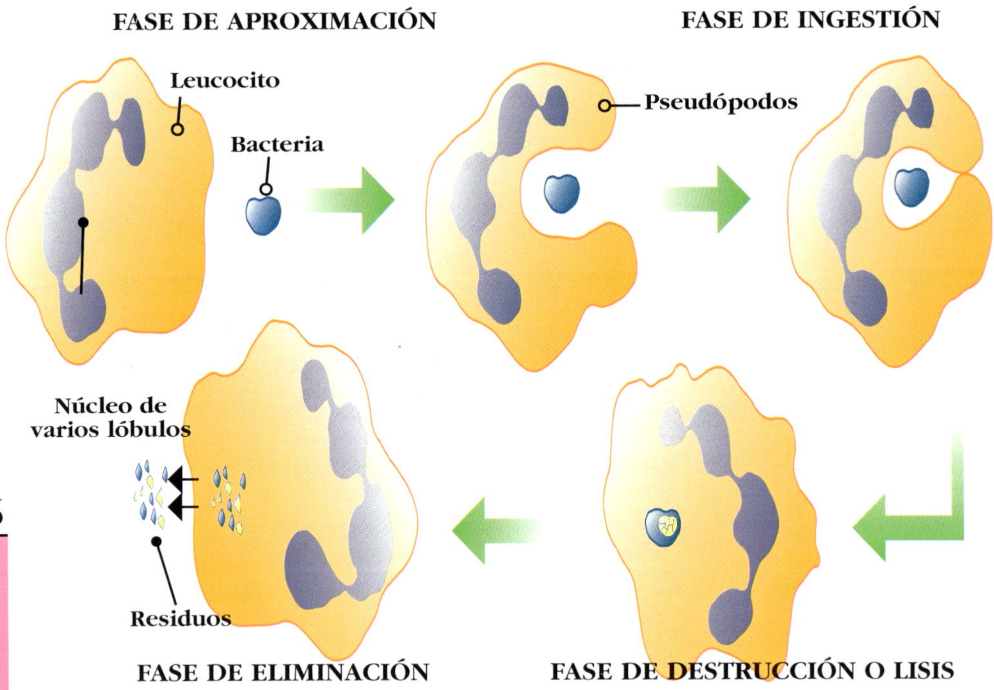

Fagocitosis de una bacteria por un glóbulo blanco

celulares y depende fundamentalmente del acceso que la bacteria tenga a material nutritivo. Para realizar estas funciones, las bacterias desarrollan muchas de las actividades de los organismos superiores (es decir, respiran, metabolizan, fermentan, se mueven).

En conjunto, y dentro de su pequeñez, las bacterias son organismos muy complicados, lo cual por un lado es bueno porque podemos atacarlas en distintos puntos vitales, pero por otro lado es malo porque tienen una capacidad enorme de defenderse y organizar ellas solas mecanismos de protección frente a cualquier cosa que pueda hacerles daño (por ejemplo, los antibióticos). En esta capacidad de defensa reside el principal problema del desarrollo de resistencias frente a los antimicrobianos.

Las bacterias pueden **clasificarse por su forma**, como ya se ha citado, y por su forma de teñirse en: Gram Positivas o Gram negativas.

También **se clasifican según su tolerancia al oxígeno** en: a) anaerobias son las que crecen tan sólo en ausencia de oxígeno, b) los gérmenes aerobios que crecen tan sólo en presencia de oxígeno y c) anaerobios facultativos, que pueden crecer tanto en presencia como en ausencia de oxígeno.

2. Virus

Los virus son los microorganismos más pequeños, situándose en el límite entre la materia orgánica y la vida ya que muchas veces son poco más grandes que una macromolécula sin vida. Los virus son organismos subcelulares, es decir, no llegan a tener la categoría de células dada su escasa complejidad y estructura. Están formados por un núcleo central de ácido nucleico, rodeado por una cubierta de proteínas que algunas veces se encuentra rodeada por una membrana muy simple. El ácido nucleico es de un sólo tipo DNA o RNA. Los virus no tienen capacidad para sintetizar nada ni tampoco pueden producir energía, por lo que para subsistir o reproducirse (en este caso se puede decir replicarse) dependen de una manera absoluta de las células del huésped y tienen que vivir dentro de ellas.

Los virus están formados por un núcleo central de ácido nucleico, rodeado por una cubierta de proteínas que, a veces, se encuentra rodeada por una membrana muy simple.

Actualmente se conocen cerca de 300 virus capaces de infectar a la especie humana por lo que las infecciones víricas tienen una gran importancia dentro de las enfermedades infecciosas. Además de la gran cantidad de enfermedades que producen y sus consecuencias médicas, las virasis, que así se llaman a las infecciones producidas por virus, son también importantes desde el punto de vista socioeconómico (recuérdese a este respecto las grandes epidemias de gripe y lo que representa la peste porcina o la mixomatosis de los conejos). Una de las peores epidemias que ha sufrido la humanidad, el síndrome de la inmunodeficiencia humana adquirida o SIDA, está también producida por un virus.

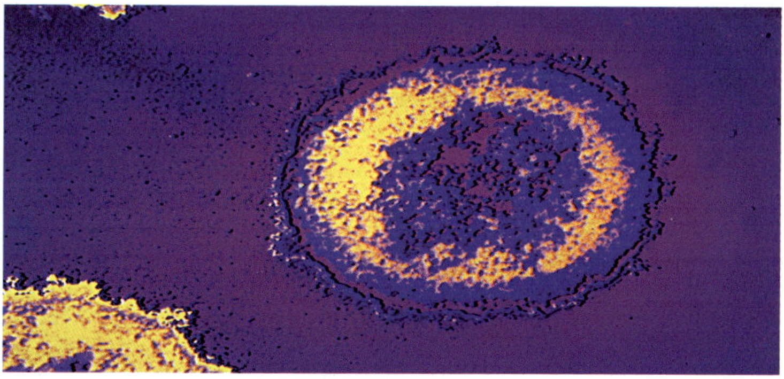

Virus del SIDA visto al microscopio

Una vez ha llegado a nuestro organismo a través de una puerta de entrada, se distribuye por los fluidos biológicos, llega a las células, y primero se fija a su superficie y luego penetra en su interior. Una vez dentro de las células comienza a desarrollar su actividad a expensas del aprovechamiento, por parte del virus, de los recursos de la célula huésped con el objetivo de replicarse. Este aprovechamiento de los recursos es lo que resulta dañino para la célula que es parasitada y termina alterando completamente todas sus funciones e incluso puede morir.

Todavía no disponemos de medicamentos suficientemente eficaces como para tratar todas las virasis.

Así como en el tratamiento de las enfermedades producidas por bacterias o por hongos se ha progresado muchísimo, no sucede lo mismo en el caso de los virus y todavía no disponemos de medicamentos suficientemente eficaces como para tratar todas las virasis. Todo el mundo tiene la experiencia propia de la gripe y sabe que lo único que cabe hacer cuando se contrae un proceso gripal es tomar medicamentos sintomáticos, es decir medicamentos que mejoren los síntomas, pero no hay un medicamento que termine con el virus productor de la gripe, que además cambia cada año. Sucede lo mismo con el tratamiento del SIDA. A pesar de los ingentes recursos que se han dedicado a buscar un tratamiento para esta enfermedad, solamente se ha conseguido mejorar algo la calidad de vida de los pacientes y prolongar su supervivencia, pero seguimos sin tener un tratamiento definitivo.

El problema fundamental por el que no se consigue progresar adecuadamente en este sentido es que **el virus utiliza toda la maquinaria de producción de energía del huésped para reproducirse y no hay manera de actuar sobre la replicación viral sin alterar a la propia célula del huésped**. Ello quiere decir que los fármacos que se podrían utilizar son demasiado tóxicos como para administrárselos a un paciente. Una dificultad añadida es que, como ya hemos dicho, los virus desarrollan sus actividades dentro de las células del huésped, y entonces habría que conseguir fármacos que llegaran en buena concentración hasta el interior de la célula. Hoy por hoy, no se ha conseguido un medicamento que llegue bien al interior de la célula, actúe contra los virus y además no sea tóxico. Lo mejor que se puede hacer con las enfermedades víricas es procurar no contraerlas.

Entre las **enfermedades que producen los virus** se encuentran: poliomielitis, gripe, rubéola, hepatitis, fiebre amarilla, dengue, rabia, ébola, SIDA, paperas, herpes, varicela, mononucleosis infecciosa, viruela, etc.

3. Hongos

El moho, las levaduras y otros elementos parecidos constituyen los organismos pertenecientes al reino vegetal que se conocen como hongos. Todo el mundo ha visto los hongos en la fruta podrida, en el pan viejo o en cualquier materia orgánica que conserve algo de humedad. Los hongos son una de las formas de vida más abundante que existen, y forman parte tanto del polvo de la tierra como de la atmósfera. Los vegetales son capaces de obtener su propio alimento mediante un proceso que se llama fotosíntesis, pero para ello necesitan tener una sustancia verde que se llama clorofila. Los hongos no tienen clorofila, y para vivir necesitan existir como parásitos de otros organismos vivos o como saprofitos sobre materia orgánica muerta que aprovechan como sustento.

El hábitat natural de los hongos son el agua, el suelo y los restos orgánicos, y son aerobios o anaerobios facultativos.

Los hongos en su interior elaboran sustancias químicas y fermentos que sueltan hacia el exterior, degradando las sustancias que hay a su alrededor como materia orgánica animal o vegetal convirtiéndolas en sustancias más simples para poder utilizarlas como alimento. El proceso químico de la digestión se completa en el exterior del hongo absorbiéndose posteriormente los productos finales hacia el interior.

Existen aproximadamente unas 100 000 especies de hongos de las que solamente 100 pueden causar enfermedades en el hombre.

El hábitat natural de los hongos son el agua, suelo y restos orgánicos y son aerobios o anaerobios facultativos. Las condiciones óptimas requeridas por los hongos para su crecimiento son muy similares a las que necesitan las bacterias, es decir, calor y humedad. La mayoría no crece en medios sin oxígeno libre, pero hay algunos que son anaerobios. La temperatura óptima de crecimiento para muchos de ellos es algo más baja que la temperatura corporal. En temperaturas muy bajas, la actividad metabólica del hongo se reduce pero el hongo no muere. De hecho, son resistentes al frío y algunos de ellos, aunque precariamente, sobreviven durante años a temperaturas muy bajas. Casi todos ellos son muy susceptibles al calentamiento, muriendo fácilmente a temperaturas elevadas. En general no les afecta la luz y son capaces de crecer tanto a la luz del sol como en la más absoluta oscuridad.

Las enfermedades que producen los hongos se llaman micosis.

Los hongos son organismos unicelulares y **su estructura consta de pared celular, membrana, citoplasma y núcleo**. Al igual que las bacterias,algunos tienen una cápsula. La membrana celular tiene un alto contenido en una sustancia que se llama ergosterol que es vital para la supervivencia del hongo, y también es una sustancia sobre la que actúan los antimicrobianos que combaten a los hongos y que se llaman fungicidas o antifúngicos o antimicóticos.

El tamaño de los hongos es muy variable. Algunos como las setas son grandes y visible a simple vista, pero la inmensa mayoría de los que producen enfermedades son microscópicos.

Los hongos son una fuente importante de enfermedades para los hombres y los animales. Las enfermedades que producen los hongos se llaman **micosis** y se clasifican generalmente en cuatro grupos: **superficiales**, que son con mucho la más frecuentes, **subcutáneas**, **profundas** o **sistémicas y oportunistas**.

Las micosis superficiales que afectan a piel, pelo y uñas, se transmiten, generalmente, por contagio directo de los animales al hombre o entre los hombres llegando a producir verdaderas epidemias.

Las micosis profundas pueden afectar a diversos órganos y aparatos y pueden ser primarias (procedentes de un contagio directo) o secundarias y oportunistas (que son las que aparecen como una complicación añadida a otras infecciones, en los pacientes que han sido tratados intensamente con antibióticos o en pacientes inmunodeprimidos).

En los últimos años han aumentado las infecciones causadas por hongos por la situación de inmunodepresión en que se encuentran muchos pacientes (cáncer, diabetes, etc.) y por el tratamiento inmunosupresor que se administra con cierta frecuencia (quimioterapia, radioterapia, fármacos inmunosupresores, corticoides, etc.).

En general, las micosis que se producen en pacientes que tienen sus defensas inmunitarias en buen estado son infecciones poco graves pero de larga duración, mientras que en los pacientes inmunodeprimidos pueden ser muy graves e incluso mortales.

Por otra parte, los hongos son importantes en el desarrollo de muchos procesos naturales, agrícolas, industriales y médicos. Los mohos más frecuentes pueden dañar los muebles y objetos de madera, tejidos sintéticos y alimentos. Los alimentos más vulnerables son el pan, los vegetales, las frutas y las conservas. Pero también los hongos son importantes en los procesos de degradación de la materia muerta animal y vegetal, porque rompen los compuestos orgánicos complejos, los convierten en otros más simples y los devuelven a la tierra, donde se reutilizan como alimento por parte de las plantas verdes. Algunos hongos, como por ejemplo algunas setas, son utilizados como alimento por el hombre. Los hongos también se utilizan comercialmente para fabricar bebidas y dar sabor a algunos tipos de quesos (Roquefort, Camembert). No hay que olvidar que, gracias a un hongo, se descubrió la penicilina que cambió completamente la historia de las enfermedades infecciosas y, por ello, la historia de la humanidad.

Los hongos son importantes en el desarrollo de muchos procesos naturales, agrícolas, industriales y médicos.

Las levaduras, que son unos tipos de hongos, fermentan los azúcares y se aprovechan para la fabricación de vinos y cervezas, pan y otros muchos productos manufacturados.

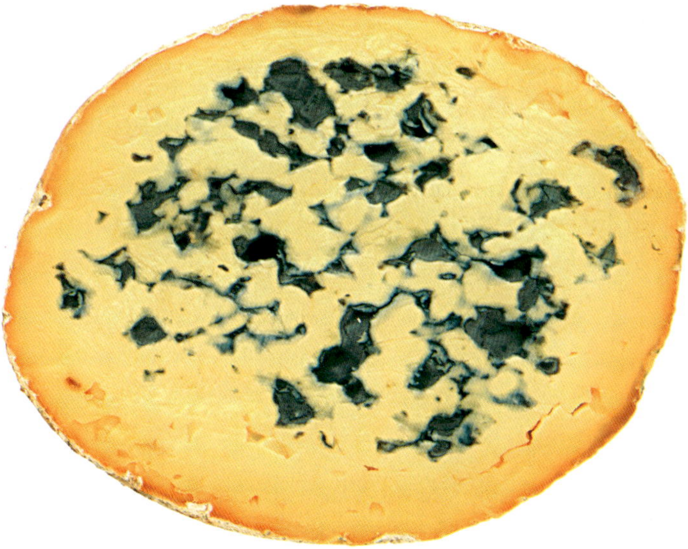

4. Parásitos

Los parásitos son organismos que requieren un ser vivo para su supervivencia, es decir tienen que vivir en el interior o sobre los cuerpos de otros organismos vivos que reciben el nombre de huésped. El parásito depende del huésped metabólicamente, y le ocasiona de forma mediata o inmediata una acción nociva o patógena, provocando en el huésped el establecimiento de mecanismos inmunológicos de defensa. En esta definición podrían caber las bacterias y los hongos, pero en realidad se consideran como parásitos animales de interés médico, y como parasitosis las enfermedades que producen. En definitiva, las bacterias son consideradas como pertenecientes al reino vegetal y los parásitos corresponderían al reino animal.

Las bacterias son consideradas como pertenecientes al reino vegetal, y los parásitos corresponderían al reino animal.

El reino animal se divide en dos grandes grupos: **los protozoos** que son organismos constituidos por una sola célula (y, por tanto, son las formas más inferiores de vida animal) y **los metazoos** que son organismos multicelulares. Los parásitos pertenecen siempre a uno de estos dos grupos.

Los protozoos tienen una mayor complejidad (tanto estructural como funcional) que las bacterias. Existen muchísimas especies,pero solamente unas 30 afectan al hombre. Todos las protozoos tienen algún medio de motilidad y son capaces de desplazarse mediante pseudópodos, flagelos o cilios. Los pseudópodos (falsos pies) son como prolongaciones que emite la célula hacia el exterior, que al principio son como pequeños granos pero que van creciendo y terminan por atraer toda la célula, englobándola hacia el lado que se han emitido. Los flagelos son como una especie de látigo que sale de la célula y que propalan al microorganismo a base de sacudidas (suelen ser muy pocos, algunos sólo tienen uno) y largos. Los cilios son similares a los flagelos y se encuentran esparcidos por toda la superficie del parásito, son menos fuertes que los flagelos y más cortos pero, como son muchos, su acción sincronizada da como resultado un desplazamiento muy rápido.

Tenemos la tendencia a considerar las parasitosis como enfermedades propias del Tercer Mundo y que en las sociedades occidentales no pasan de ser meras anécdotas exóticas de cuando se hacen viajes a países tropicales. Sin embargo, la realidad es muy distinta y en nuestra forma de vivir y en los países desarrollados las parasitosis son enfermedades muy frecuentes y de amplia trascendencia, tanto personal como social.

Los parásitos metazoos (los que están constituidos por más de una célula y, por eso, se llaman multicelulares) son muchísimos y además tienen características muy diferentes unos de otros. Las enfermedades que producen se llaman también infestaciones, para diferenciarlas de las infecciones que son las producidas por organismos de una sola célula. A continuación se citan **los grupos más importantes de parásitos multicelulares:**

Helmintos: son los gusanos y tienen tamaños muy diferentes, los hay que tienen 1 mm y otros que miden varios metros. Suelen tener un ciclo de vida más o menos complicado, y pueden cambiar de sitio dentro del organismo que han parasitado.

Los gusanos se dividen en dos grupos:

a) Los largos y redondeados (nematelmintos). Existen muchas especies pero sólo unas pocas son capaces de parasitar al hombre y suelen tener un ciclo de vida muy sencillo. El más conocido de este grupo son los *enterobius* que es la **lombriz intestinal** normal y corriente, en la que simplemente los huevos expulsados por un huésped infestan a otra persona.

b) Los gusanos planos (platelmintos). A este grupo pertenecen las **tenias**, que son gusanos alargados en forma de cinta y que suelen tener una cabeza dotada de una especie de ganchos que facilitan su fijación a la pared del intestino, y un cuerpo dividido en segmentos que pueden irse eliminando por las heces. Otros tienen forma de hoja o lámina con un ciclo de vida muy complicado porque necesitan pasar por varios huéspedes intermedios (caracoles, otros crustáceos y plantas o animales acuáticos) antes de llegar al hombre.

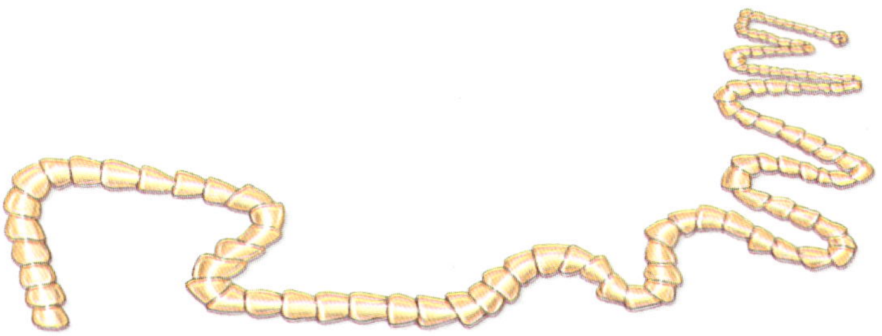

Tenia

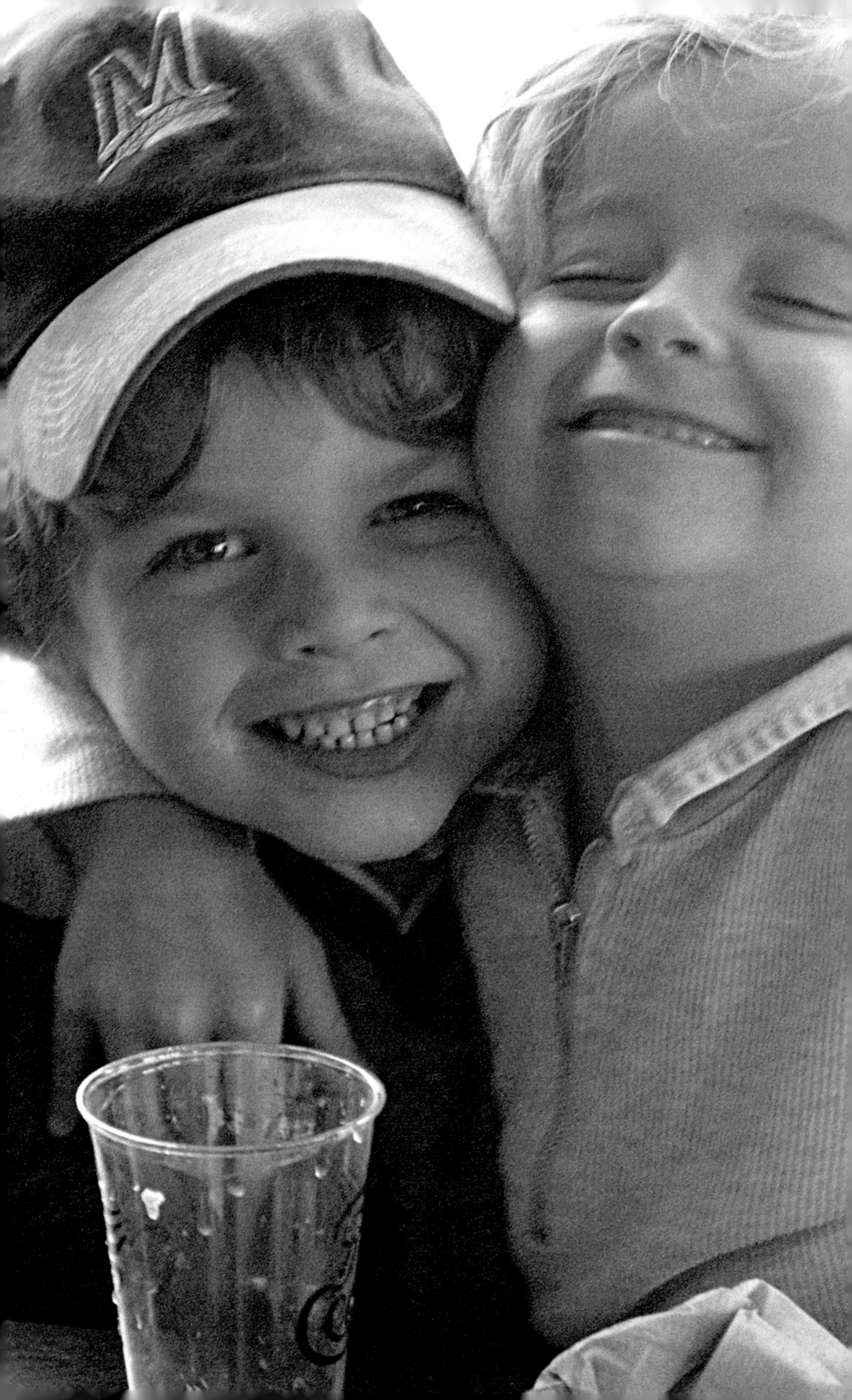

Mecanismos de transmisión

Para que un agente infeccioso pueda producir una enfermedad en el ser humano es necesario que exista toda una cadena de transmisión que haga posible que el agente pueda llegar a ponerse en contacto con la persona que potencialmente puede resultar infectada. Los componentes de esta cadena son: reservorio, puerta de salida, transmisión, puerta de entrada y la susceptibilidad del huésped para desarrollar la infección.

El **reservorio** es un sitio donde el germen se desarrolla normalmente, vive y se multiplica. El reservorio puede ser una persona, un animal, un artrópodo, una planta, la tierra, el agua, sustancias orgánicas, etc. o bien una combinación de todas ellas. La condición indispensable para que exista un reservorio es que en él se den las condiciones de vida que necesita el germen, ya que éste depende directamente del medio para sobrevivir y reproducirse. Hay gérmenes que tienen un reservorio específico y único, y otros que pueden utilizar diversos tipos.

El hombre es el reservorio único para algunas clases de gérmenes. El reservorio humano puede estar clínicamente enfermo y entonces es fácil etiquetarlo como tal, pero también puede tener una infección subclínica (es decir, sin síntomas) y entonces ya es más difícil considerarlo como reservorio. En otras ocasiones, el ser humano actúa como simple portador (es decir, los gérmenes se encuentran en él), pero no le producen ningún problema y, por lo tanto, no desarrolla ninguna enfermedad infecciosa. Ésta es una situación difícil porque puede no haber ningún dato que nos señale a una persona como portadora de gérmenes y, sin embargo, es un reservorio que va por la vida contagiando potencialmente el germen que alberga. Por regla general, un paciente con enfermedad activa es más contagioso que un portador.

Una enfermedad transmisible es aquella en la que el germen que la produce pasa directa o indirectamente de un organismo infectado a otro.

Para que la cadena de transmisión se ponga en marcha es necesario que el agente patógeno abandone el reservorio a través de una puerta de salida. Las posibilidades son muchas pero, por ejemplo, cuando el hombre actúa como reservorio, el patógeno puede salir por la orina, la saliva, el tracto intestinal, el aire expirado, cualquier lesión o herida abierta por la que fluya la sangre, etc. Un mismo patógeno puede utilizar diversas puertas de salida. Los gérmenes que producen enfermedades infecciosas de corta evolución utilizan las puertas de salida generalmente cuando los síntomas son más llamativos porque coincide con el momento en que se encuentran en actividad y en gran número (por lo tanto, el período de transmisibilidad suele ser corto y el ejemplo más frecuente es lo que sucede con la gripe). Las enfermedades de evolución lenta tienen períodos de transmisibilidad más prolongados y el germen está saliendo del reservorio durante mucho tiempo (como es el caso de la tuberculosis).

Una enfermedad transmisible es aquella en la que el germen que la produce pasa directa o indirectamente de un organismo infectado a otro. El sujeto infectado del que parte la infección es habitualmente de la misma especie (pero no necesariamente).

Por ejemplo, las reses pueden transmitir al hombre la tuberculosis o la fiebre de Malta.

El modo de transmisión depende, al menos en parte, de la puerta de salida. Puede ser directo cuando existe un contacto físico real entre la fuente de reservorio y la persona que va a ser infectada (como es el caso de las enfermedades de transmisión sexual).

Transmisión por contagio directo

Los tipos de transmisión por contagio directo pueden ser muy diferentes.

- **Transmisión por contacto físico:** puede suceder por contacto entre la persona susceptible y la fuente de infección ya sea con la piel (como las piodermitis), con los cabellos (como las tiñas y los piojos) o con las mucosas (como la mononucleosis infecciosa, conocida con el nombre de "enfermedad del beso" porque así se transmite). También se transmiten por contacto físico muchas enfermedades profesionales, como es el caso de la hepatitis a los médicos, enfermeras y sanitarios, o la brucelosis a los veterinarios y microbiólogos. Otra forma de transmisión por contacto físico directo son las infecciones congénitas que la madre transmite al feto a través de la placenta, toxoplasmosis o sífilis, o durante el parto como las meningitis del recién nacido. Este mecanismo también es por el que se produce el contagio en las enfermedades de transmisión sexual, puesto que en ellas existe un contacto directo entre las mucosas del portador y el receptor. Cuando el reservorio es un animal la infección puede producirse por mordedura (como en la rabia), por arañazos (como en la enfermedad por arañazo del gato) o por contacto directo con las excretas del animal (como es el caso de la leptospirosis).

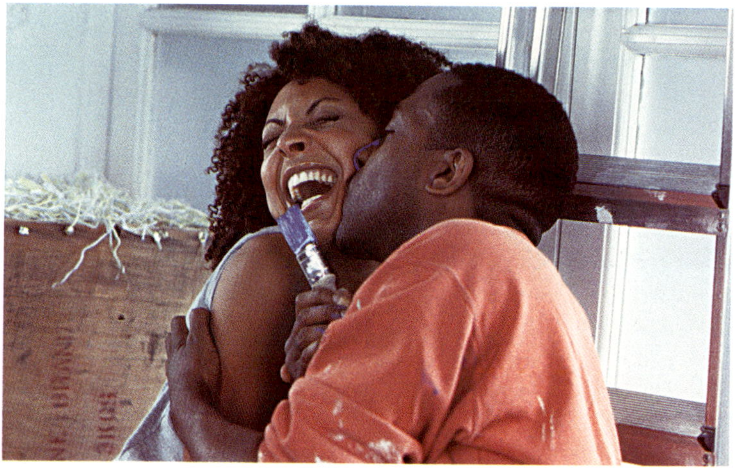

- **Transmisión por gotitas:** es una forma de transmisión por contagio directo que se produce a través de las **pequeñas gotas de saliva** que se expulsan al: hablar, estornudar, toser, reír, etc. Estas gotas permiten el traslado directo de los gérmenes desde la persona infectada al receptor. De esta manera, se transmiten muchas enfermedades infecciosas del aparato respiratorio como gripe, catarro común, tos ferina, y otras como escarlatina y sarampión.
- **Transmisión por las manos:** las manos son uno de los vehículos de transmisión más importantes porque son la parte de nuestro cuerpo que entra en contacto con más personas y cosas y, por lo tanto, tiene más posibilidades de ponerse en contacto con un reservorio o fuente de infección. Las personas que tienen enfermos a su alrededor son las que más están expuestas a este tipo de contacto. En los hospitales es muy frecuente la transmisión de enfermedades a través de las personas que cuidan a un enfermo y transmiten su infección a otro. Por eso, es sumamente importante lavarse las manos, en el sentido material de la expresión, después de haber estado en contacto con un enfermo infeccioso; hay que hacerlo aunque la enfermedad que tenga el paciente sea muy poco importante, porque nunca se sabe como va a actuar el germen que la está produciendo en otro paciente, en el que puede tener una gravedad extrema. Como ya se ha citado, el desarrollo de la enfermedad infecciosa no depende solamente del germen sino de otros muchos factores, entre ellos la situación del receptor.
- **Transmisión por objetos contaminados:** todos los objetos que estén en contacto con un reservorio o con un paciente infeccioso pueden transportar el germen y contagiarlo directamente a la persona que los utilice o los toque. La relación de este tipo de objetos puede ser interminable pero pueden resaltarse: **vasos, pañuelos, botellas, sábanas, bolígrafos, etc.** Muchas bacterias respiratorias se transmiten por este método como: neumococos, estafilococos, etc., y también muchos virus como rinovirus, adenovirus, herpes virus, etc.
- **Transmisión por inoculación directa:** es la que se produce por **transfusiones o jeringas contaminadas** que dan un acceso directo del germen a la sangre del receptor (éste es el caso de enfermedades como la hepatitis B o el SIDA).

Transmisión por contagio indirecto

Es la que se produce cuando el patógeno es transportado por algún elemento vivo o inanimado que lo lleva desde la puerta de salida hasta el enfermo potencial. En estos casos es absolutamente necesario que el germen pueda sobrevivir en el vehículo que utiliza, y que el vehículo pueda estar en contacto con la puerta de salida y con el huésped.

- **Transmisión por vía aérea:** ya se ha citado la transmisión por gotitas pero también es muy importante la transmisión a través de partículas de distinta naturaleza y el polvo. En la diseminación de estas partículas juegan un papel importante los sistemas de ventilación y refrigeración que crean remolinos de aire y levantan las partículas contaminadas por gérmenes que se encuentran depositadas en numerosos lugares y producen un efecto de diseminación aérea. Este mecanismo de transmisión es uno de los utilizados por la *Legionella pneumophila*, y por eso se producen con cierta frecuencia epidemias de *Legionella* en las que el contagio se produce a través de partículas provenientes de reservorios como torres de refrigeración y artilugios parecidos.
- **La transmisión indirecta por agua y alimentos** es muy frecuente.

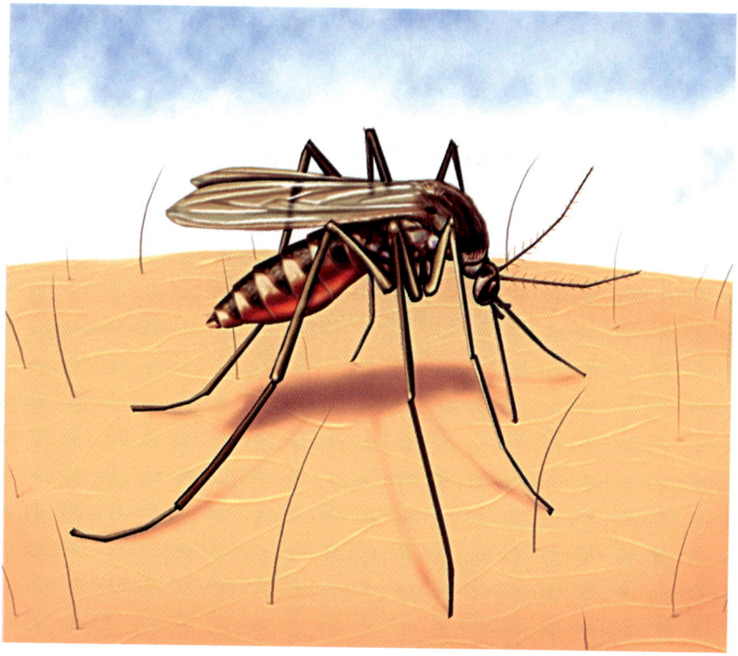

Un ejemplo de esta transmisión a través de un elemento animado sería el paludismo ya que el agente patógeno, el *Plasmodium*, utiliza al mosquito *Anopheles* para su transmisión. Los vehículos inanimados pueden ser el aire, el agua, la tierra, etc.

Los alimentos son un vehículo frecuente de transmisión de infecciones. La salmonelosis y el cólera se transmiten a través de alimentos contaminados. La triquinosis se contrae por comer carne infectada, indebidamente cocinada.

A los objetos inanimados que actúan como transmisores de enfermedades infecciosas se les conoce con el nombre de fómites. Todos los elementos que están en contacto con reservorios o con una fuente de infección son potencialmente fómites (pañuelos, toallas, servilletas, vasos, etc.).

A los objetos inanimados que actúan como transmisores de enfermedades infecciosas se conocen con el nombre de fómites.

Los **insectos** son muy frecuentemente vehículos de transmisión de muchas enfermedades infecciosas. Pueden actuar como **simples transmisores mecánicos**, como por ejemplo las moscas que transportan en sus patas los gérmenes con los que se han contaminado en cualquier fuente o reservorio, y los depositan en los alimentos que se van a ingerir. Por este mecanismo transmiten la fiebre tifoidea o la disentería. Pero los insectos también pueden hacer una **transmisión biológica**, lo que quiere decir que es un mecanismo que no se limita a un mero transporte mecánico. En esta forma de transmisión, el mosquito suele picar a un hombre o animal infectado y aspira una pequeña cantidad de sangre en la que va incluido el germen infeccioso. Posteriormente, el microorganismo evoluciona en el interior del mosquito y es inoculado cuando este pica a una persona. De esta forma se transmiten la malaria por el mosquito *Anopheles*, el tifus por piojos, la enfermedad del sueño por la mosca tse-tsé, la peste por las pulgas, etc. Por regla general, aunque hay algunas excepciones, una determinada enfermedad se transmite sólo por una especie de insecto, y una determina especie de insecto sólo es capaz de transmitir una enfermedad.

Los animales transmiten las enfermedades infecciosas a los hombres a través de diversos mecanismos. La transmisión puede ser **por contacto directo con el animal infectado o a través de alimentos contaminados por los animales**. Otro tipo de transmisión puede ser a través de los productos animales como la leche o los huevos. Los **animales domésticos** son un caso muy especial porque hay muchas personas que están en contacto directo con ellos y durante mucho tiempo. Los animales exóticos cada vez están siendo más populares y pueden ser peligrosos, por lo que antes de comprase una pantera para tenerla en casa conviene enterarse bien de si está vacunada y de qué enfermedades puede contagiarnos.

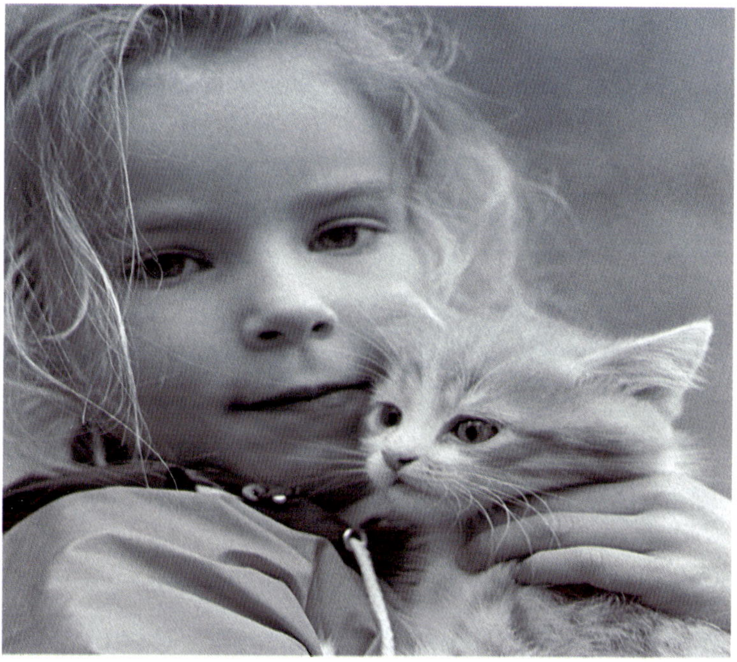

Hay enfermedades de los animales que pueden transmitirse al hombre y que reciben el nombre de **zoonosis**. Las más importantes son la enfermedad por arañazo del gato, la salmonelosis y también la tuberculosis.

La puerta de entrada es absolutamente necesaria para que el germen pueda llevar a cabo su mecanismo de infección y puede ser muy variada. El patógeno puede entrar al organismo a través del aparato digestivo (con los alimentos), por inhalación, mediante una inyección contaminada o una transfusión de sangre no controlada convenientemente, una herida o una úlcera cutánea, las mucosas, la placenta, etc.

El último eslabón de la cadena de transmisión es la susceptibilidad que tenga el huésped para desarrollar la infección. Todos los demás elementos de la cadena pueden haberse desarrollado en condiciones óptimas de transmisión pero si el organismo, potencialmente infectable, dispone de unas buenas defensas (físicas, químicas y biológicas) será muy difícil que el germen pueda triunfar y desarrollar la infección. La susceptibilidad depende también de otras circunstancias como son la edad, el sexo, la raza, la herencia, comportamientos culturales, el equilibrio hormonal, la presencia de otras enfermedades concomitantes, etc.

La transmisión de una enfermedad infecciosa requiere una complejidad notable, y comporta una serie de secuencias sobre las que podemos influir cortándolas e impidiendo la transmisión.

Como bien puede deducirse, la transmisión de una enfermedad infecciosa requiere una complejidad bastante notable y, lo que es más importante, comporta una serie de secuencias sobre las que la mayor parte de las veces podemos influir cortándolas e impidiendo, por lo tanto, la transmisión. El interrumpir la transmisión es quizás la forma más eficaz de prevenir la enfermedad infecciosa... y ya se sabe que siempre es mejor y más barato *prevenir que curar*.

Mecanismos de defensa

El organismo humano tiene una serie de mecanismos de protección frente a los microorganismos causantes de la infección. Si no fuese así, la supervivencia sería imposible porque cada uno de nosotros está en contacto con millones de gérmenes cada día. Estas barreras hay que vigilarlas y controlarlas cuidadosamente porque un fallo en cualquiera de ellas podría suponer la invasión del organismo por los gérmenes y la aparición de una enfermedad infecciosa grave.

Barreras físicas

La barrera física más importante es la integridad de todas las partes de nuestro organismo que están en contacto con el exterior. Resulta fácil deducir que la integridad de **la piel** es fundamental para evitar que cualquier microorganismo penetre en nuestro cuerpo. Por eso, cualquier herida que se produzca debe ser considerada como un peligro potencial de infección, hay que desinfectarla y tratar de cerrarla lo antes posible. Aunque la piel parece una cosa muy simple, la verdad es que es un órgano muy complejo y organizado de tal manera que a los microorganismos les resulta muy difícil traspasarlo. La piel no es sólo una barrera mecánica, sino que para las bacterias es de una acidez intolerable que termina con ellas, y las secreciones de las glándulas sebáceas contienen también ácidos que terminan con las bacterias. Por otro lado, en la piel se están produciendo continuamente descamaciones de las células que la integran y al morir son sustituidas por otras células jóvenes. Esta descamación arrastra a las bacterias y constituye un elemento más de protección.

Las dos barreras externas son la piel y la mucosa.

La mayoría de las bacterias capaces de producir una infección no atraviesan la piel intacta, pero algunos microorganismos disponen de mecanismos para superarla. Por ejemplo, los estafilococos pueden introducirse en los folículos pilosos y desde allí extenderse a los tejidos que los rodean.

La otra barrera externa es **la mucosa**, es decir, la capa más superficial de los órganos que están en contacto con el exterior, y adonde pueden llegar normalmente elementos procedentes del exterior cargados de bacterias.

Todos los orificios u órganos que están en contacto con el exterior tienen algún mecanismo para defenderse de la entrada de microorganismos.

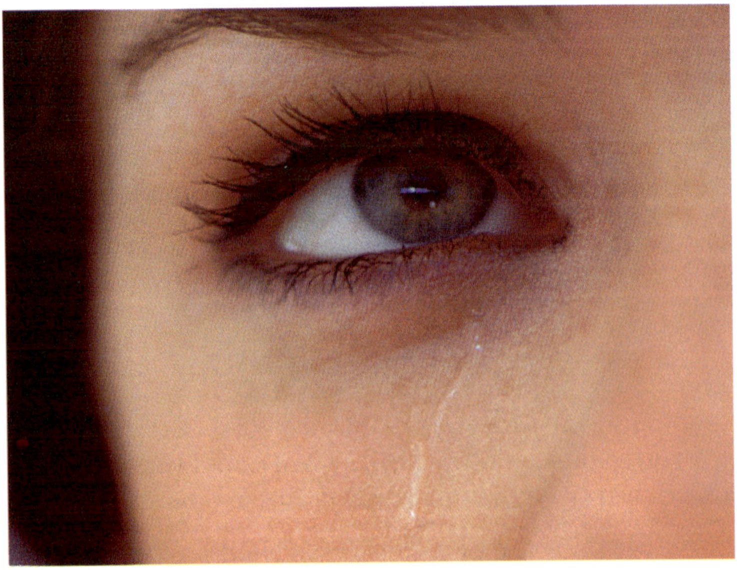

Por ejemplo, en los ojos, las lágrimas arrastran constantemente a los microorganismos y no hace falta llorar ya que la secreción lagrimal continua es muy eficaz en este sentido.

En la **mucosa de la nariz** se quedan materialmente pegados muchos gérmenes que penetran en ella con el aire inspirado y son masacrados por la secreción nasal que contiene anticuerpos y una enzima bactericida llamado lisozima. La barrera nasal es eficaz para impedir que muchos gérmenes lleguen a los bronquios o a los pulmones, cosa que no sucede si la inspiración se hace a través de la boca. Conviene tenerlo en cuenta para respirar, siempre que se pueda, a través de la nariz.

Las mucosas que recubren las vías respiratorias están dotadas de pequeños pelillos, llamados cilios, que atrapan a los gérmenes y los expulsan hacia el exterior evitando que puedan quedarse mucho tiempo y colonizar. El moco que segrega la mucosa respiratoria es otro elemento de protección porque, junto con la actividad de los cilios, consigue empujar a los gérmenes hacia la faringe o la boca a una velocidad de 10 a 20 mm/minuto (muy considerable dado el tamaño de los elementos de los que estamos hablando). La tos y la expectoración son también mecanismos de defensa que expulsan hacia el exterior a los microorganismos que se encuentran en el árbol respiratorio.

La tos y la expectoración son también mecanismos de defensa que expulsan hacia el exterior a los microorganismos que se encuentran en el árbol respiratorio.

En **el aparato digestivo**, al que llegan millones de gérmenes con los alimentos, disponemos de múltiples mecanismos de defensa. Citando únicamente los de naturaleza mecánica, hay que tener en cuenta el peristaltismo intestinal (es decir, los movimientos del intestino que hacen progresar su contenido hacia el recto y que también son un mecanismo de defensa a través del que se expulsan millones de microorganismos potencialmente peligrosos).

En las **vías urinarias**, el mecanismo más importante de protección es el flujo o el chorro de la orina que arrastra a las bacterias que puedan llegar hasta esta localización. Además, la orina contiene sustancias como el nitrógeno ureico o el amoníaco, que son activos contra la mayoría de las bacterias. Sin embargo, para algunas bacterias, la orina es un buen medio para vivir y, si alcanzan la vejiga, se multiplican rápidamente hasta alcanzar concentraciones superiores a 100 000 bacterias/ml de orina, sobre todo si existe algún problema que dificulta el tránsito normal de la orina (como obstrucción por alteraciones en la próstata, o alguna circunstancia que facilite su acceso como la existencia de sondas urinarias). Las infecciones del tracto urinario son mucho más frecuentes en la mujer que en el hombre debido a que la uretra femenina es más corta y permite más fácilmente el paso de bacterias desde el exterior.

La **mucosa vaginal** también tiene un medio muy ácido que le proporcionan algunas bacterias como lactobacilos y estreptococos, que habitualmente viven en ella sin producir daño.

En los ojos, el mecanismo de protección es la secreción lacrimal que limpia por arrastre las bacterias, y la presencia de lisozima que es muy activa contra ellas.

Barreras químicas

La piel, además de su papel como barrera física que impide la penetración de gérmenes, desempeña también un papel de barrera química porque su secreción sebácea contiene ácidos grasos y péptidos con acción antibiótica que destruye muchas bacterias. El sudor hace que la piel sea ligeramente ácida y esta situación impide el crecimiento de las bacterias (lo que constituye un factor más de protección).

Todas las cavidades corporales que están en contacto con el exterior disponen de secreciones que contienen sustancias muy activas frente a los gérmenes que puedan llegar desde fuera.

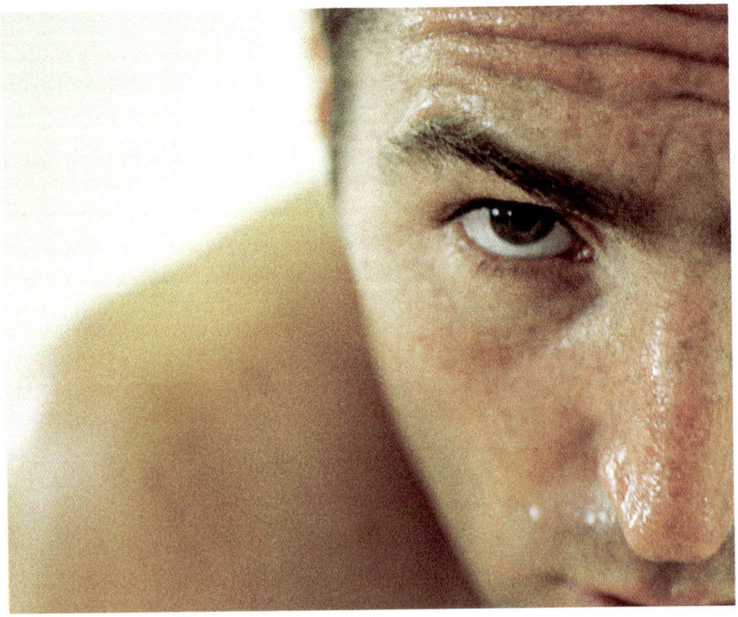

La mayoría de las superficies mucosas están bañadas en sustancias con actividad antimicrobiana como el moco cervical en el útero, el fluido prostático, las lágrimas, etc.

En el aparato digestivo, al que llegan millones de gérmenes con los alimentos, disponemos de múltiples mecanismos químicos de defensa. Ya en la boca la saliva tiene una proteína que se llama lactoferrina que secuestra el hierro que se pueda encontrar en este medio y, de esta manera, impide que los microorganismos puedan aprovecharlo para crecer, lo que supone un importante daño para su supervivencia. La lisozima, que está presente en la saliva y en las lágrimas, funciona como una sustancia antibacteriana y mantiene una limpieza constante de bacterias.

La lisozima, presente en la saliva y en las lágrimas, funciona como una sustancia antibacteriana.

Las secreciones nasofaríngeas también son muy dañinas para las bacterias. Pero el mecanismo de protección de naturaleza química más importante del aparato digestivo es la acidez del estómago que mata a las bacterias porque les resulta imposible sobrevivir en un medio tan inhóspito. Puede decirse que, una hora después de las comidas, el estómago está ya completamente esterilizado habiendo matado todas las bacterias que le han llegado con los alimentos. Por si eso fuera poco, en el intestino, la bilis tiene un potente efecto bactericida y termina rápidamente con la casi totalidad de las bacterias que hayan podido sobrevivir a su paso por el estómago.

La acción antimicrobiana del moco del aparato respiratorio y de las lágrimas se debe a la presencia de una enzima que descubrió Fleming en 1922 y que se llama lisozima. En el pulmón se segregan unas sustancias llamadas surfactantes que inhiben la adherencia de los microbios a las paredes de los alvéolos pulmonares y facilitan la fagocitosis de bacterias por parte de las células que contribuyen a las defensas del organismo. Como ya hemos citado el sudor y las secreciones sebáceas de la piel también tienen un carácter ácido lo que, junto con su contenido en ácidos grasos, hace que se cree en la piel un medio muy poco propicio para la supervivencia de las bacterias. El interferón, o mejor dicho **los interferones** porque los hay de varios tipos, son sustancias que producen las células para defenderse de las infecciones producidas por virus.

En resumen, las posibilidades de defensa que tiene el organismo mediante la utilización de diversas barreras químicas es enorme y no podemos citarlas todas pero debe quedar claro que todo estas defensas pueden estar disminuidas en pacientes que padezcan distintos tipos de enfermedad o se encuentren en mal estado de nutrición. Por ello, el mantenerse en "buen estado de salud" es una garantía de que todos estos mecanismos pueden funcionar en caso de alarma o de agresión por parte de un microorganismo patógeno que intente la invasión de una manera eficaz.

Barreras biológicas

Las barreras biológicas son de **dos tipos**: unas de carácter inespecífico (que se ponen en marcha ante la presencia de cualquier germen) y otras específicas (que son selectivas y que nos defienden de manera diferente según el tipo de germen que se trate).

1. Las barreras de carácter inespecífico

Están representadas por la inflamación, o respuesta inflamatoria, ante la presencia de un germen. La inflamación, aunque parece una cosa muy sencilla porque se produce muy frecuentemente y además muchas veces la podemos ver directamente, en realidad es un proceso tremendamente complejo y todavía no suficientemente conocido en el que intervienen un gran número de elementos y sistemas, por lo que no resulta fácil de entender. De la inflamación se dice que es una respuesta inespecífica porque se produce de una forma bastante similar -independientemente del tipo de germen que produzca la infección- y porque no se desencadena únicamente por la presencia de gérmenes, sino que también se pone en marcha ante la presencia de muchos tipos de agresiones como traumatismos mecánicos, lesiones químicas, agresiones radiológicas, etc.

Una vez que el microorganismo ha vencido las primeras barreras y se pone en contacto con las células de cualquier órgano, se inicia la respuesta inflamatoria cuyo fin es delimitar el territorio donde está el germen, intentar terminar con él e impedir que se propague al resto del organismo. En principio, la respuesta inflamatoria tiene un significado positivo de defensa, pero si persiste durante mucho tiempo (como es el caso de las inflamaciones crónicas), puede perder su significado de defensa y convertirse en algo patológico, o sea dañino, porque produce lesiones en los órganos en los que se asienta.

El primer paso que se produce en la inflamación es una dilatación de los vasos sanguíneos de la zona, que hace que llegue más sangre. Las paredes de los vasos dejan pasar a través de ellos a sustancias y células que normalmente están dentro del torrente circulatorio pero que, debido a la vasodilatación, pasan hacia los tejidos. Estas sustancias, fundamentalmente proteínas, enzimas y células, forman lo que se llama el **exudado inflamatorio**. A medida que el exudado se escapa de la sangre, el flujo sanguíneo en el área se enlentece, permitiendo a las células blancas de la sangre (los leucocitos) emigrar hacia la zona de la lesión atraídos por sustancias químicas que liberan las células lesionadas. Este movimiento se llama quimiotaxis, y es muy importante porque permite acumular en el área atacada por los gérmenes gran cantidad de leucocitos que se dedican a fagocitar, es decir a destruir, englobándolos en sí mismos a los gérmenes que están atacando al huésped.

La fagocitosis es el proceso de envolver, digerir y destruir a los microbios.

La fagocitosis es el proceso de envolver, digerir y destruir a los microbios, aunque los leucocitos utilizan también la fagocitosis para eliminar cualquier material extraño del organismo que se encuentren en su discurrir a través del cuerpo humano. Pero la fagocitosis no le sale "gratis" a los leucocitos, ya que estimula la producción de sustancias químicas que terminan destruyendo a muchos leucocitos (cuyos restos pasan a formar parte del exudado inflamatorio).

La inflamación puede producir **síntomas tanto locales como generales**. El calor, el enrojecimiento, la hinchazón, el dolor y las alteraciones de la función son las reacciones locales en el sitio donde se produce el proceso inflamatorio y también son la consecuencia de la dilatación de los vasos sanguíneos que, al aportar más sangre, lleva más calor a la zona y más enrojecimiento, mientras que la hinchazón está en relación con la salida de componentes de la sangre hacia los tejidos. El dolor se produce (en parte) como consecuencia de la presión del exudado sobre los nervios de la zona, pero también por la producción de algunas sustancias propias de los procesos inflamatorios (como son las prostaglandinas y algunas otras). La alteración funcional consiste en que la zona afectada no puede realizar su cometido habitual porque se lo impide el proceso inflamatorio. Por ejemplo, una articulación que esté inflamada no puede moverse con la misma facilidad que en circunstancias normales porque el exudado y la hinchazón se lo impiden y porque el dolor hace que, instintivamente, reduzcamos las posibilidades de moverse.

Localmente pueden aparecer distintos tipos de exudados. El **exudado seroso** aparece muy tempranamente y contiene solamente plasma y proteínas, por lo que tiene el aspecto de un líquido transparente. El **exudado purulento**, o sea, el pus, contiene además leucocitos vivos o muertos y restos del tejido lesionado que, en conjunto, le dan ese aspecto blanquecino tan típico que tiene. El **exudado hemorrágico** contiene glóbulos rojos de la sangre, también llamados hematíes. Hay otros tipos de exudados como el mucinoso, el fibrinoso, los combinados como el fibrino-purulento, etc.

La inflamación y sus exudados pueden permanecer localizados en el tejido donde han comenzado a producirse, o extenderse a otras zonas del organismo a través de la sangre o la linfa. Los abscesos son el ejemplo más típico de una infección localizada por el proceso inflamatorio. Una vez que se ha producido la lesión de las células por parte de un microorganismo, los leucocitos construyen una pared alrededor de la lesión para que no se pueda extender y cada vez van acudiendo en mayor número y fagocitando más gérmenes y tejidos, con lo que dan lugar a una cavidad con exudado purulento. La evolución puede ser que el exudado termine siendo reabsorbido, y en el acceso se forme un tejido fibrótico que da lugar a una cicatriz de reparación. Sin embargo, las cosas no siempre suceden así porque el absceso también puede romperse y diseminar la infección al resto del organismo. Como la barrera de defensa que se ha establecido frente a los gérmenes también dificulta la llegada de los antibióticos al foco de la infección, frecuentemente es un verdadero problema tratar bien un absceso. Por eso hay una máxima latina que le gusta mucho a los cirujanos y que dice "ubi pus ibi evacuat", o algo así, que en definitiva quiere decir que donde hay pus lo mejor es evacuarlo, es decir, lo más indicado es hacer una limpieza quirúrgica si su localización lo permite.

Los síntomas generales que produce la inflamación incluyen: fiebre, malestar general, falta de apetito, vómitos, náuseas, etc. La inflamación produce cambios en los componentes de la sangre que se manifiestan en los resultados analíticos (el más frecuente de ellos es un aumento del número de leucocitos) y también cambios entre los diversos tipos de leucocitos que circulan por la sangre.

La inflamación crónica puede ser el resultado de una respuesta inflamatoria no suficientemente potente que no logra terminar del todo con la infección y se perpetúa. En la inflamación crónica no suelen formarse exudados, siendo más frecuente la producción de tejido fibroso que va endureciendo poco a poco el foco inflamatorio. Algunos microorganismos que no tienen en principio mucha virulencia no generan una respuesta inflamatoria aguda de respuesta, pero sí dan lugar a una respuesta menos contundente que se cronifica. Algunos microorganismos típicos en este sentido son el *Mycobacterium tuberculosis* causante de la tuberculosis, el *Treponema pallidum* que produce la sífilis, algunos virus, algunos hongos y bastantes parásitos.

La evolución de una inflamación depende de muchos factores como la edad del enfermo, su estado nutricional y de salud, la virulencia de los gérmenes, etc.

En general, la evolución de una inflamación depende de muchos factores como la edad del enfermo, su estado nutricional, su estado de salud, la virulencia de los gérmenes que le han atacado y su cantidad, la naturaleza de éstos, etc.

2. La barrera específica: el sistema inmunitario

Para que un individuo conserve su integridad debe ser capaz de reconocer y reaccionar ante factores externos que amenacen esa integridad. Es decir, se encuentra por un lado lo propio, que es lo que debe permanecer intacto, y por otro los elementos extraños con los que contacte, que a pesar de que puedan ser de constitución parecida, siempre son potencialmente peligrosos. Como los elementos extraños pueden ser biológicamente muy parecidos, el sistema que los identifique como extraños debe ser muy fino. El hombre necesita un sistema por el que las células y las sustancias celulares de nuestro cuerpo se distingan como "nuestras", y los elementos que aparezcan por sus proximidades se reconozcan como "intrusos". El conjunto de sistemas corporales que hace posible esta diferenciación constituye la maquinaria de la inmunidad, y los elementos de que consta forman en conjunto el sistema inmunitario.

Los agentes infecciosos son reconocidos como extraños por el organismo que, en cuanto los detecta, pone en marcha todo el sistema inmunitario siempre -claro está- que se encuentre en condiciones de poder hacerlo -cosa que algunas veces no sucede-.

La inmunidad puede ser natural o adquirida.

La **inmunidad natural** es con la que se nace, se hereda de forma natural. Puede ser una inmunidad de especie, es decir hay enfermedades infecciosas que determinadas especies no las padecen. Por ejemplo el hombre no padece el moquillo y los perros nunca cogen un sarampión. Esta inmunidad dura toda la vida y no sufre ningún tipo de cambios.

La **inmunidad adquirida** es la que tiene que ser conseguida a lo largo de la vida del individuo. Puede adquirirse de forma natural, que es lo que sucede cuando un individuo padece una enfermedad y genera defensas frente a ella de manera que ya nunca la volverá a padecer, y también puede adquirirse de forma artificial mediante la administración de vacunas.

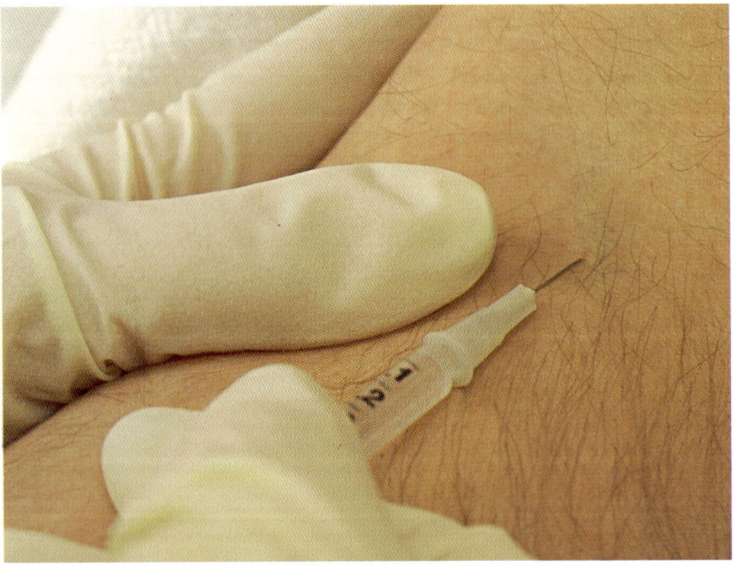

El sistema inmune se pone en marcha cuando reconoce la presencia de antígenos, que son una serie de moléculas, generalmente grandes, que tienen la inmensa mayoría de los gérmenes, pero que cada germen las tiene de manera distinta, de forma que el sistema inmune diferencia muy bien un antígeno de otro y, por lo tanto, reacciona de manera distinta frente a gérmenes distintos. El sistema inmune lo primero que hace ante la presencia de un antígeno concreto es producir unas sustancias que se llaman anticuerpos y que actúan de manera específica frente a los antígenos que ha detectado. Es decir, el sistema inmune reconoce a los antígenos, genera anticuerpos específicos frente a estos antígenos, y además tiene memoria por lo que, una vez que ha reconocido al antígeno, ya no lo olvida y en futuros contactos con él la producción de anticuerpos es mucho más potente y eficaz, de manera que la mayor parte de las veces no llega ni a producirse la enfermedad. En esta memoria del sistema inmunitario es en lo que se fundan las vacunas, que consisten en poner el organismo en contacto con antígenos atenuados que no puedan producir la enfermedad, pero que sí tengan la capacidad suficiente como para generar la respuesta del sistema inmunitario con producción de anticuerposm y si posteriormente el organismo vacunado entra en contacto con el germen portador de esos antígenos, está absolutamente preparado para rechazar eficazmente la invasión.

El sistema inmune se pone en marcha cuando reconoce la presencia de antígenos (una serie de moléculas grandes que tienen la inmensa mayoría de los gérmenes, pero que cada germen posee de diferente manera).

Pero la producción de **anticuerpos**, que se conoce también como la inmunidad humoral, no está sola y en el sistema inmunitario juega un papel muy importante la inmunidad celular que es otro sistema de defensa que corre a cargo de las células blancas de la sangre (los linfocitos) que se especializan en distintas formas para también atacar a los gérmenes que penetren en el organismo.

Como puede intuirse, el sistema inmunitario es extraordinariamente complejo y resulta vital para luchar contra las enfermedades infecciosas.

Cuando una persona no tiene el sistema inmunitario en buenas condiciones se dice que está **inmunodeprimido** y entonces es una "presa fácil" para cualquier enfermedad infecciosa. Muchas infecciones que son absolutamente leves en una persona con sus defensas inmunitarias en buen estado, pueden llegar a ser mortales en pacientes inmunodeprimidos. La inmunodepresión puede producirse en pacientes terminales (que, como su propio nombre indica, son los que están próximos a terminar su vida) o con un mal estado de nutrición, y puede ser inducida por algunos medicamentos como son los que se emplean en el tratamiento del cáncer o por radiaciones. La inmunodepresión también puede ser producida por un virus como es el caso del SIDA. En realidad, los pacientes con SIDA no mueren tanto porque el virus de la inmunodeficiencia humana les haga daño directamente, sino porque suprime sus defensas inmunitarias y las infecciones que adquieren terminan siendo mortales.

La respuesta al tratamiento con antibióticos de un paciente inmunodeprimido es muy problemática y resulta muy difícil terminar con la enfermedad lo que hace sospechar que realmente los antibióticos no son medicamentos "todopoderosos", sino que lo que hacen es ayudar al sistema inmunitario a terminar con la infección.

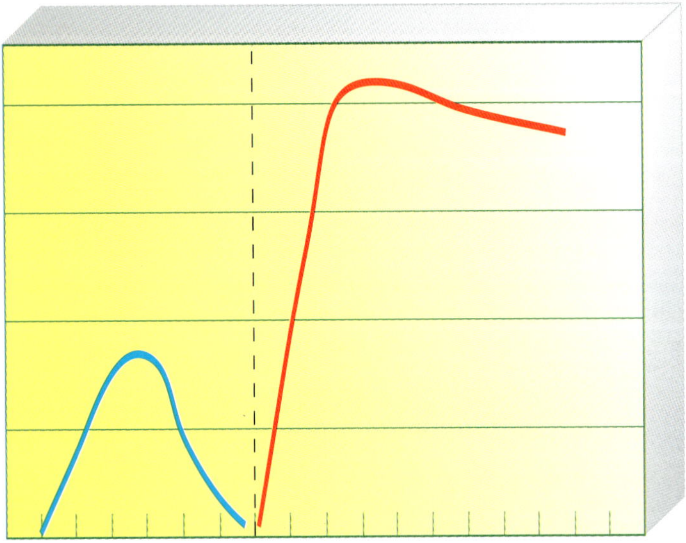

Respuesta inmunitaria tras dos infecciones

La infección

La invasión

Cuando los microorganismos se introducen en el cuerpo humano, se multiplican y producen una reacción, se dice que se ha producido una *infección*, que el hombre está *infectado* y de la enfermedad se dice que es una *enfermedad infecciosa*. La reacción del cuerpo infectado puede acompañarse o no de signos externos de enfermedad. La infección se diferencia de la contaminación en que en esta última, aunque también hay presencia de gérmenes en el organismo, no se produce ningún tipo de reacción. Por ejemplo en las lesiones superficiales de la piel y las mucosas hay millones de microorganismos, pero mientras no invadan tejidos más profundos y produzcan una reacción permanecen únicamente como agentes contaminantes.

El hecho de que los gérmenes penetren en el organismo no quiere decir que se produzca necesariamente una infección. La aparición de la infección depende de varias cosas como la puerta de entrada, la virulencia de los microorganismos, de su número y de cómo se encuentren las defensas del organismo infectado.

La mayoría de los gérmenes tienen una puerta de entrada típica y cuando entran por otra distinta puede que no produzca una enfermedad infecciosa. Por ejemplo, la bacteria que produce la fiebre tifoidea solamente da lugar a una infección cuando penetra con los alimentos o el agua a través del aparato digestivo. Si el mismo germen se pone en una herida de la piel, no produce ningún trastorno. El estreptococo funciona al contrario: si se pone en una herida de la piel produce una infección, y si se traga con los alimentos no produce nada.

Se dice que se ha producido una infección cuando los microorganismos se introducen en el cuerpo humano, se multiplican y producen una reacción.

La mayoría de los gérmenes invaden una parte determinada del organismo, es decir, tienen un lugar preferente donde desarrollar la enfermedad infecciosa. Por ejemplo, el bacilo de la tuberculosis se localiza preferentemente en el pulmón y el meningococo en las meninges.

La **virulencia** es la capacidad que tienen los microbios de producir la enfermedad infecciosa venciendo los mecanismos de defensa del infectado. Un germen con mayor virulencia es más capaz de producir una enfermedad

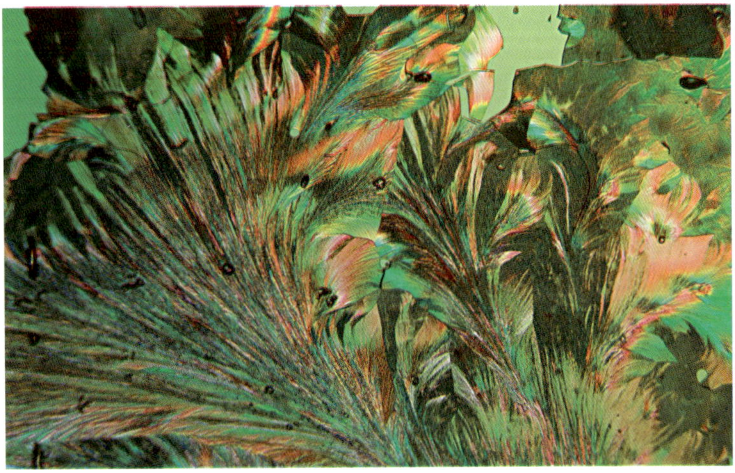

Medicamento antiinfecciones visto al microscopio

infecciosa y más grave que otro que tiene una virulencia atenuada. En líneas generales, los gérmenes más virulentos son los recién salidos de un organismo que esté padeciendo la enfermedad.

El número de microorganismos que penetran también es un dato importantísimo para el desarrollo de la enfermedad infecciosa ya que si penetran pocos, aunque sean muy virulentos, pueden ser fácilmente vencidos por las defensas del organismo infectado. Existe un número crítico mínimo para poder desarrollar la enfermedad infecciosa.

Si los microorganismos penetran por la puerta adecuada a su forma de actuar se ponen en marcha dos fuerzas opuestas. Los microorganismos tratan de invadir los tejidos y colonizarlos, y el cuerpo humano pone en marcha sus mecanismos de defensa tratando de neutralizarlos. Si la batalla la gana el cuerpo humano, los microbios son destruidos y no pasa nada. Si ganan los microbios, se produce la enfermedad infecciosa.

Los microbios producen daño al organismo a través de diferentes mecanismos. Aunque estos mecanismos pueden ser de naturaleza muy diversa, la mayor parte de las veces son de carácter bioquímico mediante la producción de distintos tipos de sustancias que reciben el nombre genérico de **toxinas**. Estas sustancias pueden destruir las barreas de protección con las que se defiende el organismo y facilitar así la diseminación de los gérmenes. Otras sustancias disminuyen la actividad de las células humanas que tratan de aniquilar a los microbios invasores, otras producen una verdadera destrucción de los tejidos o de las células de la sangre, o quizás reacciones desagradables como fiebre, malestar, dolores, etc. Las toxinas liberadas por los microbios tienen también una preferencia de actuación sobre determinados tejidos. Por ejemplo, la toxina tetánica ataca al sistema nervioso central. Todas estas actuaciones se engloban bajo la denominación de "toxicidad del germen" que produce la enfermedad.

Una vez que se ha producido la infección, se establecen dos tipos de efectos: **los efectos locales y los efectos generales**.

Los efectos locales son los que se producen en los tejidos donde está multiplicándose el germen y, por lo general, se traducen en la puesta en marcha de una inflamación.

Las reacciones generales son la consecuencia del efecto de las toxinas que se extienden a todo el organismo. Los efectos generales más frecuentes son fiebre, dolor, taquicardia y otros que dependen, en parte, del tipo de infección que se esté produciendo.

La evolución

En el curso de una enfermedad infecciosa se diferencian distintas etapas que, en orden cronológico, son las siguientes:

Período de incubación

Es el tiempo que transcurre desde que el agente productor de la enfermedad penetra en el organismo hasta que aparecen los primeros síntomas. El que este período sea más o menos largo depende de las características del germen, de su número y virulencia, y también de la capacidad de defensa que tenga el organismo infectado. Si esta capacidad es buena, se alarga el período de lucha entre germen e infectado y puede que ganen las defensas con lo cual no se manifiesta la sintomatología. Si no sucede así y ganan los microbios se pasa al...

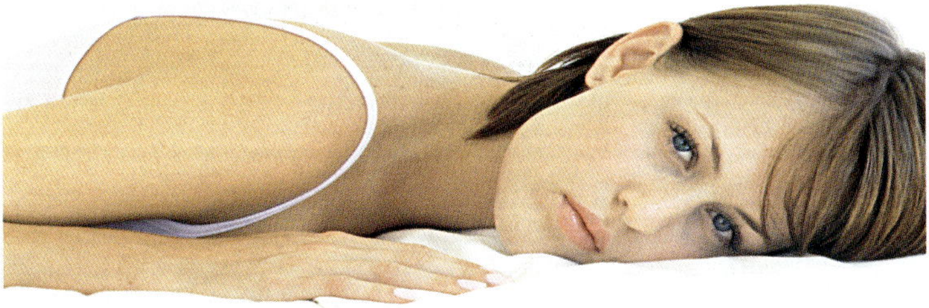

Período prodrómico

Es el corto período de tiempo que transcurre entre el período de incubación y la aparición de los primeros síntomas generales e inespecíficos (como pueden ser dolores de cabeza y malestar general).

Período de estado

En él la enfermedad alcanza su desarrollo completo. Cuando es una enfermedad aguda, suelen aparecer escalofríos que van seguidos de elevación rápida de la temperatura corporal (fiebre). Posteriormente se desarrolla toda la sintomatología propia de la enfermedad.

El acmé

Es el momento en que la enfermedad alcanza su máxima expresión de síntomas y es cuando (sobre todo en las infecciones agudas) se decide el futuro de la enfermedad y, por lo tanto, del paciente. Si a partir de este punto empiezan a mejorar las cosas, el futuro puede verse con optimismo pero si una vez alcanzado el acmé no empieza una mejoría más o menos clara, la evolución puede ser muy comprometida.

Período de defervescencia o remisión

Es el período de mejoría en el que van desapareciendo las manifestaciones de la enfermedad infecciosa. La remisión puede ser por crisis, con una desaparición rápida de la sintomatología, que suele ir acompañada de una sudoración profusa porque el cuerpo necesita perder temperatura y lo hace mediante el sudor. Este final en crisis es frecuente en las infecciones agudas. Conviene tener claro que sudando no se cura la enfermedad, sino que se suda porque se está curando. La remisión también puede ser por lisis, cuando la temperatura va descendiendo poco a poco durante varios días hasta alcanzar los límites normales.

Sudando no se cura la enfermedad, sino que se suda porque se está curando.

Período de convalecencia

Es el que transcurre desde que ha terminado la sintomatología hasta que el paciente se encuentra completamente bien y es capaz de recuperar plenamente todas sus actividades normales. Generalmente durante el período de convalecencia el paciente se siente cansado, débil y con pocas ganas de hacer nada, pero todo esto se va recuperando más o menos rápidamente hasta llegar a la normalidad.

Tipos de infección

Clasificación de las infecciones según los territorios orgánicos afectados

Infección localizada	Los microbios actúan sólo en un territorio muy concreto sin pasar al resto del organismo porque las defensas que establece el huésped se lo impiden (es el caso, por ejemplo, de un forúnculo en el que el germen ejerce su acción patógena alrededor del folículo piloso por donde ha penetrado, pero la respuesta inflamatoria del organismo infectado establece una barrera que le impide diseminarse por el resto del cuerpo).
Infección generalizada	Los microorganismos se extienden por todo el organismo. La diseminación desde la puerta de entrada se realiza a través de los fluidos orgánicos -fundamentalmente de la sangre- y en algunas ocasiones por el líquido linfático.
Infección focal	No hay que confundirla con la localizada; se produce cuando la infección está localizada en una zona concreta, pero desde allí envía gérmenes a otros territorios orgánicos (por ejemplo, una infección de próstata puede enviar gérmenes al resto del organismo a través de la sangre y dar lugar a una septicemia. Entonces, se dice que se ha producido una septicemia por un foco prostático).

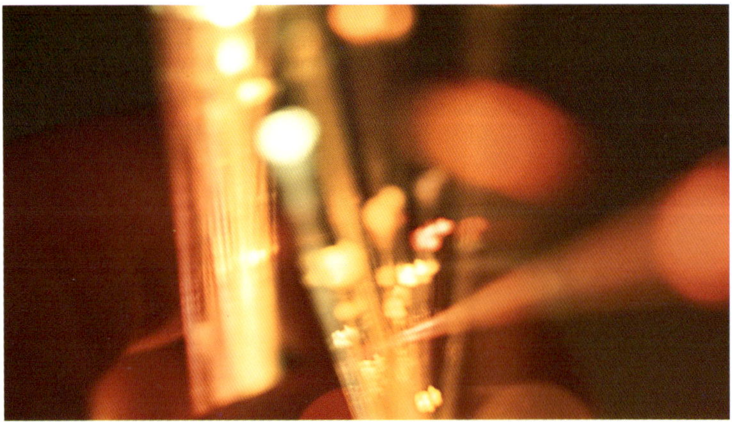

Clasificación de las infecciones según los gérmenes que hayan producido la enfermedad

Infección mixta	Infección causada por más de un germen al mismo tiempo.
Infección primaria y secundaria	Si una persona que ya está infectada por un microorganismo se infecta además con otro se dice que una infección primaria se ha complicado con una infección secundaria. Generalmente, la infección secundaria es mucho más peligrosa que la primaria, porque cuando se produce la segunda infección el organismo puede haber agotado o, por lo menos, gastado gran parte de sus defensas que ha empleado ya en la lucha que estableció en su momento contra la infección primaria.

Clasificación de las infecciones según las manifestaciones clínicas de la enfermedad infecciosa

Infección subclínica	Infección que no produce síntomas.
Infección latente	Una infección está siendo controlada por las defensas pero no consiguen acabar con ella y, en un momento dado, podría extenderse.

Bacteriemia	Las bacterias entran en el torrente sanguíneo, pero no consiguen multiplicarse.
Septicemia	Las bacterias entran en el torrente sanguíneo y sí consiguen multiplicarse produciendo una infección.
Toxemia	Lo que pasa al torrente circulatorio son las toxinas o venenos que producen las bacterias.

Según la trascendencia que tienen las enfermedades infecciosas para el paciente se clasifican en leves, moderadas, graves muy graves o mortales (términos que no hace falta explicar).

Infecciones esporádicas	Las que aparecen de vez en cuando y afectan a casos aislados dentro de una comunidad (por ejemplo, una neumonía).
Enfermedad endémica	Cuando una enfermedad infecciosa está siempre presente, en mayor o menor grado, dentro de una comunidad (por ejemplo, se dice que el cólera es una enfermedad endémica de ciertas zonas de la India).
Epidemia	Cuando una enfermedad se extiende y afecta a un número considerable de personas (es el caso de la gripe, que todos los años se extiende por gran número de países). Por supuesto, las enfermedades endémicas pueden convertirse en epidémicas cuando traspasan los límites de la comunidad en que están normalmente ubicadas; es el caso del SIDA que, según parece, en un principio estaba localizado en comunidades muy concretas,pero en un momento dado comenzó a extenderse y ahora es una epidemia de carácter mundial.
Epidemiología	Rama de la medicina que estudia cómo se producen las epidemias y en qué situación se encuentran en cada momento.
Incidencia de una enfermedad	Número de casos que se producen en una comunidad durante un período de tiempo concreto (por ejemplo, la incidencia anual del SIDA en España es el número de casos nuevos que aparecen en este país durante un año).
Prevalencia	Porcentaje de enfermos que padece una determinada enfermedad en relación con la población total.

¿Cómo se diagnostican las enfermedades infecciosas?

El **diagnóstico** de una enfermedad es un paso imprescindible para poder tratarla con éxito, que en definitiva es lo que importa.

Pero no sólo se trata de saber qué enfermedad concreta está padeciendo el paciente, sino la causa que la está produciendo. Es lo que se llama el **diagnóstico etiológico,** que viene a ser lo mismo que el diagnóstico de la causa que la produce. En el caso de las enfermedades infecciosas es necesario hacer no sólo el diagnóstico (por ejemplo, neumonía), sino también saber cuál es la causa (en este caso, el germen que la produce es el *Haemophilus influenzae*). Ello es muy importante porque la misma enfermedad infecciosa puede estar producida por gérmenes distintos, y lo importante es saber de qué germen se trata para poder terminar con él lo antes posible. La identificación del germen es importante porque conocemos en muchos casos cuales son los antibióticos más activos frente a cada uno de los gérmenes que pueden estar produciendo la enfermedad.

Clínica

Los primeros datos de que dispone el médico para poder hacer un diagnóstico correcto es lo que llamamos **la clínica o el cuadro clínico** del paciente. La clínica de un paciente es el conjunto de síntomas y signos que presenta.

Por lo tanto, el primer paso para diagnosticar una enfermedad infecciosa es que el médico vea al paciente, se comunique con él todo lo que sea posible y haga una exploración que le permita obtener más datos. En el caso de las enfermedades infecciosas, el médico siempre hace una pequeña encuesta epidemiológica para descubrir cómo se ha producido el contagio y con qué reservorios o fuentes de infección ha podido estar el paciente en el tiempo anterior a la aparición de la enfermedad. En este interrogatorio puede ayudar bastante la familia aportando datos, que en un principio pueden parecer banales pero que quizás suministran una información vital para sospechar la etiología de la enfermedad. Evidentemente, todo esto cambia en función de las circunstancias porque si un paciente comienza a tener síntomas gripales en medio de la típica epidemia invernal de gripe es casi seguro que no hace falta profundizar en muchos detalles porque el diagnóstico suele ser bastante inmediato

Disponemos de muchos medios para diagnosticar la etiología de la enfermedad y valorar cual es la situación vital del paciente, y hay que utilizarlos cuando el diagnóstico no esté claro.

Solamente con esta primera consulta el médico puede tener -en la mayor parte de los casos- la posibilidad de llegar a un diagnóstico bastante certero. Pero actualmente disponemos de muchos medios para diagnosticar la etiología de la enfermedad y valorar cual es la situación vital del paciente, y esos medios hay que utilizarlos cuando el diagnóstico no esté claro o cuando la situación del paciente, bien porque sea una infección grave o bien porque haya otra enfermedad concomitante, pueda estar seriamente deteriorada.

Laboratorio

Para tratar convenientemente una infección es importante, aunque no siempre es necesario, conocer qué microorganismo es el que la está produciendo y a qué antibióticos es sensible. El conjunto de los signos y síntomas que produce la enfermedad infecciosa, o sea la clínica, puede orientar bastante hacia qué tipo de germen es el culpable, pero la prueba definitiva es la identificación del germen y la práctica de un antibiograma. Estas son pruebas que requieren una especialización y se llevan a cabo por parte de microbiólogos en laboratorios técnicamente equipados (laboratorios de microbiología).

Para llevar a cabo estas pruebas son necesarios varios pasos consecutivos: **la recogida de muestras, el examen microscópico, el cultivo y las pruebas serológicas** que permiten la identificación del germen y **el antibiograma**, que nos informa sobre cuales son los antibióticos a los que es sensible el germen y, por lo tanto, los más indicados para administrar al paciente.

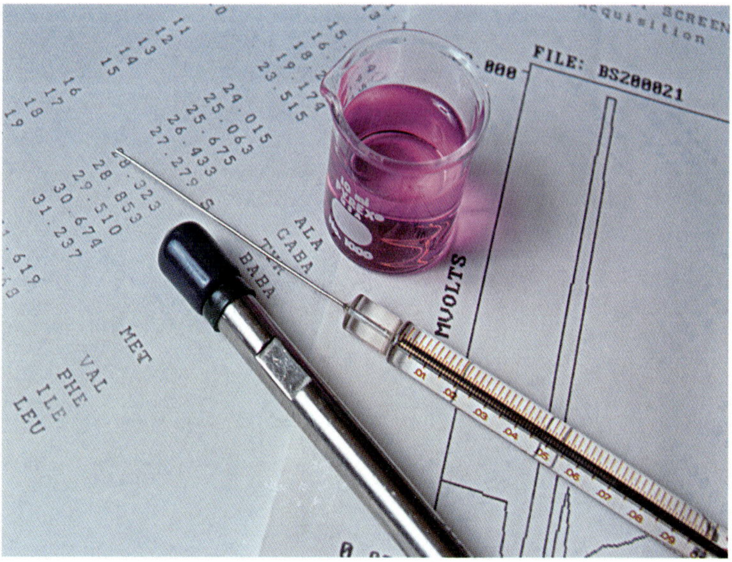

Recogida de muestras

La recogida de muestras consiste en la obtención de un material o fluido del paciente donde esté presente el germen.

Las muestras pueden ser enormemente variadas ya que hay tantas posibilidades como tipos de infección. Cuando se trate por ejemplo de una infección respiratoria, la muestra debe ser un esputo o secreciones bronquiales que es donde habitualmente puede estar presente el microorganismo causante de la infección. Si el paciente padece una infección urinaria habrá que recoger orina para que sea convenientemente procesada en el laboratorio de microbiología. Si existe una enfermedad diarreica la muestra se obtendrá de las heces. Si es una herida lo que está infectado, se puede recoger la muestra directamente del tejido afectado y así hay montones de variantes. En la sangre normalmente no hay gérmenes pero en caso de septicemia, que es una infección grave, sí que tiene gérmenes y entonces la muestra debe ser de la propia sangre que se obtiene mediante una punción intravenosa (preferiblemente en el momento en el que el paciente tenga fiebre alta, porque habitualmente suele coincidir con el momento en el que hay más gérmenes circulando por la sangre).

La recogida de muestras consiste en la obtención de un material o fluido del paciente donde esté presente el germen.

Cuando se sospecha que existe una infección en el sistema nervioso central hay que hacer un cultivo del líquido cefalorraquídeo que es un fluido que baña y está en contacto con todo el cerebro y la médula espinal. Este líquido se obtiene generalmente mediante lo que se llama una punción lumbar y que consiste en la introducción de una

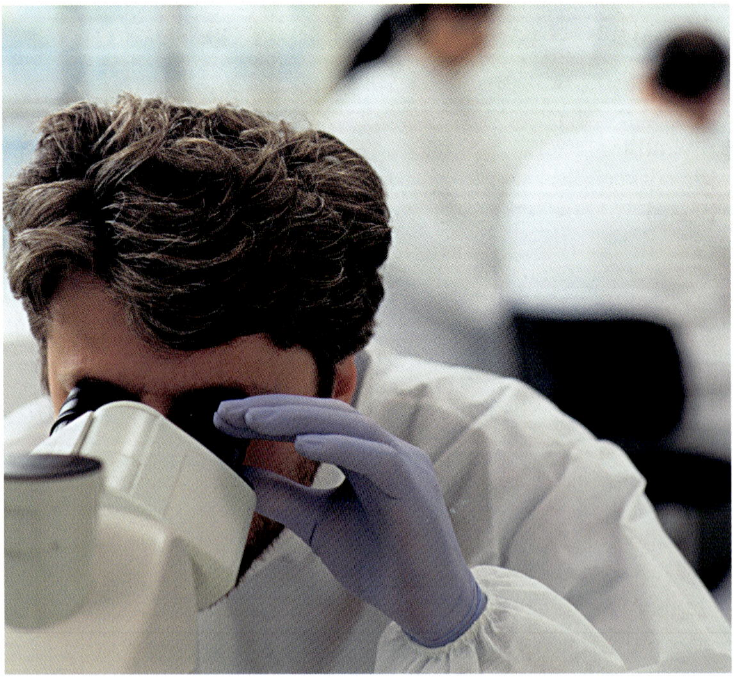

aguja larga entre las tercera y cuarta vértebra lumbar de manera que la punta llegue hasta cerca de la médula espinal que es donde se encuentra el líquido cefalorraquídeo y, una vez allí, aspirando lentamente se obtiene la cantidad necesaria. Para ello, se utiliza un anestésico local, por lo que este tipo de punciones no son dolorosas. Lo que sí puede aparecer es dolor de cabeza después de extraer el líquido, pero no suele ser muy intenso.

Siempre que sea posible, las muestras deben obtenerse antes de que haya comenzado el tratamiento del paciente con antibióticos, porque si no se hace así habrá ya antibiótico presente en el sitio donde se hace la extracción de la muestra y ello dificultará enormemente el tener una población suficiente de gérmenes como para realizar la identificación en el primer examen microscópico, y también dificultará el crecimiento posterior del microorganismo en los medios de cultivo. Dado que identificar al germen es muy importante, a veces merece la pena retrasar algo el comienzo del tratamiento, si la situación no es muy grave, para así poder obtener una muestra que sirva bien para la identificación.

Siempre que sea posible, las muestras deben obtenerse antes de que haya comenzado el tratamiento del paciente con antibióticos.

Identificación: examen microscópico, cultivo y pruebas serológicas

El **examen microscópico** se hace directamente sobre la muestra procedente del paciente y su objetivo es tratar de identificar cual es el germen causante de la infección. Cada bacteria tiene su forma y características propias, por lo cual puede identificarse en el examen directo, pero como son transparentes es preciso teñirlas previamente. Ya se ha citado lo que es una "tinción de Gram", pero además hay otros muchos tipos de tinciones que se pueden utilizar según el germen. Por ejemplo, las tinciones resistentes a los ácidos pueden servir para identificar a los bacilos *Mycobacterium* que son los causantes de la tuberculosis y que es un género difícil de cultivar porque crece muy lentamente y, si no se identifica en el examen microscópico por tinción, hay que esperar mucho tiempo para que crezca suficientemente en un cultivo y poder identificarlo.

Las bacterias, los hongos y algunos virus pueden identificarse mediante su **cultivo**. El cultivo consiste en poner a los gérmenes en un medio que tenga los requerimientos necesarios para que crezca y se multiplique. En el medio debe haber sustancias nutritivas adecuadas, una temperatura generalmente calurosa, una acidez determinada, etc. Se trata de poner al microorganismo en condiciones ideales para que se pueda multiplicar, obtener una población grande y así disponer de elementos de juicio suficientes como para identificarlo. Existen varias clases de medio de cultivo (tanto líquido como sólido) para alimentar diferentes tipos de gérmenes. En general, el medio líquido es preferible para ciertos tipos de muestras como la sangre. Algunos microorganismos tienen requerimientos especiales para crecer. Por ejemplo, la *Neisseria gonorrhoeae* que es el germen causante de la gonococia es muy sensible a los cambios bruscos de temperatura y no crece si se pone en un cultivo inmediatamente después de sacarlo de la nevera, y las bacterias anaerobias no crecen en presencia de oxígeno. La mayor parte de los gérmenes han crecido y se han multiplicado suficientemente como para poder identificarlos al cabo de 24-48 horas, y éste es el tiempo que tenemos para llegar a la identificación completa del microorganismo causante de la enfermedad.

El cultivo trata de poner al microorganismo en condiciones ideales para que se pueda multiplicar, obtener una población grande, y disponer de elementos de juicio para identificarlo.

Los agentes infecciosos no siempre pueden identificarse mediante métodos directos como el examen microscópico o el cultivo, y entonces hay que recurrir a **pruebas serológicas** fundamentadas en la respuesta inmunológica que el germen produce en el paciente. Como ya se ha citado, los gérmenes, como antígenos, desencadenan una serie de mecanismos de defensa entre los que está la producción de anticuerpos. Los anticuerpos son específicos para cada microorganismo y, por lo tanto, si se puede identificar en el paciente la presencia de anticuerpos, podemos averiguar con exactitud ante qué germen concreto han sido generados y, por lo tanto, hacer su identificación. Las pruebas serológicas que se pueden hacer son muy numerosas y varían sensiblemente según el tipo de microorganismo que se pretenda identificar.

Antibiograma

Cuando a mediados del siglo pasado comenzaron a utilizarse los antibióticos, los gérmenes eran extraordinariamente sensibles a los tratamientos con estos fármacos y, por lo tanto, una vez diagnosticada la enfermedad, el tratamiento no solía ofrecer grandes problemas. El desarrollo de resistencias frente a los antibióticos, que tienen cada vez un número mayor de microorganismos patógenos, ha obligado no sólo a identificar al germen sino a tratar de saber cuál es el antibiótico que puede producirle más daño, es decir, a qué antibiótico es más sensible.

El antibiograma consiste en añadir a un cultivo los fármacos antimicrobianos y ver cuál inhibe el crecimiento o mata a más gérmenes.

La práctica de un antibiograma consiste en añadir a un cultivo los fármacos antimicrobianos y ver cual de ellos inhibe el crecimiento o mata a más gérmenes, y ese debe ser el elegido para tratar al paciente. Las pruebas de sensibilidad a los antibióticos ahorran un tiempo muy valioso que, de otra manera, podría malgastarse poniendo el tratamiento con menos elementos de juicio y esperando la respuesta clínica.

Exploraciones especiales

Además del cuadro clínico y de las pruebas de laboratorio de microbiología, existen otra serie de técnicas que permiten ayudar a realizar el diagnóstico de los diferentes tipos de enfermedades infecciosas y también a valorar su evolución.

La variedad de estas técnicas es enorme, por lo que no podemos citarlas todas, y nos referiremos únicamente a las que se utilizan más frecuentemente.

Los **análisis del laboratorio general** son de gran ayuda. El análisis de las células sanguíneas permite valorar los tipos de leucocitos que hay en la sangre del paciente y ello constituye un buen elemento de juicio, no sólo para diagnosticar que existe una enfermedad infecciosa, sino también para valorar su gravedad en función de la respuesta que ha puesto en marcha el organismo infectado.

Las **pruebas radiológicas** también son de muy diversa índole y aportan muchos datos. Recordemos, por ejemplo, el valor que tiene la radiografía de tórax para el diagnóstico y la evolución de las enfermedades infecciosas del árbol respiratorio.

La **tomografía axial computarizada (TAC)** y la **ecografía** permiten diagnosticar la extensión de procesos infecciosos localizados, etc.

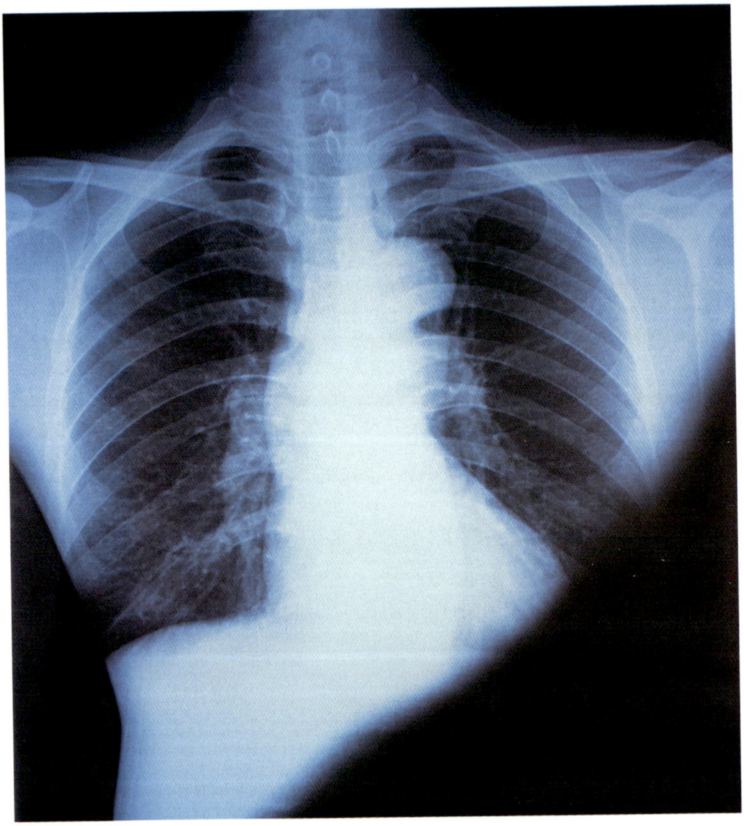

Radiografía de la caja torácica

Síntomas comunes de las enfermedades infecciosas

La fiebre

En circunstancias normales, nuestro organismo realiza sus funciones habituales dentro de unos límites de temperatura. Cuando esos límites se superan y aumenta la temperatura corporal, se dice que el paciente tiene fiebre. Cuando se toma la temperatura mediante un termómetro en la boca, la cifra normal se sitúa entre 36,5 °C y 37 °C. Cuando la temperatura se toma mediante la introducción del termómetro en el recto, las cifras normales son 0,6 °C más altas que la temperatura oral. La temperatura varía según las horas del día, es más baja por la mañana temprano y más alta entre las 16 y 20 horas.

La fiebre que aparece durante una enfermedad infecciosa y sus características pueden cambiar según el tipo de infección, lo que puede ser muy útil para aproximarse a un diagnóstico de la enfermedad que la está produciendo.

Tipos de fiebre

Según la intensidad hablamos de **febrícula** cuando la elevación de la temperatura es limitada, por ejemplo hasta 37,5 °C. Entre 38 °C y 40 °C es cuando existe una fiebre propiamente dicha, y cuando se superan los 40 °C se habla de hiperpirexia.

La **curva febril**, es decir las diferentes temperaturas que se producen durante un tiempo determinado, es muy interesante porque puede ayudar mucho al diagnóstico de la enfermedad y a conocer su evolución. Por ello, no es de extrañar que el médico pida al paciente, o a las personas que lo cuidan, que se tome la temperatura varias veces al día. Se llama fiebre continua cuando las oscilaciones son inferiores a 10 durante todo el día.

La **fiebre ondulante**, con oscilaciones más marcadas, es típica de la brucelosis o fiebres de Malta; la **fiebre intermitente** que aparece cada determinados días es muy típica de enfermedades como el paludismo; la **fiebre recurrente** es la que alterna períodos de tiempo sin fiebre superiores

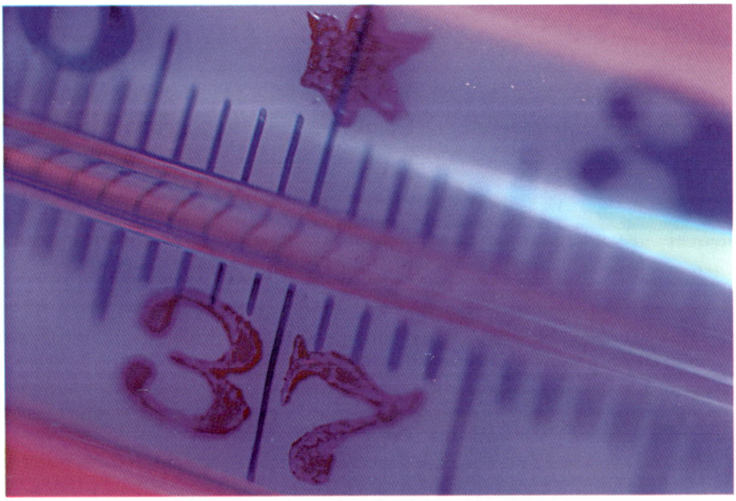

a una semana, y luego vuelve a aparecer; y, por último, la **fiebre en agujas**, que suele presentar una temperatura cerca de la normalidad a algunas horas del día y luego temperaturas muy elevadas en otros momentos, es típica de una septicemia, o sea, de una infección en la sangre.

A medida que aumenta la temperatura del cuerpo, se produce generalmente un incremento de la frecuencia cardíaca en alrededor de 18 pulsaciones por minuto por cada grado centígrado que sube. La frecuencia respiratoria, o sea, el número de respiraciones por minuto, también aumenta. La presión arterial no se modifica salvo en infecciones graves durante las que puede descender peligrosamente.

Se ha discutido mucho sobre los mecanismos responsables de la producción de la fiebre pero en definitiva lo que sucede es que en el enfermo infeccioso se produce un exceso de calor que supera a los mecanismos de enfriamiento que tiene el organismo. La fiebre suele ser uno de los primeros síntomas que se presentan cuando un paciente tiene una infección y pone en marcha sus mecanismos de defensa con aumento del metabolismo y de las combustiones que realiza el organismo, con lo que el consiguiente acúmulo de calor hace subir la temperatura corporal.

Existe una tendencia generalizada a tratar de bajar la temperatura corporal en un paciente con fiebre. Sin embargo, la fiebre como tal, aunque puede ser molesta, no se ha demostrado que sea perjudicial para los pacientes adultos, salvo en circunstancias especiales como puede ser la presencia concomitante de otra enfermedad. Por ejemplo, la fiebre puede ser peligrosa en ancianos con cierto grado de deshidratación, en pacientes con enfermedades cardíacas o pulmonares, y en los niños menores de 4 años a los que puede producir convulsiones o delirios.

La fiebre suele ser uno de los primeros síntomas que se presentan cuando un paciente tiene una infección.

El tratamiento de la fiebre es solamente sintomático, es decir, que el bajar la fiebre mediante el uso de fármacos antipiréticos o mediante distintas técnicas de enfriamiento corporal no cura ni mejora la enfermedad infecciosa, sino que únicamente sirve para que el enfermo se encuentre más cómodo.

La fiebre no siempre está producida por una infección y su origen puede ser de otro tipo como es, por ejemplo, el caso de otras enfermedades (neoplasias, enfermedades del colágeno, etc.) o de la fiebre medicamentosa que puede estar producida por distintos tipos de fármacos (heparina, vacunas, fenilbutazona, antihistamínicos, meperidina, etc.).

Dolor de cabeza (cefalea)

El dolor de cabeza acompaña prácticamente siempre al comienzo de una enfermedad infecciosa. Dentro de los distintos tipos de cefalea que pueden existir, el que acompaña a una enfermedad infecciosa suele afectar a toda la cabeza y no tienen una localización precisa. No se conoce bien el mecanismo por el que se producen las cefaleas, pero es muy posible que estén en relación con el aumento de temperatura que supone la fiebre y en un mayor aporte sanguíneo a toda la región craneal. También hay teorías que ponen la cefalea en relación con el efecto que pueden producir las toxinas de los gérmenes sobre el cerebro. En algunas infecciones, como es el caso de las meningitis, las cefaleas se producen por una acción directa del germen sobre el sistema nervioso central. De todas estas teorías, la más verosímil es la que relaciona las cefaleas con la fiebre porque es un hecho muy frecuente que la desaparición de la fiebre, aunque no esté completamente vencida la enfermedad infecciosa, supone también la desaparición de las cefaleas.

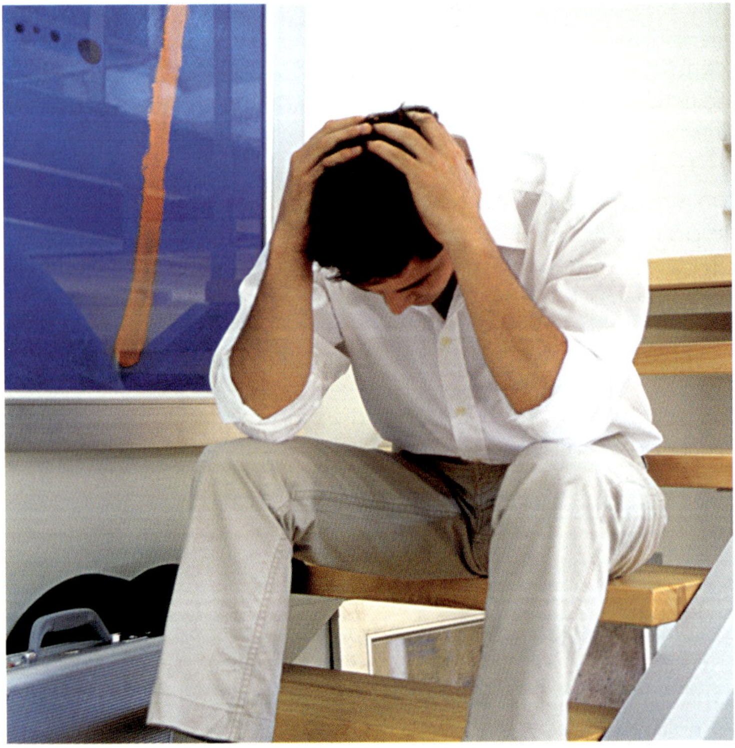

Dolor

Aparte del dolor de cabeza, puede aparecer dolor en otras zonas del organismo. Si se trata de un **dolor localizado**, lo más frecuente es que se deba al proceso inflamatorio que como hemos señalado antes se produce como respuesta a la invasión del germen (con el significado de una reacción de defensa inespecífica). En enfermedades virásicas, como es el caso de la gripe, la sensación de dolor muscular generalizado es muy frecuente. Además de con la inflamación, el dolor, sobre todo el **dolor generalizado**, se ha puesto en relación con la respuesta inmunológica que aporta al torrente sanguíneo una serie de sustancias a las que no está habituado y que podrían generar dolor.

Otro tipo de dolor localizado es el que aparece cuando la infección produce una contracción de los músculos lisos de las vísceras, como ocurre en las infecciones urinarias, o da lugar a la obstrucción de un conducto u órgano hueco por el que tienen que atravesar líquidos o fluidos (como es el caso de las infecciones de vías biliares que desencadenan un fuerte dolor abdominal).

Las características de un dolor minuciosamente valoradas son un elemento precioso para acercarse a un diagnóstico de precisión.

Aunque el dolor es algo muy molesto, no conviene olvidar que también constituye una fuente de información de valor incalculable para que el médico pueda hacer un buen diagnóstico. Las características de un dolor minuciosamente valoradas son un elemento precioso para acercarse a un diagnóstico de precisión, por eso no siempre es deseable terminar rápidamente con el dolor antes de haber exprimido exhaustivamente la información que puede suministrarnos.

Escalofríos

Los escalofríos aparecen a medida que se eleva la temperatura del organismo y algunas veces preceden a la fiebre. Las extremidades del paciente pueden estar frías y pálidas durante esta fase.

Astenia

La astenia, que en otras palabras consiste en no tener ganas ni fuerza para hacer nada, o para hacer muy poco, acompaña siempre a las enfermedades infecciosas.

En realidad, lo único que le apetece a un enfermo que padece una enfermedad infecciosa de cierta entidad es permanecer en reposo y descansar. El significado de la astenia es la necesidad del organismo de centrarse en el combate contra la enfermedad y el no gastar energías en cualquier otra cosa. Muchas veces, la astenia está también presente durante el período de convalecencia hasta que el organismo ha alcanzado una recuperación completa. Por ello no hay que extrañarse de que, aunque haya desaparecido la fiebre desde hace varios días y cualquier otra manifestación de la enfermedad, el paciente permanezca relativamente apático y no recupere completamente la actividad que en él es habitual.

Anorexia

La pérdida de apetito, que no otra cosa es la anorexia, aparece con gran frecuencia en las enfermedades infecciosas y puede estar en relación con la afectación que la enfermedad produce sobre el sistema nerviosos central a través de la fiebre o de otros mecanismos, y también con las alteraciones que se producen en el aparato digestivo. A través del aparato digestivo se manifiestan muchos síntomas de enfermedades que no tienen nada que ver directamente con él. Es por eso por lo que, aunque la enfermedad infecciosa no afecte directamente a ningún órgano del aparato digestivo, puede aparecer la falta de apetito como un síntoma más.

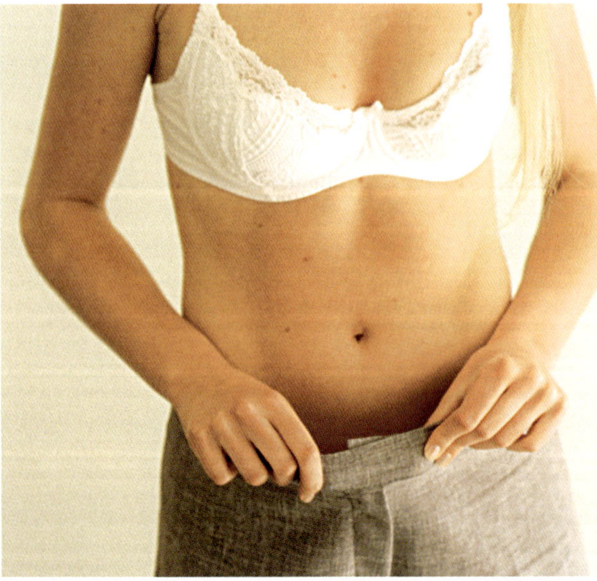

Trastornos digestivos (náuseas, vómitos, diarreas)

Por las mismas causas que señalábamos anteriormente en el caso de la anorexia, también pueden aparecer toda esta serie de síntomas que expresan la participación del aparato digestivo o sus conexiones con el órgano que esté sufriendo la infección. La relación es más clara en el caso de infecciones generales, en las que siempre suele producirse una inflamación de las mucosas digestivas.

Manifestaciones cardiovasculares

Cuando hay fiebre, como ya hemos citado, se produce un aumento de la frecuencia cardíaca, pero hay algunas enfermedades infecciosas en las que el pulso puede ser más lento de lo esperado como es el caso de fiebre tifoidea, brucelosis, algunas meningitis y el dengue.

A través del aparato digestivo se manifiestan muchos síntomas de enfermedades que no tienen nada que ver directamente con él.

En las infecciones graves puede producirse una disminución muy marcada de la tensión arterial, especialmente en pacientes que tienen además otras enfermedades o que reciben fármacos contra la fiebre.

Alteraciones renales

En relación con la fiebre puede producirse proteinuria, es decir eliminación de albúmina por la orina. Normalmente no se produce ninguna pérdida de albúmina por la orina y, cuando sucede, quiere decir que se ha producido una alteración en la función que tiene el riñón como filtro de la sangre, y que esta alteración deja que se eliminen sustancias que no deben filtrarse. En algunas infecciones también puede haber hematuria, es decir, sangre en la orina (como sucede con algunos tipos de pielonefritis).

Alteraciones hepáticas

Aunque el agente infeccioso no se localice en el hígado, este órgano suele responder a las infeccionas con algunas alteraciones de su función normal. Por ejemplo, puede aparecer ictericia por un incremento de la bilirrubina en la sangre en algunas infecciones como en el paludismo. Por otro lado, hay microorganismos que atacan directamente a las células del hígado como es el caso de las hepatitis, la mononucleosis infecciosa y la fiebre amarilla. En otras infecciones pueden producirse lesiones que ocupan un espacio dentro del hígado (como en la brucelosis, los abscesos amebianos o los quistes hidatídicos), que pueden comprimir las vías biliares e impedir que la bilis circule normalmente por lo que también pueden producir ictericia.

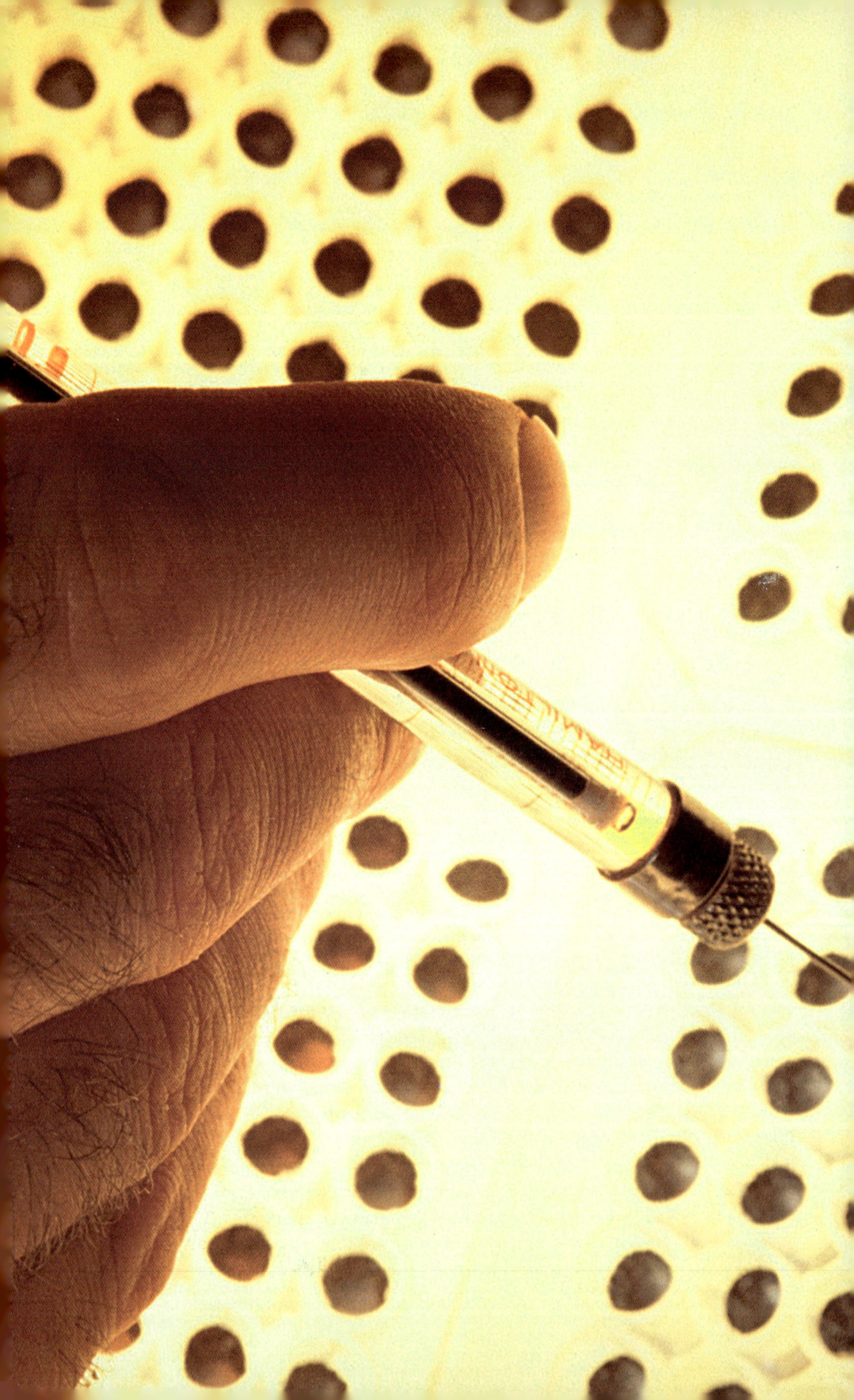

Enfermedades infecciosas más frecuentes

En este capítulo vamos a describir las enfermedades infecciosas que más frecuentemente pueden aparecer, pero también algunas cuya incidencia ha disminuido en las últimas décadas y, sin embargo, siguen siendo interesantes por su mecanismo de transmisión, su gravedad o las implicaciones que puedan tener desde un punto de vista social o económico.

En realidad el organismo funciona como una unidad absoluta es decir que, cuando está afectado un órgano concreto por una enfermedad infecciosa, está afectado todo el organismo. Lo que sucede es que con objeto de ordenar la exposición de las distintas enfermedades, las clasificamos en función del órgano, aparato más afectado o agente productor. Por ejemplo, cuando hablamos de una enfermedad infecciosa respiratoria es porque el órgano más afectado puede ser el pulmón, pero en realidad las repercusiones que produce la enfermedad se extienden a todo el organismo.

Enfermedades infecciosas generales

Las enfermedades infecciosas generales son las que no tienen una localización única y, por lo general, los síntomas que producen afectan a todo el organismo aunque durante algún tiempo de su evolución pueden afectar únicamente a un órgano concreto.

La septicemia y el shock séptico

La **bacteriemia** se define como la presencia de bacterias en la sangre sin que se produzca una sintomatología de infección. Se produce una **septicemia** cuando hay bacterias en la sangre y están produciendo una enfermedad infecciosa con toda su sintomatología, es decir sería una bacteriemia infecciosa en la que aparecen, por lo menos, fiebre, escalofríos, aumento de la frecuencia cardíaca, disminución de la tensión arterial y eventualmente shock (que veremos más adelante).

Hay distintas circunstancias que pueden favorecer la llegada de bacterias a la sangre, que es el primer paso para desarrollar una septicemia. Por ejemplo, cualquier inyección intravenosa en la que no se hayan tomado las medidas oportunas de emplear material esterilizado limpiar bien la piel con un producto antiséptico, etc. puede suponer la entrada de microorganismos a la sangre. Muchos procesos infecciosos pueden traer como consecuencia una invasión

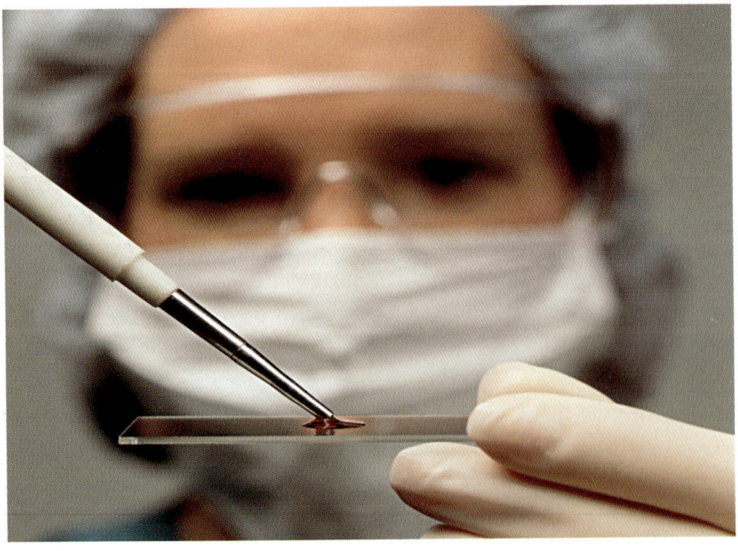

masiva de la sangre por parte de los gérmenes que la están produciendo y dar lugar a una septicemia. Pero, además, hay una serie de procedimientos diagnósticos y terapéuticos que también pueden producir la entrada de microorganismos al torrente circulatorio (una extracción dentaria, una exploración instrumental urológica, una angiografía, etc.). Por supuesto que también puede producirse una septicemia a través de una herida que deje en comunicación directa un vaso sanguíneo con el exterior, como de hecho puede suceder en cualquier accidente traumático.

Se produce una septicemia cuando hay bacterias en la sangre y están produciendo una enfermedad infecciosa con toda su sintomatología.

En el momento actual se utiliza muy frecuentemente en el tratamiento de pacientes hospitalizados en situación grave el introducir un catéter (que no es más que un tubito hueco muy fino) en el interior de un vaso sanguíneo, manteniéndolo dentro durante un tiempo variable para ir suministrado a través de él los medicamentos que sean necesarios. De esta forma, se evita la repetición de inyecciones intravenosas que molestan mucho al paciente y son fuente de infecciones. Se puede decir que la introducción de un catéter sirve para hacer una inyección intravenosa de forma continua. Pues bien, los catéteres suelen con cierta frecuencia producir una septicemia que generalmente no suele tener trascendencia porque el paciente que está sometido a este tipo de tratamientos está vigilado continuamente en este sentido. Otra fuente de posibles septicemias es la administración de preparados de alimentación artificial a través de vía intravenosa.

Las infecciones urinarias, sobre todo las de carácter crónico y en enfermos inmunodeprimidos, causan con cierta frecuencia septicemias al igual que el mantenimiento continuado de sondas en pacientes, generalmente ancianos, que tienen problemas de retención urinaria. Igualmente, los pacientes que están sometidos a ventilación mecánica tienen con bastante frecuencia septicemias.

En resumen, hay bastantes infecciones y situaciones que pueden derivar hacia la aparición de una septicemia siendo la más importante la inmunodepresión que presentan diversos tipos de pacientes como son los ancianos, los pacientes en tratamiento con quimioterapia anticancerosa, los pacientes con SIDA, etc.

Las manifestaciones clínicas de la septicemia pueden ser muy variadas e ir desde la producción de pocos síntomas, y además inespecíficos, hasta la aparición de cuadros infecciosos fulminantes con el shock séptico y la muerte en pocas horas.

El **shock** es una situación en la que se produce un marcado y mantenido descenso de la tensión arterial que impide que la sangre llegue en las condiciones y cantidad necesarias a los diversos órganos y empieza a fallar todo. Hay **oliguria** (disminución de la cantidad de orina eliminada porque la sangre no llega bien al riñón), confusión mental por la disminución de la sangre que llega al cerebro, alteraciones pulmonares y, además de otras muchas cosas, al final se produce un "fracaso cardíaco" porque el corazón no puede funcionar existiendo una tensión baja de la sangre. No está muy claro porque se produce un shock en las septicemias, pero todo apunta a que el responsable de esta situación es el envenenamiento que producen las toxinas que sueltan los gérmenes causantes de la septicemia.

En el shock se produce un marcado descenso de la tensión arterial, impididiendo que la sangre llegue en las condiciones y cantidad necesarias a los diversos órganos.

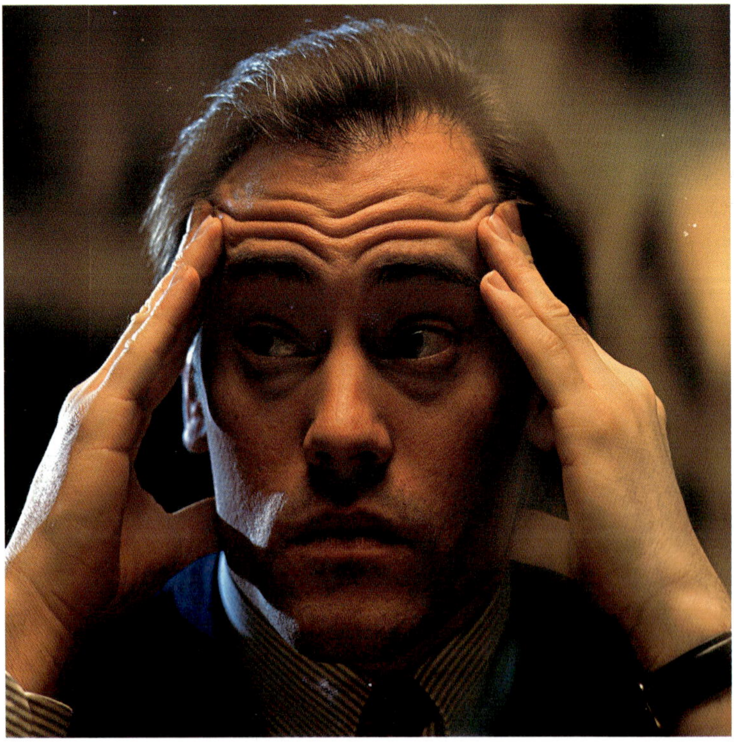

El tratamiento de la septicemia pasa por emplear los antibióticos adecuados según el germen que la está produciendo, y por la instauración de medidas terapéuticas complejas que permitan compensar las alteraciones hemodinámicas que se producen. El shock séptico es una situación muy grave, pero no quiere decir que sea necesariamente mortal porque si se inicia un buen tratamiento en el momento más temprano posible las posibilidades de éxito son bastantes.

Dada la gravedad de estas situaciones, es importante establecer medidas que permitan prevenir la aparición de una septicemia. Como estas situaciones son muchas, es difícil aconsejar pautas concretas, aunque en general se puede decir que debe utilizarse la profilaxis antibiótica oportuna cuando vaya a realizarse algún procedimiento de los que hemos señalado que pueden dar lugar a una septicemia, no se debe tener una sonda o un catéter puestos ni un minuto más del tiempo imprescindible, se deben realizar con la mayor asepsia posible todas las maniobras que impliquen un acceso al torrente sanguíneo, etc.

Una consideración especial merecen las sobreinfecciones por hongos o bacterias resistentes a antimicrobianos que pueden aparecer en pacientes hospitalizados que están recibiendo tratamiento antibiótico y que pueden ser causa frecuente de septicemias. En estos casos, la sospecha de una septicemia hace necesaria la práctica de un cultivo de la sangre para determinar qué germen está produciendo la septicemia y un antibiograma para saber a qué antibióticos es sensible. Al tratarse de gérmenes intrahospitalarios, que han estado en contacto con muchos antibióticos, la producción de resistencias hace especialmente problemático el tratamiento de estos pacientes.

La tuberculosis

A pesar de lo que piensa mucha gente, la tuberculosis no es una enfermedad de épocas pasadas ya que no sólo está presente en la sociedad actual, sino que tanto su incidencia como su frecuencia están creciendo y cada vez presenta más problemas porque el germen que la produce está desarrollando resistencias a los tratamientos convencionales y, en muchos pacientes, resulta muy difícil de combatir.

Según datos de la Red Nacional de Vigilancia Epidemiológica, en el año 2003 se produjeron en España 6 743 nuevos casos de tuberculosis respiratoria, lo que supone una tasa de incidencia de la enfermedad de 17,02 casos por 100 000 habitantes. No obstante, aunque se trata de una enfermedad de declaración obligatoria, se sospecha que una tercera parte de los casos no se notifican, por lo que se estima que estas cifras son más elevadas alrededor de 25 casos por 100 000 habitantes, lo que supone unos 10 000 nuevos casos cada año. En todo el mundo cada año aparecen de 8 a 10 millones de casos nuevos y la mitad de ellos son pacientes que eliminan gérmenes y, por lo tanto, son contagiosos lo que contribuye a mantener esta alta tasa de incidencia. Se cree que una de las causas de la tasa tan alta de incidencia se debe a la facilidad que tienen para infectarse los enfermos inmunodeprimidos con SIDA y al consumo de drogas, así como la inmigración de personas procedentes de países situados en áreas con condiciones de salud deficientes.

El SIDA y la tuberculosis forman una combinación mortal puesto que cada una de las dos infecciones acelera el desarrollo de la otra.

El SIDA y la tuberculosis forman una combinación mortal puesto que cada una de las dos infecciones acelera el desarrollo de la otra. Además, la tuberculosis es uno de los motivos principales de muerte en pacientes con SIDA. En todo el mundo no hay menos de 20 millones de enfermos con tuberculosis activa y se calcula que, por lo menos, 1 800 millones han estado en contacto con el bacilo causante de la enfermedad. Se estima que cada persona con tuberculosis activa infectará a un promedio de 10 a 15 personas cada año y alrededor de un 10% de ellas desarrollará la enfermedad. La Organización Mundial de la Salud estima que la tuberculosis produce aproximadamente unos 3 millones de muertes al año en todo el mundo. Durante esta década se producirán, por lo tanto, 30 millones de muertes por tuberculosis (lo que representa una cifra superior a las muertes producidas por el SIDA).

El aumento de la tuberculosis se debe también a que es difícil llevar a cabo un tratamiento sistemático de los pacientes porque, para tener una garantía seria de curación, hay que seguirlo ininterrumpidamente durante 6 meses. Si no se hace así, los enfermos no sólo no se curan sino que crean resistencias y contagian a otras personas con el bacilo resistente multiplicando así el problema.

El bacilo que produce la tuberculosis fue descubierto por el investigador alemán Robert Koch en 1882 y durante más de un siglo se le ha conocido, lógicamente, con el nombre de "bacilo de Koch".

Generalmente se asocia la tuberculosis con el pulmón porque suele ser el órgano más afectado, pero hay que resaltar que esta infección puede afectar a otros muchos órganos.

Aunque no es una enfermedad muy contagiosa, la transmisión se produce generalmente por inhalación de las gotitas de saliva expedidas por un paciente con tuberculosis pulmonar al toser, estornudar o hablar.

La transmisión se produce por inhalación de las gotitas de saliva expedidas por un paciente con tuberculosis pulmonar al toser, estornudar o hablar.

La **tuberculosis pulmonar** puede evolucionar durante mucho tiempo sin producir síntomas claros. Los primeros síntomas pueden ser de malestar general, febrícula y pérdida de apetito, pero frecuentemente evolucionan de forma tan gradual que pueden pasar inadvertidos. Uno de los síntomas más frecuentes es la tos, que al principio aparece solamente por las mañanas y posteriormente se va haciendo más frecuente y dando lugar a golpes de tos durante todo el día. Suele ser una tos productiva, es decir con producción de esputo que primero es escaso pero luego va siendo cada vez más abundante. Ocasionalmente, si la enfermedad evoluciona, puede aparecer sangre en el esputo, lo que indica que la infección en el pulmón ha llegado a romper la pared de los vasos sanguíneos. Puede ser una ligera tinción sanguinolenta o puede llegar a aparecer una hemorragia masiva.

Si la infección llega a la pleura, que es la membrana que envuelve y protege a los pulmones, puede aparecer dolor en las costillas del lado afectado. También es frecuente la aparición de disnea.

Actualmente, el diagnóstico se hace en las primeras fases de la enfermedad y la evolución frecuentemente no llega a estos extremos porque el tratamiento bien aplicado es muy eficaz.

Aunque la tuberculosis habitualmente comienza por los pulmones, también puede afectar a otros muchos órganos porque el germen puede atravesar la pared de los vasos y diseminarse por la sangre hasta alcanzar otros territorios.

La **meningitis tuberculosa** afecta más frecuentemente a los niños entre 1 y 5 años, pero puede presentarse a cualquier edad. A veces se manifiesta con una sintomatología aguda y llamativa como si fuera una meningitis meningocócica o neumocócica, que se describen más adelante en el apartado de meningitis, pero generalmente comienza con síntomas poco llamativos como dolor de cabeza no muy intenso, somnolencia, cambios de personalidad etc. Las secuelas de la meningitis tuberculosa son importantes porque pueden dar lugar a convulsiones, retraso mental y diversas anomalías neurológicas.

La **tuberculosis renal** es bastante peligrosa porque puede tardar mucho tiempo en producir síntomas y, cuando lo hace, la lesión renal está ya muy avanzada. Otras formas de esta enfermedad son las tuberculosis de pleura, hígado, pericardio, huesos y articulaciones, etc.

Actualmente la obtención de buenos resultados en el tratamiento de la tuberculosis pulmonar, con los fármacos que tenemos, evita la aparición frecuente de la infección en otros órganos.

Es muy importante detectar lo antes posible que una persona está infectada porque cuanto antes se comience el tratamiento será más eficaz y porque así se evita el contagio de muchas otras personas. Hay una prueba que se llama **intradermorreacción de Mantoux**, que consiste en inyectar en la piel una pequeña cantidad de tuberculina y ver si se produce una reacción alérgica alrededor del sitio donde se ha realizado la inyección. Esta prueba debe hacerse a todas las personas que hayan tenido contacto con alguien que tenga tuberculosis (familiares, amigos, compañeros de trabajo o de colegio, etc.), a personas que tengan síntomas sugestivos de la enfermedad (como fiebre, sudores por la noche, pérdida de peso, tos y/o expectoración, cansancio constante y pérdida de apetito) y a personas que tienen o puedan tener enfermedades que produzcan una disminución del sistema inmunitario.

En el caso de que la prueba sea negativa, puede ser que la persona no haya sido infectada por el bacilo tuberculoso, pero también puede ser que la prueba se haya realizado demasiado pronto y el paciente infectado aún no haya desarrollado la capacidad de reaccionar frente a la tuberculina. En este caso, es conveniente repetir la prueba a los 2 ó 3 meses del último contacto con un enfermo tuberculoso. De todas formas, si la persona ha estado mucho tiempo en contacto con alguien que tenga tuberculosis, como medida preventiva, deberá tomar medicación durante algún tiempo (según le indique el médico).

Si la prueba es positiva, existe la posibilidad de que haya infección aunque no se haya desarrollado la enfermedad. En este caso se deberá realizar una radiografía de tórax para descartar la tuberculosis: si la radiografía es normal, significa que probablemente no se padece la enfermedad aunque haya infección. En este tipo de pacientes suele prescribirse un tratamiento con isoniazida para evitar que la enfermedad se desarrolle en el futuro.

En los países desarrollados la enfermedad y la muerte por tuberculosis comenzaron a disminuir a mediados del siglo XX, en parte por la mejoría de las condiciones de vida pero sobre todo por la disponibilidad de fármacos antituberculosos verdaderamente eficaces. En los años 40 comenzó a utilizarse la estreptomicina, un pilar fundamental para que comenzaran a disminuir las muertes causadas por esta enfermedad. Actualmente, el tratamiento clásico consiste en la administración de un medicamento que contiene tres fármacos antituberculosos que se llaman isoniazida, rifampicina y pirazinamida durante 2 meses, para continuar sólo con los 2 primeros el resto del tratamiento hasta cumplir 6 meses. También hay medicamentos que contienen cuatro fármacos es decir que, además de los anteriores, tienen otro fármaco que se llama etambutol. Esta asociación de 4 principios activos está especialmente indicada para el tratamiento de pacientes con SIDA y emigrantes, o cuando se sospecha que el paciente tiene un germen resistente o que no va a seguir bien el tratamiento. Si se hace el tratamiento completo, la curación alcanza casi al 100% de los pacientes.

Actualmente, el tratamiento clásico consiste en la administración de un medicamento que contiene tres fármacos antituberculosos.

La gripe

Aunque se relaciona sobre todo con el aparato respiratorio (porque los síntomas que produce se expresan generalmente a través de este aparato) en realidad es una enfermedad viral que afecta a todo el organismo.

La gripe ha ocasionado en el pasado pandemias muy importantes. La pandemia de gripe del año 1918 provocó en todo el mundo la muerte de entre 30 ó 40 millones de personas. Solamente en España murieron en esa epidemia 500 000 personas. Las epidemias aparecen bruscamente, alcanzan su punto más álgido en 2 ó 3 meses y desaparecen también rápidamente. El número de afectados en la población supera generalmente el 60% de todos los individuos lo que da una idea de la trascendencia no sólo sanitaria sino también social y económica que puede tener una epidemia de esta virasis. Las epidemias se favorecen

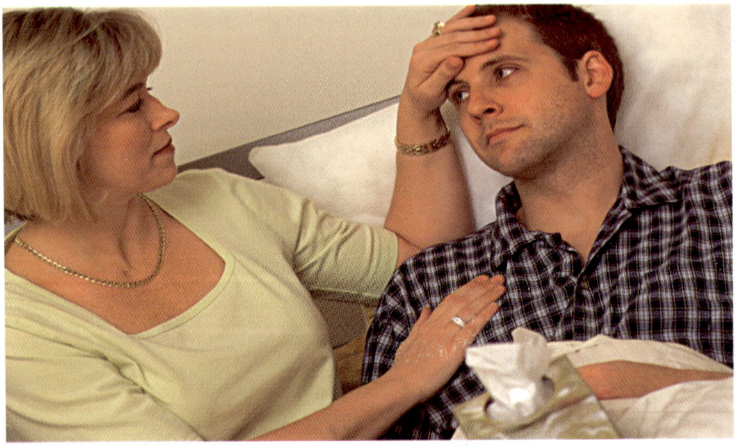

por la permanencia acumulada de personas en locales cerrados. La vía principal de transmisión es la aérea (de persona a persona) por inhalación de secreciones de las vías respiratorias. Aunque no hay grandes diferencias, el grupo poblacional que contrae la gripe con más frecuencia son los niños pero en los ancianos es en los que puede tener consecuencias más graves. El 90% de las muertes que produce la gripe suceden en personas de más de 65 años de edad y, de ellas, el 80% tenían antes de contraer la gripe alguna enfermedad cardíaca o respiratoria de carácter crónico.

La gripe es una enfermedad de distribución mundial. Ocurre en forma de brotes anuales, especialmente durante el otoño o el invierno.

Una vez que el virus entra en el organismo, se multiplica rápidamente invadiendo la tráquea y los bronquios y congestionando todo el árbol respiratorio.

Tras un período de incubación relativamente corto (que puede ser de 1 a 3 días), el paciente comienza a manifestar los síntomas típicos de dolores de cabeza, fiebre, dolores musculares y síntomas de resfriado parecidos a los del catarro común. El primer síntoma suele ser el dolor de cabeza, que puede ser intenso y frecuentemente se localiza en la frente y se acentúa con los movimientos de los ojos. El dolor muscular suele ser muy típico, como un "trancazo", que afecta fundamentalmente a la región lumbar y se acompaña de postración. La fiebre suele ser alta ya desde el principio, pero no es frecuente que se produzcan los escalofríos que aparecen en otras enfermedades febriles. Lo que habitualmente molesta más al paciente son los síntomas catarrales con obstrucción de la nariz, mucosidad abundante, tos con dolor al toser, molestias para tragar, fotofobia (la luz molesta al paciente, por lo que prefiere estar en la cama y a oscuras), etc. La fiebre puede persistir hasta 5 días y el resto de los síntomas habitualmente desaparecen en una semana, excepto la tos y el malestar general que pueden durar algunos días más. En la actualidad es la única enfermedad que puede producir pandemias, es decir, epidemias a nivel mundial porque los virus que la producen cambian de constitución antigénica cada año y no se desarrolla inmunidad frente a ellos si no se recurre a la vacunación específica de cada año.

No existe un tratamiento específico que termine con el virus; tomar antibióticos no sirve para nada y puede resultar peligroso.

Conviene tener muy claro que no existe ningún tratamiento específico de la gripe que termine con el virus que la produce y que, por lo tanto, el tomar antibióticos no sólo no sirve para nada, sino que puede ser peligroso por la producción de efectos secundarios y porque puede generar resistencias. Además, también es caro. El único tratamiento posible es el sintomático que alivie las molestias que tiene el paciente. Por ello, los fármacos que se deben utilizar son los antiinflamatorios y antipiréticos que bajan la fiebre y reducen los dolores musculares. Los más utilizados son la aspirina y el paracetamol. Se ha discutido mucho sobre si la vitamina C podría ser un tratamiento o una profilaxis eficaz pero, hasta el momento, no se ha demostrado claramente que pueda servir para algo. Por lo demás, conviene que el paciente esté bien hidratado, en reposo y no forzarle a comer porque lo más frecuente es que tenga anorexia (falta de apetito).

Aunque generalmente la gripe es una enfermedad de carácter benigno, hay que tener en cuenta que lo más peligroso son las complicaciones que pueda producir: sobreinfección de las vías respiratorias superiores (sinusitis, otitis) o inferiores (bronquitis, neumonía), la miositis, la miocarditis, la pericarditis y la encefalitis. Aunque no son muy frecuentes estas complicaciones, sí son importantes, sobre todo si afectan a personas ancianas en las que pueden adquirir un carácter especial de gravedad. Por todo ello conviene "curar bien" la gripe haciendo el reposo correspondiente durante los días que dura la enfermedad, y posteriormente estar muy atentos a cualquier síntoma extraño que aparezca porque puede ser la primera expresión de una complicación que conviene diagnosticar y tratar cuanto antes.

La vacunación es un buen método para prevenir la gripe. Debido a que el virus *influenza* cambia su constitución antigénica, la vacuna debe ser administrada todos los años a partir del mes de octubre. Aunque todo el mundo puede vacunarse, hay personas que no deben dejar de hacerlo y son las siguientes:

- Pacientes con alto riesgo médico en las que padecer la gripe puede suponer un trastorno grave porque tienen una enfermedad crónica que podría empeorar. En este grupo están los enfermos con insuficiencia renal, anemia crónica, enfermedades respiratorias crónicas, enfermedades cardiovasculares, pacientes inmunodeprimidos (SIDA, desnutrición, cáncer, tratamientos prolongados con corticoides o quimioterapia) y pacientes que tienen una enfermedad metabólica crónica como la diabetes.
- Personas mayores de 65 años o residentes en asilos o instituciones de atención a la tercera edad.
- Personas que prestan servicios públicos necesarios para la comunidad, y los grupos que puedan transmitir la gripe a pacientes de riesgo como son el personal sanitario o las personas que viven con estos pacientes de riesgo.
- Las embarazadas en el segundo o tercer trimestre de gestación en la temporada de gripe. El virus de la gripe puede llegar hasta el feto si la madre tiene la enfermedad y, aunque los datos no son muy claros, parece existir un cierto riesgo para el feto (sobre todo durante el primer trimestre del embarazo).
- Estudiantes u otras personas en centros institucionales que comparten dormitorios comunes, personas de alto riesgo, antes de un viaje al extranjero (en cualquier época del año los que viajan al trópico, y para los que viajen entre abril y septiembre al hemisferio Sur).

En los últimos años se han vacunado en España alrededor del 68% de las personas incluidas en estos grupos, lo que representa aproximadamente unos 5 millones de personas al año.

La brucelosis (Fiebre de Malta)

El microorganismo que produce la fiebre de Malta se llama *Brucella* y se encuentra en vacas cabras, cerdos y ovejas principalmente, aunque también se ha encontrado en otros animales. El hombre adquiere la brucelosis por contacto directo con secreciones o excreciones de los animales infectados, o bien al ingerir leche de vacas, ovejas y cabras o sus derivados (mantequilla, queso, etc.) que contienen los microbios. Raramente se transmite de persona a persona. La brucelosis es una enfermedad preferentemente ocupacional de carniceros, veterinarios, granjeros, ganaderos y microbiólogos. Aparece con más frecuencia en las áreas rurales y los niños son menos susceptibles a contraerla que los adultos. Su distribución es mundial.

La brucelosis se adquiere por contacto directo con secreciones o excreciones de los animales infectados, o bien al ingerir leche de vacas, ovejas y cabras o sus derivados que contienen los microbios.

El período de incubación oscila entre 5 días y varios meses, con un promedio de 2 semanas. Los síntomas también varían mucho, sobre todo en las fases iniciales. El comienzo puede ser agudo y repentino con escalofríos y fiebre, dolor de cabeza intenso, dolores generalizados, malestar y algunas veces con diarrea. Otras veces, el comienzo es más insidioso con malestar general, dolores musculares y dolor en la nuca seguido de una marcada elevación de la temperatura durante la noche. Cuando la enfermedad progresa, la fiebre se eleva hasta 40 ó 41 °C a última hora de la tarde y primera de la noche, para luego disminuir y aproximarse a la normalidad por la mañana después de que el paciente haya experimentado una notable sudoración. Este tipo de fiebre intermitente persiste entre 1 y 5 semanas y luego hay una desaparición prácticamente total de la fiebre durante 2 a 14 días (durante los que los síntomas disminuyen mucho, o incluso llegan a desaparecer totalmente para, más adelante, reaparecer otra vez la fiebre intermitente). La enfermedad puede evolucionar crónicamente desapareciendo todos los síntomas, a veces durante meses, para volver a reaparecer cuando menos se espera. Tras la fase inicial suele haber pérdida de peso y apetito, dolores abdominales y articulares, lumbago, irritabilidad, insomnio, depresión e inestabilidad emocional. Las complicaciones son raras, pero pueden producirse meningitis, neuritis, colecistitis y lesiones óseas.

La utilización de leche convenientemente tratada y la abstención de comer queso fresco (cuya procedencia no esté clara son las medidas de prevención más importantes. Las personas que están en contacto con animales o que manipulan reses muertas supuestamente infectadas deben llevar siempre la protección conveniente (guantes, gafas, etc.) para evitar su contaminación. De todas formas, lo más eficaz es controlar la infección en los animales y evitar así su difusión.

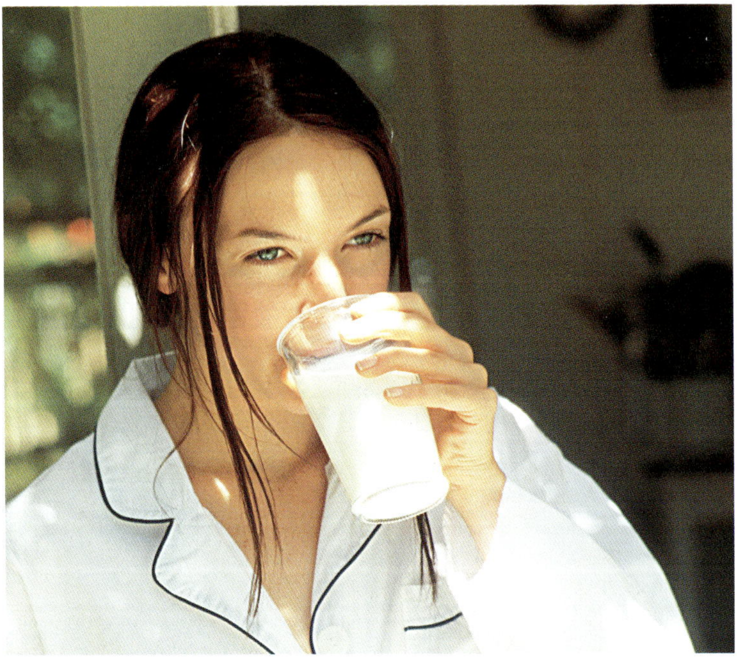

Aunque tenemos antibióticos eficaces para tratar la brucelosis, el tratamiento puede ser muy prolongado y producirse recidivas de la enfermedad con cierta periodicidad. En los pacientes crónicos es importante controlar periódicamente su estado de inmunidad frente a la *Brucella* para así poder prevenir convenientemente los brotes agudos recidivantes.

El tétanos

El tétanos es una infección peligrosa y casi siempre aguda que está producida por un microbio que se llama *Clostridium tetani*. Este germen se encuentra presente sobre todo en la tierra, en el estiércol de caballo, en la basura de la calle, e incluso en el intestino de personas sanas. La puerta de entrada al organismo es prácticamente siempre una herida que se pueda contaminar. Suelen padecer el tétanos personas en las que frecuentemente se produzcan heridas que se puedan contaminar con el suelo o la tierra donde puede estar presente el *Clostridium*, como es el caso de jardineros, labradores, accidentados de carretera, mujeres con partos en condiciones no higiénicas, recién nacidos (herida umbilical) y drogadictos que se administren fármacos por vía intravenosa sin las debidas condiciones de esterilidad.

La frecuencia de aparición del tétanos ha disminuido sensiblemente durante las últimas décadas, sobre todo en Europa, debido probablemente a las medidas higiénicas que se han desarrollado y a la posibilidad de utilizar vacunas muy eficaces. También disponemos actualmente de fármacos que permiten tratar el tétanos con bastante eficacia. De todas formas, sigue siendo una infección importante porque cuando aparece produce una mortalidad bastante elevada.

El tétanos es una infección peligrosa producida por un microbio que se llama *Clostridium tetani* presente en la tierra, el estiércol de caballo, la basura de la calle, e incluso en el intestino de personas sanas.

Los gérmenes suelen permanecer en la puerta de entrada o sus proximidades, y la enfermedad la producen las toxinas que fabrican y que se extienden por todo el organismo pero afectan de manera preferente al sistema nervioso. El período de incubación es de 4-14 días, y los primeros síntomas que suelen aparecer son contracciones de la musculatura de la cara, sobre todo de los músculos que mueven la mandíbula, que impiden abrir la boca y le dan a la cara un aspecto sonriente (que se ha llamado "risa sardónica") y que permite diagnosticar la enfermedad al primer golpe de vista. Posteriormente, las contracciones musculares se van extendiendo a la nuca y a los músculos vertebrales de la espalda y a otras localizaciones. Lo peor es que también se afectan los músculos que regulan la respiración, por lo que el paciente puede llegar a estar en situación de asfixia o producirse neumonías por falta de movilidad respiratoria normal.

Las complicaciones son muy numerosas y, por eso y aunque se disponen de tratamientos eficaces, lo mejor es hacer una buena profilaxis o prevención y evitar así que se produzca la enfermedad. Cuando se produce una herida sospechosa lo mejor es hacer una buena limpieza, incluido si es necesario una limpieza quirúrgica, y la administración de lo que habitualmente se conoce como suero antitetánico (inmunoglobulinas que transmiten directamente defensas inmunitarias al paciente frente al tétanos, y así se evita el desarrollo de la enfermedad).

La prevención más adecuada pasa por estar al día en la vacunación frente al tétanos, cumpliendo escrupulosamente el calendario de vacunación.

Aunque cualquier herida puede infectarse por el *Clostridium*, sucede más frecuentemente en algunos tipos concretos de lesión, como son las heridas contaminadas con suciedad, saliva o heces, las quemaduras, las congelaciones y las heridas por aplastamiento. Los pacientes que sufren este tipo de lesiones deben recibir sistemáticamente suero antitetánico y vacunación.

Infecciones de las vías respiratorias

Las infecciones de las vías respiratorias son las afecciones más frecuentes en el ser humano a cualquier edad, y su impacto no sólo sanitario sino también económico-social (en términos de morbilidad, mortalidad y absentismo laboral) es muy elevado, pues suponen casi el doble que todo el resto de las infecciones juntas.

La mayoría de estas infecciones, aproximadamente el 65%, están producidas por virus que no son destruidos por los antibióticos. A pesar de ello existe una utilización excesiva de antibióticos en el tratamiento de estas infecciones lo que puede ser muy grave por la producción de resistencias, problema que se trata en otro apartado de este libro. España sigue siendo uno de los países desarrollados con mayor consumo de antibióticos (en gran parte por su empleo en el tratamiento de infecciones respiratorias). El 88% de los españoles toma antibióticos al menos una vez al año, y 4 de cada 5 médicos recetan uno o más antibióticos al día. La mitad de los farmacéuticos recomiendan o atiende diariamente una o más peticiones en este sentido.

Es necesario que los pacientes que tienen una infección respiratoria sean conscientes de que no siempre es oportuno utilizar antibióticos en el tratamiento de su enfermedad y que, por lo tanto, no deben presionar al médico para que les recete este tipo de fármacos.

Las infecciones de las vías respiratorias se suelen dividir en dos grupos: las que afectan al tracto superior (catarro, faringoamigdalitis, otitis, sinusitis) y las del tracto inferior (bronquitis, neumonía).

Las infecciones respiratorias del tracto superior son las enfermedades que más frecuentemente afectan a una persona durante toda la vida. Todo el mundo conoce y ha padecido un catarro o una faringitis, y algunas personas las sufren dos o tres veces al año.

Un grupo numéricamente importante de infecciones del tracto respiratorio superior están producidas por virus. Aproximadamente unos 200 virus diferentes pueden causar este tipo de infecciones.

El catarro común

El resfriado común es la enfermedad respiratoria aguda más frecuente en todos los grupos de edad, y una de las primeras causas de absentismo laboral en todo el mundo. Muchos adultos padecen de 2 a 4 episodios por año, y en niños se considera normal su aparición hasta 6-8 veces cada año.

La infección más frecuente es la rinitis viral aguda o catarro común que aparece en todas las partes del mundo. En las zonas geográficas de clima templado su incidencia es mayor en invierno que en verano, aunque no hay pruebas de que la permanencia en un ambiente frío disminuya las resistencias o modifique el curso del catarro común. La frecuencia se relaciona con la edad, y el grupo poblacional más afectado suelen ser los niños entre 4 y 8 años. La transmisión se realiza de persona a persona. El contagio puede ser directo -por estornudos y por partículas de saliva- o indirecto -ya que parece que el paso del virus también se produce desde las manos de la persona infectada a un objeto personal o a las manos de la persona susceptible de ser contagiada-. Es por ello por lo que el lavado frecuente de las manos puede ayudar a evitar una propagación rápida y masiva. El período de incubación de la enfermedad es de 2 a 5 días. La presencia de bajas temperaturas ambientales y el enfriamiento corporal son circunstancias favorecedoras de la infección.

Los síntomas más frecuentes son la obstrucción nasal (con gran producción de moco de distinta fluidez según la evolución de la enfermedad), los estornudos frecuentes, la sensación de malestar general, la inapetencia, el cansancio y los dolores de cabeza no demasiado intensos. Con cierta frecuencia, aparece una pérdida temporal del olfato y lagrimeo. En la mayor parte de los casos no se produce fiebre, aunque en los niños pueden aparecer algunas décimas. En pocos días desaparecen los síntomas generales, mejora el olfato, aumenta la densidad del moco y cede la inapetencia. La infección suele durar entre 5 y 7 días y, si se prolonga más de 10 días, o no se tratará de un catarro común o es que se ha producido alguna complicación como una sinusitis o una otitis.

No existe ningún fármaco antiviral verdaderamente eficaz frente a los virus que producen el catarro común por lo que el tratamiento va dirigido únicamente a tratar los síntomas y disminuir las molestias del paciente. La aspirina y el paracetamol son los medicamentos más utilizados, debe realizarse una ingesta abundante de líquidos, fundamentalmente zumos de frutas, y llevar una dieta ligera. El mantenimiento de una atmósfera de alta humedad en la habitación donde duerme el enfermo ayuda a aliviar la obstrucción nasal y no tiene efectos secundarios. La utilización de *sprays* nasales o gotas de fármacos vasoconstrictores ayudan también a disminuir la obstrucción nasal, pero no deben utilizarse más de 3 ó 4 días porque pueden producir un efecto rebote, es decir, más obstrucción cuando se pasa su efecto. Los pacientes con hipertensión arterial deben utilizar estos vasoconstrictores nasales lo menos posible porque pueden producir un incremento de la tensión.

No existe ningún fármaco antiviral eficaz frente a los virus del catarro común, por lo que el tratamiento va dirigido a tratar los síntomas y disminuir las molestias.

Bajo ningún concepto se deben utilizar antibióticos para el tratamiento del catarro común, primero porque no sirven para nada contra los virus, segundo porque pueden producir una sobreinfección bacteriana, y tercero porque crean resistencias.

Como medidas preventivas conviene cuidar la higiene personal, lavarse las manos con frecuencia, cepillarse las uñas, ventilar bien las habitaciones de los domicilios de las personas afectadas y evitar el contacto directo con las personas que hayan contraído la infección. Conviene también, como es lógico, evitar el enfriamiento corporal.

La faringitis (faringo-amigdalitis)

La **faringitis** es una infección de la faringe muy frecuente que cursa con su inflamación y dolores de garganta. En los países templados se presenta más frecuentemente durante las épocas de frío, alcanzando su mayor incidencia a finales del invierno y comienzo de la primavera. Hay algunos factores que facilitan la aparición de la faringo-amigdalitis como son los irritantes crónicos tales como el tabaco, el frío, la sobrecarga como ocurre en las profesiones que utilizan mucho la voz (maestros, cantantes etc.), las alteraciones anatómicas y la inmunodepresión. La mayor parte de las faringitis están producidas por un virus, pero hay algunas que pueden estar causadas por bacterias por lo que el mecanismo de transmisión puede variar de unos tipos a otros aunque, por lo general, el contacto directo es la principal vía de contagio.

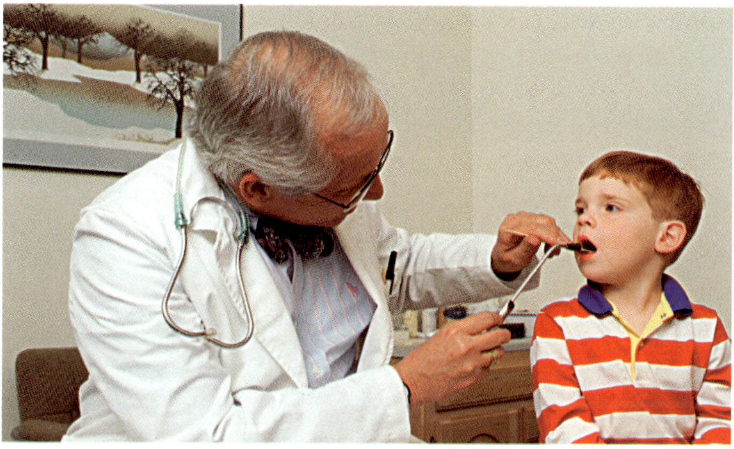

Los síntomas más frecuentes son dolor de garganta con dificultad para tragar, fiebre que puede llegar a ser bastante alta y dolor de cabeza. En la exploración, puede verse la garganta enrojecida, a veces con presencia de exudados blanquecinos que se producen por el proceso inflamatorio local de respuesta a la agresión que representa la infección.

El tratamiento de la faringitis siempre representa un problema porque, como ya se ha dicho, la mayor parte de ellas son víricas y, por lo tanto, no necesitarían antibióticos, pero un pequeño porcentaje son bacterianas y sí precisan un tratamiento con antibióticos. Lo mejor que se puede hacer es no automedicarse, sobre todo con antibióticos, y acudir al médico para que nos aconseje como tratarlas. Los médicos tienen elementos de juicio para saber si las faringitis son víricas o no y, por lo tanto, saben como tratarlas así que tampoco conviene presionarles para que nos receten antibióticos porque la opinión de un "profano" puede estar equivocada. Siempre es importante el tratamiento de los síntomas, por lo que conviene que el paciente esté bien hidratado administrándole líquidos frescos y azucarados, por ejemplo zumos de frutas. También está indicada la administración de analgésicos antiinflamatorios que mejoren las molestias locales y permitan que el paciente pueda tragar bien los líquidos y los alimentos.

Hay un tipo de faringitis que es la que está producida por un germen que se llama estreptococo grupo A, especialmente peligrosa porque puede producir varias complicaciones, entre ellas dos importantes: la glomerulonefritis y la fiebre reumática. Otra complicación de la faringitis puede ser la producción de un absceso que generalmente hay que tratar quirúrgicamente.

Por todo ello, no deben tomarse las faringitis como algo sin importancia y conviene acudir al médico para realizar un buen tratamiento.

La **amigdalectomía** (la extirpación de las anginas) está indicada si se producen 5 o más episodios de faringo-amigdalitis al año, y si los éstos son muy incapacitantes y le impiden llevar una vida normal al enfermo.

La sinusitis

La sinusitis aguda es una infección de los senos paranasales que son unas oquedades que se comunican con el interior de las fosas nasales. Generalmente las sinusitis aparecen como una complicación de un catarro común o de alguna otra infección producida por virus.

La sinusitis se produce porque la tos y los estornudos crean una presión dentro de la nariz que hace entrar a los gérmenes en los senos, donde se multiplican rápidamente. Por ello, la sinusitis aguda es generalmente una complicación de una infección en las vías respiratorias altas y suele ocurrir con más frecuencia en los niños pequeños y durante los meses de invierno. Aunque siempre que hay un catarro se sienten molestias en los senos paranasales, cuando se produce la sinusitis aparece un dolor, frecuentemente muy intenso, junto con fiebre y mucosidad purulenta. También suelen producirse dolores de cabeza intensos y astenia. En los niños, puede haber tos refractaria al tratamiento, inflamación alrededor de las órbitas de los ojos y halitosis.

La sinusitis se produce porque la tos y los estornudos crean una presión dentro de la nariz que hace entrar a los gérmenes en los senos paranasales, donde se multiplican.

La sinusitis puede diagnosticarse por los síntomas, pero a veces el diagnóstico no es muy claro y hay que recurrir a una radiografía de los senos en la que puede verse como están ocupados por líquido inflamatorio y aire. Lo que sí es muy difícil es diagnosticar cuál es el germen que está produciendo la infección porque es complicado extraer una muestra del interior de los senos, pero casi siempre son los mismos microbios, por lo que el tratamiento con antibióticos suele ser muy eficaz. Muchas veces es necesario tratar el dolor con analgésicos y mantener al paciente bien hidratado para que las secreciones de los senos sean lo más fluidas posible. Cuando el tratamiento con fármacos fracasa, generalmente se debe a que hay alteraciones anatómicas que impiden un buen drenaje de las secreciones y entonces no hay más remedio que recurrir, en algunas ocasiones, a realizar una pequeña intervención quirúrgica para restablecer una buena comunicación de los senos con la cavidad nasal y favorecer así la salida de estas secreciones.

Aunque ocurre muy raramente, el verdadero problema de las sinusitis es que la infección puede propagarse, dada su proximidad, al sistema nervioso central, así que lo mejor es tratarlas contundentemente con antibióticos eficaces.

La otitis

- **Otitis externa:**

El conducto auditivo externo tiene una longitud de unos 2,5 cm y se divide en una porción externa cartilaginosa con tejido celular entre la piel y el cartílago, y una porción interna ósea que está cubierta por piel adherida firmemente al hueso. En la parte cartilaginosa, la piel tiene folículos pilosos, glándulas sebáceas y glándulas productoras de cerumen. La otitis externa consiste en una inflamación de las estructuras del oído externo por una infección en la piel del conducto auditivo externo que se extiende a las partes blandas que lo rodean. Las condiciones de humedad, calor y oscuridad del conducto auditivo externo, junto a posibles lesiones por rascado, uso de bastoncillos o la ausencia de cerumen, permiten la proliferación de microorganismos. La infección es más frecuente en verano, y la mayoría de las veces está claramente relacionada con baños en el mar o en piscinas. Aparece con más frecuencia en pacientes con diabetes, inmunosupresión, edad avanzada y con antecedentes de rascado intenso en la zona.

El síntoma fundamental de este tipo de otitis es el dolor, que puede asociarse (o no) a una cierta pérdida de audición y a un aumento de secreciones. Los gérmenes que la producen son sensibles a los antibióticos por lo que, con un tratamiento adecuado, la recuperación puede producirse en una semana. Hay una excepción y es la llamada otitis externa maligna producida por un microbio problemático que se llama *Pseudomonas aeruginosa* y que afecta a pacientes diabéticos, inmunodeprimidos o de edad avanzada. En estos casos, la infección empieza como una otitis corriente pero, tanto el dolor como las secreciones, no ceden con el tratamiento. La infección se generaliza pudiendo afectar a distintos nervios y al hueso, con lo que la situación se complica bastante. En estos casos, es necesario ingresar en el hospital y hacer un tratamiento intenso lo antes posible.

Como estos casos de otitis maligna existen, no debe quitarse importancia a cualquier otitis aunque parezca que es leve, y hay que vigilar muy estrechamente cómo va evolucionando.

• **Otitis media:**
La otitis media es una infección del oído medio que se produce por la llegada de microorganismos al oído procedentes de la faringe a través de la trompa de Eustaquio, que es un conducto que comunica ambas cavidades. En más del 70% de los casos, la aparición de una otitis media está precedida por una infección respiratoria de vías altas y es una de las infecciones más frecuentes en los niños entre los 6 meses y los 3 años. El 62% de los niños tienen una otitis de este tipo durante el primer año, el 75% antes de los 3 años, y el 95% antes de los 5 años. La máxima incidencia de otitis media se produce entre los 6 y 15 meses de edad. El síntoma más importante es el dolor que suele tener una notable intensidad y es tremendamente molesto. El tímpano se abomba y puede llegar a romperse, y entonces se produce la salida de pus a través del oído externo lo que va seguido de una rápida mejoría y desaparición del dolor. En los niños pueden producirse síntomas inespecíficos como fiebre, irritabilidad, dolores de cabeza, apatía, anorexia, vómitos o diarrea. Suele ser difícil obtener muestras que faciliten el diagnóstico del germen que está produciendo la infección pero, por lo general, la infección se puede tratar bien con antibióticos de uso frecuente. Los analgésicos pueden ser necesarios para

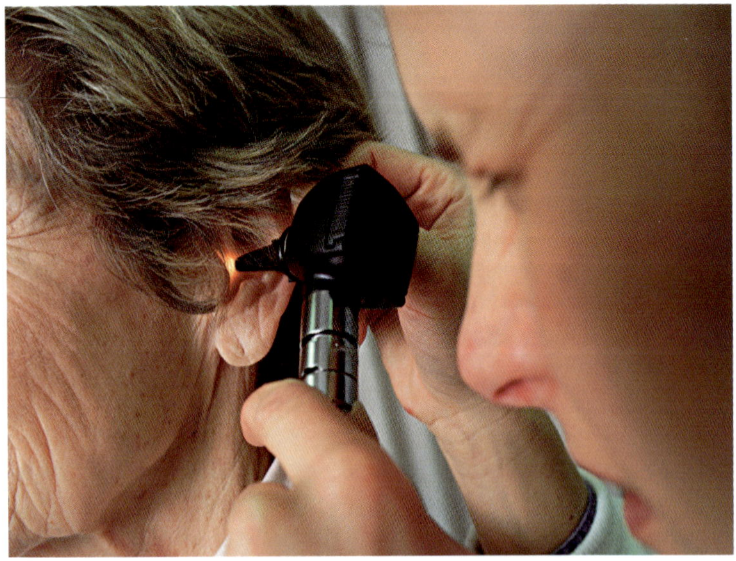

tratar el dolor y, si no son eficaces o el dolor es muy intenso, puede llegarse a hacer una punción del tímpano que facilite la evacuación del líquido purulento con la que el dolor desaparece rápidamente.

La evolución de la otitis media suele ser benigna, con tendencia a la curación espontánea sin tratamiento en el 80% de los casos al tercer día de su evolución. La curación espontánea disminuye al 20-40% de los casos en los niños menores de 2 años. De todas formas, en España se recomienda utilizar antibióticos ya que algunos estudios han demostrado que acortan la duración de los síntomas y aumentan ligeramente la tasa de curaciones.

La lactancia materna mantenida durante un mínimo de 3 a 6 meses disminuye el riesgo de padecer una otitis durante los primeros años de vida.

Entre los factores de riesgo para contraer una otitis media cabe destacar la asistencia a la guardería, los antecedentes familiares de otitis de repetición, el haber recibido tratamiento con antibióticos durante el mes previo, el uso del chupete y el habito tabáquico en el entorno del niño. Por el contrario, la lactancia materna mantenida durante un mínimo de 3 a 6 meses disminuye claramente el riesgo de padecer una otitis durante los primeros años de vida.

Las infecciones en pacientes con EPOC

Las infecciones respiratorias en pacientes que tienen lo que se llama una enfermedad pulmonar obstructiva crónica (EPOC) son muy importantes debido a su elevada prevalencia ya que se estima que en España está afectada un 9% de la población adulta.

La EPOC es una enfermedad que se caracteriza porque existe una limitación al flujo del aire por el árbol respiratorio que generalmente es progresiva y fuente de numerosas complicaciones (entre ellas las infecciones). Muchos pacientes con asma, fumadores o bronquíticos crónicos padecen EPOC. Entre los síntomas más frecuentes que presentan los pacientes con EPOC figuran la tos con expectoración y la disnea (es decir, dificultad para respirar), que se acentúa con el esfuerzo físico.

Los pacientes con EPOC sufren en su evolución agudizaciones periódicas frecuentes de su sintomatología, lo que causa un empeoramiento de la enfermedad, suponen una disminución de su calidad de vida y aumentan la mortalidad. Cada una de las exacerbaciones supone un empeoramiento irreversible del flujo aéreo por el árbol respiratorio y se calcula que en un 10% de los pacientes no se recupera la situación que existía antes del comienzo de la reagudización. La causa más frecuente de estas exacerbaciones periódicas es la aparición de una infección bronquial añadida a su enfermedad de base.

La EPOC (enfermedad pulmonar obstructiva crónica) se caracteriza por una limitación del flujo del aire por el árbol respiratorio, que generalmente es progresiva.

El problema no es sólo que estos pacientes puedan infectarse por gérmenes que provienen del exterior, sino que ellos mismos están colonizados y albergan en sus bronquios una notable población de bacterias que resulta muy difícil de erradicar y que son las que, en un momento dado, se exacerban y producen la reagudización de la sintomatología. Las bacterias que más frecuentemente protagonizan esta colonización se llaman *Haemophilus influenzae*, *Streptococcus pneumoniae* (el neumococo) y *Moraxella catarrhalis*. La misma presencia de estos microorganismos en el árbol bronquial hace que exista una cierta inflamación de las paredes de los bronquios y ello contribuye a aumentar la dificultad con la que circula el aire a través de ellos.

Pero no son solamente las bacterias culpables de estas reagudizaciones, sino que también los virus participan en ellas y, además, producen cuadros clínicos más agudos y más graves que los que causan las bacterias. Los virus son responsables de aproximadamente el 40% de las reagudizaciones. Los hongos son los causantes en muy pocas ocasiones.

En los casos de exacerbaciones, se impone la utilización del tratamiento antibiótico que, bien manejado, suele conducir a la limitación de la exacerbación, aunque muchas veces, como ya se ha citado, no se consiga volver a la situación inicial. En casos graves es necesario recurrir a la utilización de asociaciones de dos antibióticos porque es posible que los gérmenes que la produzcan se hayan hecho resistentes en ocasiones anteriores a los antibióticos utilizados más frecuentemente.

La prevención de estas infecciones es muy complicada y pasa por la prevención de la EPOC. Salvo en los casos de los pacientes que han desarrollado una EPOC como consecuencia de un asma bronquial, la mayor parte de los enfermos con bronquitis crónica son o han sido fumadores habituales (un motivo más por el que merece la pena dejar de fumar, o no empezar a hacerlo nunca).

La bronquitis aguda

La bronquitis es una infección de las vías respiratorias (concretamente de los bronquios) en la que se produce una inflamación de la pared bronquial y un aumento de la producción de moco. El síntoma predominante es la tos, con o sin expectoración. De los pacientes que tienen tos, en el 70% de los casos ésta está producido por una bronquitis, en un 6% la causa es el asma, y en un 5% de los pacientes la tos está producida por una neumonía.

En la mayoría de los casos, un 90%, la bronquitis no está producida por una bacteria, siendo los virus los gérmenes que la causan más frecuentemente. Por ello, no está indicado el uso rutinario de antibióticos en el tratamiento de la bronquitis aguda. Estudios muy recientes han demostrado que el tratamiento sistemático con antibióticos no acorta la duración de la enfermedad ni produce una menor pérdida de horas de trabajo.

La neumonía

La neumonía (a la que antes se conocía con el nombre de pulmonía) consiste en una infección del tejido de los pulmones con respuesta inflamatoria y es, con mucho, la infección respiratoria más grave y la que produce más mortalidad. En este momento en España, es la causa más frecuente de muerte por infección. En los mayores de 65 años la incidencia de neumonía es seis veces mayor que en los más jóvenes. Aunque, en términos generales, el pronóstico de los pacientes con neumonía es bueno, en los mayores provoca una alta mortalidad, y más aún si existe una enfermedad crónica añadida como cirrosis, diabetes, tabaquismo, inmunodeficiencia, tratamientos prolongados con corticoides, alcoholismo, tratamiento con quimioterapia para un cáncer, etc.

Los gérmenes que producen la neumonía suelen llegar al pulmón a través de las vías respiratorias, es decir de la tráquea y de los bronquios, aunque en algunas ocasiones (muchas menos) pueden alcanzar el pulmón a través de la sangre procedentes de otras infecciones que puedan estar presentes en el organismo del paciente. Lo más importante de la neumonía es que la inflamación que produce en los alvéolos de los pulmones dificulta que la sangre pueda extraer el oxígeno que le llega por el aire, y que es un fenómeno que se produce en la pared de estos alvéolos. Como consecuencia, la oxigenación del paciente está alterada y puede conducir a situaciones de extrema gravedad cuando se produce un desequilibrio entre el oxígeno que realmente necesita el paciente y el que puede conseguir en sus pulmones.

La neumonía (antes pulmonía) consiste en una infección del tejido de los pulmones, y es la infección respiratoria más grave y la que produce más mortalidad.

Los síntomas más frecuentes que produce la neumonía son: dificultad respiratoria, fiebre, escalofríos, tos, expectoración y, a veces, un dolor pleural muy característico que se denomina "dolor en punta de costado". Otros síntomas varían de unos pacientes a otros, como astenia, decaimiento, pérdida de apetito, dolores de cabeza y musculares, etc.

Actualmente, las neumonías se clasifican en función del lugar donde se han adquirido. Esta clasificación es importante porque permite sospechar cuál es el germen que la está produciendo y ello facilita instaurar un tratamiento más específico, dirigido y precoz.

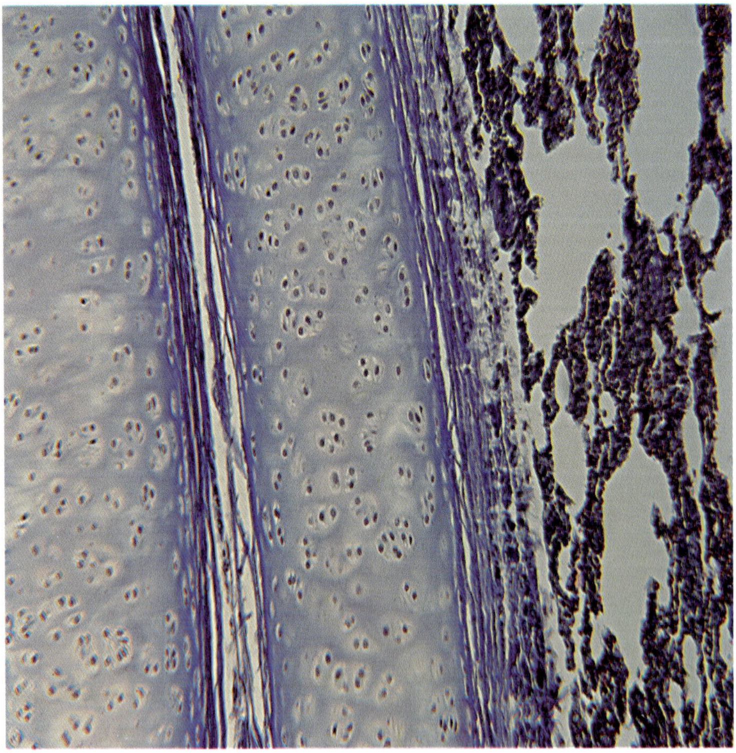

Tejido pulmonar visto al microscopio

Se llama **neumonía adquirida en la comunidad o comunitaria** a la que se contrae fuera de los hospitales por parte de personas no inmunodeprimidas y que no han estado ingresadas en un hospital en los 10 días previos a la aparición de los síntomas. No se incluyen en este concepto las neumonías de pacientes con SIDA o las producidas por *Mycobacterium tuberculosis*, que es como se llama actualmente al bacilo que produce la tuberculosis. El germen que más frecuentemente produce este tipo de neumonías es el neumococo. Los factores de riesgo que predisponen a desarrollar una neumonía adquirida en la comunidad son: edad avanzada, presencia de otra enfermedad como diabetes, EPOC, insuficiencia cardíaca, insuficiencia renal, cáncer, enfermedades hepáticas crónicas, malnutrición, alcoholismo, tratamiento con fármacos inmunosupresores, adicción a drogas que se administran por vía intravenosa y tratamientos inadecuados con antibióticos. Para prevenir la neumonía adquirida en la comunidad es importante que todos los pacientes que tengan alguno de los factores predisponentes que hemos citado se vacunen contra la gripe ya que, muchas veces este tipo de neumonía aparece en un paciente que está pasando un proceso gripal.

Las neumonías se clasifican en función del lugar donde se han adquirido, y esta clasificación permite sospechar cuál es el germen.

La **neumonía nosocomial** es la que se adquiere o se contagia en un hospital. En principio, la neumonía nosocomial es más grave porque suele estar producida por gérmenes más resistentes a la acción de los antibióticos, y además aparece en pacientes que ya tenían otro tipo de enfermedad y por eso estaban ingresados en el hospital. La más frecuente es la neumonía que se produce en enfermos inmunodeprimidos, como es el caso de los pacientes con cáncer que están en tratamiento. También es una neumonía muy grave la que aparece en los enfermos que están ingresados en una unidad de cuidados intensivos, que ya de por sí suelen ser pacientes en situaciones extremas, y en los que frecuentemente se ha realizado una intubación, es decir, se les ha introducido un tubo en la tráquea para que puedan respirar mejor, lo que facilita extraordinariamente el acceso de los gérmenes a los pulmones.

El tratamiento con antibióticos de la neumonía adquirida en la comunidad suele ser muy eficaz, y en la mayor parte de las situaciones ni siquiera llega a ser necesario ingresar al paciente y puede ser tratada sin ningún problema en medio ambulatorio. El tratamiento de la neumonía nosocomial puede presentar grandes dificultades, no sólo por el tipo de gérmenes que la producen sino porque las condiciones del paciente suelen estar comprometidas por otro tipo de enfermedades, por lo que la respuesta inmunitaria suele ser muy escasa. Por todo ello, la neumonía nosocomial debe ser considerada, en principio, como una situación grave y presenta una alta mortalidad (25-50%).

La característica más importante de la neumonía por *Legionella* es que es más grave y llega a producir una mortalidad de hasta el 15%.

Un caso un poco especial es la neumonía producida por un germen que recibe el nombre de *Legionella pneumophila* que produce la **legionelosis** o **neumonía de los legionarios** y que, debido a algunas epidemias, ha alcanzado gran popularidad en los últimos años. La *Legionella* recibe este nombre porque fue detectada en una convención de legionarios americanos donde se produjo un brote de numerosos casos. La característica más importante de la neumonía por *Legionella* es que es más grave y llega a producir una mortalidad de hasta el 15%. Aparece en forma de epidemia y el reservorio no está completamente identificado. Epidemiológicamente se han implicado en la transmisión de la *Legionella* las torres de enfriamiento o los condensadores de evaporación de sistemas de aire acondicionado. El microorganismo se ha encontrado en el agua de las mencionadas torres y condensadores, de los grifos de agua caliente o fría y de las duchas. El microorganismo sobrevive durante meses en el agua del grifo. Se cree que el principal mecanismo de transmisión es el aéreo.

Disponemos de antibióticos suficientemente eficaces como para poder tratar la legionelosis, sin embargo, la mortalidad que produce este tipo de neumonía es más elevada, sobre todo en ancianos o en personas que tienen otra enfermedad añadida (especialmente si se trata de una enfermedad que produce una disminución de las defensas inmunitarias). Dadas estas circunstancias, el tratamiento de la legionelosis debe realizarse lo antes posible y en todo caso con el paciente ingresado en el hospital.

La tos ferina

La tos ferina es una enfermedad endémica con epidemias que pueden aparecer cada 4 años, generalmente durante los meses más fríos. Es una infección típica de niños pequeños y está producida por un germen que se llama *Bordetella pertusis*.

Tras un período de incubación entre 7 y 10 días aparecen síntomas catarrales entre los que el más llamativo es una tos muy persistente, con espasmos, sofocante, muy característica, seguida de un estridor muy típico al hacer la inspiración. Los espasmos suelen aparecer por la noche y pueden provocar vómitos. Durante el ataque de tos, el niño puede presentar enrojecimiento o incluso amoratamiento de la cara con expulsión de moco por la nariz y la boca. También, después de un ataque de tos violento, puede haber hemorragias nasales o en la conjuntiva de los ojos. La duración de la enfermedad es variable y puede extenderse hasta 6-12 semanas, aunque la tos puede persistir durante varios meses.

La tos ferina es una enfermedad endémica con epidemias, típica de niños pequeños, y la transmisión se realiza a través de las secreciones respiratorias del niño.

La tos ferina puede ser muy grave y, de hecho, llega a causar la muerte en el 1,3% de los niños menores de un mes y del 0,3% en el resto del primer año. La transmisión se realiza a través de las secreciones respiratorias del niño y los 2 ó 3 primeros días en los que aparecen los síntomas de catarro suelen ser los más contagiosos.

El tratamiento con antibióticos es eficaz y no parece que los fármacos que se utilizan contra la tos (o antitusígenos) sirvan para mucho. El mejor modo de prevenir esta enfermedad es la vacunación, que se encuentra incluida en el calendario de vacunación sistemático de nuestro país (junto a las vacunas del tétanos y la difteria). La vacuna debe administrarse a los 2, 4 y 6 meses para cubrir mejor los primeros meses de vida que son los de mayor riesgo para contraer esta enfermedad. A los menores de 6 años no vacunados o que hayan recibido menos de 4 dosis se les debe administrar una dosis de recuerdo, salvo que la última dosis la hayan recibido hace menos de 3 años. Cuando aparece un enfermo con tos ferina, deben administrase antibióticos de forma preventiva a los familiares, cuidadores y compañeros de guardería o de colegio, incluso aunque estén vacunados, ya quc la inmunidad que produce la vacuna no es absoluta.

Infecciones del aparato digestivo

Enfermedades diarreicas

La diarrea se define como el aumento de frecuencia, volumen o fluidez de las deposiciones en comparación con las características habituales de cada persona.

En el intestino penetran aproximadamente 8,5 litros al día de líquidos de los que 1,5 litros corresponden al agua que bebemos o al líquido que acompaña a los alimentos y el resto corresponde a la saliva y a las secreciones gástrica y pancreáticas. Por otro lado,la excreción de agua por las heces es normalmente de 150 ml al día lo que indica que en el intestino se absorben unos 8 litros de líquidos cada día. Casi el 90% de esta absorción se produce en el intestino delgado, por lo que cualquier alteración en esta zona puede sobrepasar la capacidad de absorción del intestino grueso que sólo es de 2-3 litros al día.

Las infecciones que afectan al intestino delgado pueden provocar una disminución de la absorción de líquidos, que no puede ser compensada por el intestino grueso, produciéndose entonces una pérdida masiva de líquidos a través de las heces que se manifiesta como una diarrea. La mayor parte de las veces, la diarrea se acompaña de náuseas, vómitos, retortijones, falta de apetito y fiebre. Generalmente, las diarreas están producidas por bacterias y/o por virus que entran en el aparato digestivo, en numerosas ocasiones debido al consumo de alimentos o bebidas que no están bien conservados o que se han contaminado por falta de medidas higiénicas -como sucede con los alimentos que se consumen crudos-. Por eso es muy conveniente tomar todo tipo de precauciones cuando se viaja a países tropicales o en vías de desarrollo en los que el proceso de preparación de los alimentos no está al mismo nivel que en los países occidentales. En estas circunstancias, puede producirse la llamada "diarrea del viajero" que es capaz de amargar un buen número de vacaciones en países exóticos.

La mayoría de los microorganismos, cuando son ingeridos, no llegan a alcanzar el intestino porque son destruidos por la acidez del estómago. Cuando se toman antiácidos, la infección resulta más fácil porque los microorganismos encuentran neutralizada la barrera de penetración que para ellos supone la acidez del estómago. Aparte de ser muy molestas, las diarreas pueden dar lugar a complicaciones muy importantes como la deshidratación o la desnutrición (especialmente peligrosas en niños, en ancianos y en pacientes que ya tienen algún tipo de enfermedad crónica que puede complicarse con la aparición de la diarrea). Por todo ello, es vital mantener una buena hidratación en los pacientes con diarrea y esto se logra mediante la ingesta de abundantes líquidos, como por ejemplo zumos de frutas, que además suelen aportar potasio (un ión que se pierde en gran cantidad a través de las heces diarreicas).

En Europa, la bacteria que produce más cuadros diarreicos es la *Salmonella,* cuyo crecimiento se ve favorecido por las temperaturas elevadas.

Consideradas a escala mundial, las diarreas infecciosas son, después de las enfermedades cardiovasculares, la segunda causa de mortalidad y son la primera causa de mortalidad infantil en los países subdesarrollados. Se estima que cada año fallecen de 4,6 a 6 millones de niños por diarreas en África, Latinoamérica y Asia. Estas muertes se producen, sobre todo, en países en vías de desarrollo o que sufren guerras civiles, y también en los refugiados que carecen de las más elementales condiciones de higiene -como puede ser un acceso asequible al agua potable-. Su incidencia es muy elevada y se calcula que se producen entre 1,5 y 2 episodios diarreicos por persona y año en los países industrializados, y hasta 15-20 episodios por niño y año en los países en vías de desarrollo.

En Europa, la bacteria que produce más frecuentemente cuadros diarreicos es la *Salmonella* cuyo crecimiento se ve favorecido por las temperaturas elevadas, por lo que es más peligrosa en verano. El problema más significativo que presentan las *salmonellas* es que están presentes en reservorios muy variados y, a partir de ellos, pueden producir cuadros infecciosos agudos (a veces de carácter bastante grave). Hay portadores humanos de *salmonellas* que llevan la bacteria pero no tienen síntomas. Se calcula que 1 de cada 5 pacientes que han padecido una salmonelosis, o sea tras una infección por *salmonellas*, continúa eliminando la bacteria a través de las heces durante varias semanas después de la curación, y un 5% se convierten en eliminadores permanentes de la bacteria. Es importante la posible presencia de estos portadores en los trabajadores de la industria de la alimentación o en los que, por cualquier causa, estén frecuentemente en contacto con los alimentos ya que pueden contaminarlos y transmitir la enfermedad.

En general, el tratamiento con antibióticos de las diarreas es muy eficaz y se consigue la curación en la mayor parte de los casos y en pocos días (siempre que se haya mantenido al paciente suficientemente hidratado). Un caso muy especial son las diarreas que aparecen cuando un paciente ha recibido o está recibiendo un tratamiento, preferentemente por vía oral con antibióticos, y que se denominan diarreas asociadas al uso de antibióticos. La mayoría de las veces, estas diarreas se deben a que los antibióticos producen una alteración ecológica del medio intestinal. En el interior de nuestro intestino viven una enorme cantidad de microorganismos que nos son útiles a través de las numerosas funciones que realizan. Sin embargo los antibióticos no distinguen entre microorganismos útiles o perjudiciales y se los cargan a todos alterando el equilibrio ecológico habitual del intestino. Esta alteración se manifiesta mediante modificaciones en la absorción de líquidos por la pared intestinal, lo que termina produciendo diarreas (a veces, de carácter grave).

En otras ocasiones,la alteración ecológica da lugar al crecimiento intestinal de bacterias que habitualmente no tienen un gran papel pero que, cuando alcanzan un determinado número o población, se ponen a producir una toxina muy peligrosa que a su vez da lugar también a una diarrea. El germen que más habitualmente funciona de esta manera es uno que se llama *Clostridium difficile*, que además de difícil es muy peligroso.

La aparición de las diarreas asociadas al uso de antibióticos es un motivo más para no tomar este tipo de fármacos de manera descontrolada, sino para hacerlo únicamente cuando estén indicados y hayan sido prescritos por el médico.

Algunas enfermedades que cursan con diarrea merecen una consideración especial (como es el caso de la fiebre tifoidea y el cólera).

La fiebre tifoidea

La fiebre tifoidea es una infección gastrointestinal aguda y grave producida por una bacteria que se llama *Salmonella typhi* y es muy contagiosa, por lo que es obligatorio declarar su aparición a las autoridades sanitarias para que se tomen las medidas oportunas que impidan su propagación. La *Salmonella typhi* penetra en el intestino humano por medio de los alimentos o el agua contaminados, atraviesa la mucosa (que es la capa de tejido que recubre al intestino por su parte interior) y se multiplica dentro de las células de tejido linfático que hay en la pared del intestino. A partir de la linfa, puede distribuirse por todo el organismo produciendo una bacteriemia.

Clínicamente el paciente suele presentar fiebre alta, dolor de cabeza, diarrea y dolor abdominal. El período de incubación es de unas 2 semanas, y al principio las manifestaciones clínicas puede confundirse con una gripe, pero el hecho de que el dolor de cabeza sea muy intenso y que el enfermo tenga una cierta apatía y obnubilación hace sospechar que la cosa puede ser más seria de lo que parece. Las complicaciones más frecuentes que puede producir es la recaída nuevamente en la enfermedad cuando parece que ya se había curado, la perforación intestinal y la hemorragia digestiva. Estás últimas son dos complicaciones muy graves, por lo que conviene tratar la infección lo antes posible y con contundencia. Si no se tratara la enfermedad, moriría 1 de cada 4 pacientes que padecieran esta infección.

La fiebre tifoidea se transmite por vía fecal-oral, y así los portadores contaminan con sus heces los alimentos y el agua.

Como es una enfermedad grave, es muy importante prevenir el contagio. La fiebre tifoidea se transmite por vía fecal-oral (es decir, que los portadores contaminan con sus heces los alimentos y el agua). La prevención requiere el control de los portadores, y también contar con agua potable debidamente descontaminada, evitar riegos de hortalizas y verduras con aguas fecales no tratadas y una adecuada higiene en la manipulación de los alimentos (evitando consumir verduras y hortalizas frescas no lavadas con agua suficientemente clorada).

Los enfermos con fiebre tifoidea eliminan una gran cantidad de *Salmonellas* a través de las heces y la orina y son altamente contagiosos, por lo que las personas que están a su cuidado deben tomar precauciones, sobre todo los primeros días de la enfermedad para impedir la diseminación de las bacterias. Los enfermos con fiebre tifoidea deben someterse a medidas de aislamiento para impedir la diseminación de la enfermedad. Se debe hacer una desinfección de las heces y la orina mediante la adicción de lejía, lavado cuidadoso de las manos después de defecar y lavado de las manos del personal sanitario después de manejar al paciente o sus ropas y objetos personales. También hay que desinfectar los platos y cubiertos y emplear -siempre que se pueda- material desechable.

Existen vacunas para la fiebre tifoidea pero sólo están recomendadas para personas que viajan a zonas endémicas o que van a vivir durante algún tiempo en condiciones de higiene deficientes.

Actualmente disponemos de antibióticos muy eficaces para el tratamiento de la fiebre tifoidea, por lo que cuando se realiza un tratamiento correcto es muy difícil que aparezcan complicaciones. De todas maneras siempre es más importante prevenir que curar.

El cólera

El cólera es una enfermedad diarreica de especial importancia por las epidemias a que ha dado lugar y que han marcado la historia de algunas generaciones. Hacia 1820 el *Vibrio cholerae*, que es el microbio que la produce, desbordó su foco habitual (que se sitúa en la India en las riberas del río Ganges) y llegó a París. En nuestro continente se conoció con el nombre de *Cholera morbo asiático* para diferenciarlo de otros procesos diarreicos propios a los que se denominaban *Cholera nostras*. La epidemia fue terrible y morían tantas personas que faltaban cajas de madera para enterrar los cadáveres, por lo que hubo que emplear sacos para llevarlos y nació así la macabra figura del "hombre del saco" que transportaba al hombro a los muertos. Poco a poco, se fueron sucediendo diversas epidemias que partían de la India y lograban dar la vuelta al mundo. Todavía España, en los años 70 del pasado siglo, se vio afectada como otros países europeos.

El reservorio del cólera es el hombre, y la transmisión ocurre normalmente por la ingestión de agua contaminada por los vómitos o las heces de los pacientes que padecen la enfermedad, o de portadores que no tienen síntomas. También se puede adquirir a través de alimentos contaminados por haber sido lavados con aguas sucias. La propagación de una persona a otra por contacto directo es poco frecuente. El período de incubación va de unas horas a 5 días, pero por lo general es de 2-3 días. El período de transmisibilidad dura mientras el microbio esté presente en las deposiciones de los pacientes, lo que suele ocurrir hasta unos cuantos días después de haberse restablecido la normalidad.

La propagación del cólera de una persona a otra por contacto directo es poco frecuente.

Los antibióticos que tenemos en la actualidad pueden ser manejados eficazmente contra el cólera y, si se diagnostica bien, no suele haber problemas para curarla con rapidez.

De todas formas el mal continúa existiendo y en cualquier momento podemos vernos afectados por un nueva epidemia, por lo que merece la pena destacar que se manifiesta como una diarrea acuosa, muy constante y que no se acompaña de fiebre.

En todo caso, el cólera debe considerarse actualmente como una enfermedad del viajero por lo que se trata también en el apartado correspondiente.

Las úlceras de estómago y el *Helicobacter pylori*

El caso del *Helicobacter pylori* es muy curioso porque se trata de una bacteria que se encuentra en el estómago y que normalmente no produce ningún síntoma de enfermedad ni nada que moleste al paciente, pero se ha demostrado que su presencia juega un papel fundamental en la producción de gastritis, úlceras de estómago y, posiblemente, en el desarrollo del cáncer de estómago. Precisamente, el premio Nobel de Medicina del año 2005 ha sido concedido a los médicos que descubrieron el papel que esta bacteria tenía en el desarrollo de las úlceras de estómago. Por lo tanto, y aunque no produzca molestias, hay que eliminarlo porque si no se hace así, en los enfermos que por ejemplo tienen úlcera gástrica, resulta mucho más difícil tratarlos y tienen una gran tendencia a tener recidivas cuando parecía que ya se habían curado. La presencia de este germen también tiene un papel importante en las lesiones que los fármacos antiinflamatorios (aspirina, ibu-

El *Helicobacter pylori* es una bacteria cuya presencia juega un papel en la producción de gastritis, úlceras de estómago y en el desarrollo del cáncer de estómago.

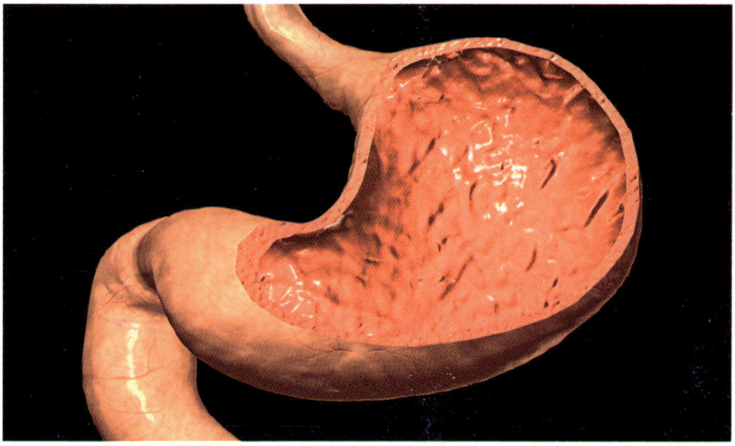

profeno, piroxicam, etc.) pueden producir en el estómago y se ha demostrado que los pacientes que tienen *Helicobacter* son más susceptibles a padecer este tipo de lesiones y no se adaptan bien a la administración de este tipo de fármacos.

Actualmente, se puede diagnosticar muy fácilmente qué pacientes tienen *Helicobacter* mediante un simple test de respiración y también se puede eliminar sin grandes dificultades mediante el uso adecuado de unos antibióticos concretos por lo que resulta extraordinariamente rentable, desde todos los puntos de vista, "quitárselo de en medio".

En los países desarrollados, la transmisión del germen se realiza de persona a persona -sobre todo en el ámbito familiar-.

La hepatitis

La hepatitis es una infección del hígado que cursa con inflamación del tejido hepático, causada en su mayoría por distintos tipos de virus, cada uno de los cuales produce una clase de hepatitis diferente (por lo que más bien habría que hablar de las hepatitis en plural).

Los virus que producen las hepatitis reciben el nombre de virus: A, B, C, D, E y G, aunque también pueden producirla otros virus que se llaman citomegalovirus y virus de Epstein-Barr.

La mayor parte de las hepatitis cursan de forma aguda, es decir, durante 1 a 3 meses y evolucionan hacia la curación. Los dos mayores peligros que tienen las hepatitis son que aparezcan como enfermedades muy agudas y muy agresivas con mucha gravedad (y poniendo en serio peligro la vida del paciente, lo que no es muy frecuente pero pasa), o que su evolución sea menos grave, pero se cronifique. Las lesiones a que da lugar una hepatitis crónica en el hígado son importantes porque la inflamación que producen en el tejido normal hepático va siendo sustituida paulatinamente por tejido fibrótico. Es decir, sucede lo mismo que con cualquier inflamación, por ejemplo una herida en la que una vez pasada la fase aguda aparece una cicatriz dura y fibrosa. El problema es que en el hígado, el tejido normal que tiene muchísimas funciones y muy importantes, va siendo sustituido lenta -pero inexorablemente- por tejido que no funciona, hasta que llega un momento en el que la cantidad de tejido funcionante es insuficiente para las necesidades del organismo y se produce una insuficiencia hepática que siempre tiene un pronóstico más bien malo. Otra posibilidad es que el tejido fibroso que se ha formado degenere y se transforme en un cáncer (con lo que las consecuencias son también malas).

En definitiva conviene evitar las hepatitis y, si aparecen debe llevarse el tratamiento con mucho cuidado (y, la verdad, no disponemos de tratamientos muy eficaces para paliar la evolución de una hepatitis crónica).

El virus que produce la **hepatitis A** se transmite sobre todo por contagio oral-fecal. Durante el período de incubación, el virus se elimina por las heces, cosa que deja de ocurrir cuando aparece la sintomatología. Esto resulta un problema, porque cuando se diagnostica la enfermedad y se pueden poner en marcha las medidas para evitar el contagio, ya no tienen sentido. El contagio se produce a través de los alimentos o el agua contaminados, y pueden surgir pequeñas epidemias sobre todo en países no desarrollados y con un deficiente sistema de depuración de residuos o de higiene alimentaria. En nuestro medio la mayoría de los contagios se producen de persona a persona.

Los peligros que tienen las hepatitis son que aparezcan como enfermedades muy agudas y muy agresivas, o que su evolución sea menos grave pero se cronifiquen.

Muchas veces la hepatitis A se presenta de una forma tan benigna que ni siquiera produce síntomas, y entonces los médicos decimos que ha sido una “hepatitis subclínica”. El diagnóstico se suele hacer porque el paciente pierde el apetito, tiene un ligero malestar general, la orina de color oscuro, a veces heces de color pálido, y los análisis demuestran que hay una alteración de la función hepática

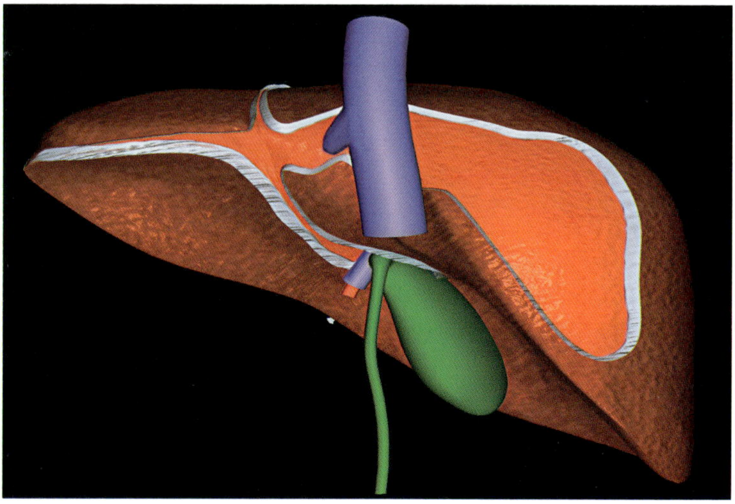

o un daño del tejido del hígado. Algunas veces, ni aparece ictericia, que puede ser un síntoma que ayuda a hacer un diagnóstico de aproximación. La ictericia se detecta sobre todo en los ojos, donde puede verse un color amarillento más o menos intenso. No hay ningún tratamiento específico que sea eficaz frente a la hepatitis A, por lo que el tratamiento se dirigirá a tratar los síntomas y evitar las molestias del paciente. La hepatitis A no evoluciona hacia la cronicidad y, por lo tanto, es mucho menos peligrosa que la hepatitis B.

Cuando la hepatitis A se presenta de forma benigna y ni siquiera produce síntomas, entonces decimos que ha sido una hepatitis subclínica.

La **hepatitis B** es una enfermedad de distribución universal y se calcula que aproximadamente el 5% de la población mundial está infectada crónicamente por el virus B (lo que no quiere decir que todos los infectados desarrollen la enfermedad).

El virus se transmite fundamentalmente por tres vías: parenteral (transfusiones de sangre), materno-fetal (de la madre al niño recién nacido) y sexual. Por esto último, también citamos esta infección en el apartado de enfermedades de transmisión sexual.

Una vez producido el contagio, el período de incubación puede ser de unos 3 meses y en el 90% de los casos evolucionan hacia la curación. Un 1% de los casos pueden sufrir una evolución fulminante en muy pocos días (y muchas veces mortal) por una insuficiencia hepática aguda que produce un fracaso total en todas las funciones del hígado (muchas de las cuales son absolutamente vitales). Alrededor del 7% de los casos evolucionan hacia la cronicidad con una duración de más de 6 meses de afectación, y es en estos casos donde puede suceder lo que referíamos anteriormente en relación con la evolución crónica de las hepatitis.

La hepatitis B es, por lo tanto, una enfermedad grave para la que no disponemos de tratamientos completamente eficaces por lo que lo mejor que se puede hacer es tomar todas las medidas posibles de prevención (entre ellas la vacunación, sobre todo en poblaciones que tienen una conducta de riesgo de contraer la enfermedad).

La **hepatitis por virus C** es la principal causa de las hepatitis que se producen después de haber recibido una transfusión de sangre. En los últimos años ha disminuido su incidencia desde que los bancos de sangre adoptaran medidas de detección de este virus. Actualmente, la principal vía de transmisión está en los drogadictos que se inyectan drogas por vía intravenosa, muchas veces con agujas compartidas, sin tener mucho cuidado con las medidas de desinfección que hay que poner en marcha cuando se hacen este tipo de inyecciones. El contacto sexual es también una posible vía de transmisión pero, de todas maneras, mucho menos importante que en el caso de la hepatitis por virus B. Los síntomas son muy parecidos a lo que sucede con la hepatitis A y se calcula que solamente 1 de cada 4 pacientes tiene ictericia. El problema más importante de la hepatitis C es que un 90% de los pacientes evoluciona a la cronicidad, y de estos el 50% desarrolla una cirrosis, de los que a su vez un 3% cada año se transforma en cáncer. Es decir, al cabo de 10 años 1 de cada 3 pacientes de los que evolucionan hacia la cirrosis tiene un cáncer de hígado. Ya se sabe que el pronóstico del cáncer es muy malo, pero la cirrosis es también una enfermedad grave que puede producir la muerte del paciente por insuficiencia hepática.

La hepatitis B es una enfermedad grave para la que no disponemos de tratamientos eficaces.

Infecciones del sistema nervioso

Las infecciones del sistema nervioso central, SNC (cerebro y médula espinal) tienen una importancia muy especial, puesto que afectan a un órgano vital que regula una enorme cantidad de funciones del organismo, y que desempeña un papel fundamental en nuestra vida en relación con las demás personas y con el medio en que vivimos. Es por todo ello por lo que las infecciones del SNC tienen, en principio, un carácter de gravedad que no tendrían si afectaran a cualquier otro órgano.

En el SNC pueden producir infecciones la práctica totalidad de los gérmenes que conocemos, es decir, puede ser invadido por bacterias, hongos, virus o parásitos. El problema para diagnosticar correctamente estas infecciones es que un mismo agente puede producir manifestaciones de enfermedad distintas y al revés, es decir que enfermedades que se expresan de forma distinta pueden estar producidas por el mismo germen. Por si esto fuera poco complicado encima hay enfermedades que no son infecciosas que presentan la misma sintomatología como si lo fueran. Todo esto es un verdadero problema porque para tratar bien una infección es importantísimo saber qué germen es el que la está produciendo y, en este caso, la sintomatología no ayuda mucho. Por otro lado, si siempre es bueno tratar las enfermedades infecciosas lo antes posible con el antibiótico más adecuado, en el caso del SNC la rapidez de instauración del tratamiento puede ser vital para evitar daños irreparables debido a la importancia del órgano afectado.

Las manifestaciones clínicas, o sea el conjunto de síntomas que presentan las infecciones del SNC, dependen del germen que las produce, la edad del paciente, la duración de la enfermedad y el estado previo de salud del enfermo.

En general, se presentan con una fiebre aguda o subaguda (es decir, de aparición relativamente brusca), dolores de cabeza frecuentemente muy fuertes, náuseas, vómitos, rigidez de nuca y alteración de la conciencia o de las funciones mentales. El conjunto de estas manifestaciones se llama síndrome meningeo porque en realidad se produce por irritación de las meninges (que son las membranas que envuelven y protegen al cerebro).

El hecho de que el sistema nervioso central esté contenido dentro de una cavidad rígida como es el cráneo presta un carácter especial a la evolución de las enfermedades infecciosas que afectan al cerebro. Como ya hemos visto, una respuesta inespecífica de defensa frente a las infecciones es la producción de una inflamación, y la inflamación siempre implica un aumento del volumen del órgano afectado porque aumenta la cantidad de sangre que llega a él, y porque se produce un edema (sale líquido desde dentro de los vasos sanguíneos y se infiltra en el órgano). Cuando el aumento de tamaño se produce en una cavidad con capacidad de albergar un mayor volumen de contenido o de dilatarse (como puede ser el abdomen), la inflamación no supone ningún conflicto de espacio porque hay suficiente cavidad y si no se dilata. Pero con el cerebro no sucede esto, no hay ninguna posibilidad de que el cráneo se dilate, y además el cerebro llena todo el contenido del cráneo por lo que no queda margen alguno para su dilatación. Por todo ello, cuando un proceso infeccioso afecta al cerebro se produce inflamación, aumento de contenido y un conflicto de espacio que se traduce por un aumento de la presión dentro del cráneo. Es lo que llamamos hipertensión intracraneal. Este aumento de la presión es muy malo para las células del cerebro que pueden ser dañadas seriamente, e incluso morir, lo que tiene graves repercusiones para el paciente. También puede suceder que el aumento de presión haga que parte del cerebro sea empujado a salir del cráneo por algún sitio, como por ejemplo el conducto que comunica el cerebro con la médula espinal. Esto no es una solución porque en los conductos estrechos, la parte del cerebro que se ha metido en ellos puede estrangularse y destruirse centros cerebrales que son absolutamente vitales.

Las infecciones del sistema nervioso central (SNC) deben ser tratadas con rapidez para evitar daños irreparables debido a la importancia del órgano afectado.

Todo este mecanismo permite insistir en que es necesario tratar las infecciones del sistema nervioso central lo antes posible, incluso antes de que empiece a establecerse la respuesta inflamatoria. Si no se hace así, las repercusiones pueden ser muy graves.

La meningitis

Es una infección que produce una inflamación difusa de las meninges y, por lo tanto, da lugar a un síndrome meníngeo. Es siempre una urgencia médica ya que requiere un diagnóstico rápido y un inicio del tratamiento lo más precoz posible, porque presenta una alta tasa de mortalidad que puede acercarse al 10%. Los gérmenes que producen meningitis pueden llegar al sistema nervioso central por distintos caminos. Algunos lo hacen de forma directa (como sucede cuando hay un traumatismo craneal con herida abierta), otros lo hacen por contigüidad a partir de un proceso infeccioso localizado cerca del cerebro (sinusitis, otitis) y otros llegan a través de la sangre procedentes de otras infecciones que esté padeciendo el paciente, o de microbios presentes en el organismo que no estén produciendo ninguna enfermedad en ese momento (éste último es el camino más frecuente).

Debe considerarse la posibilidad de que un paciente tenga meningitis siempre que se presenten los siguientes signos o síntomas: fiebre, dolor de cabeza, irritabilidad, confusión mental, vómitos y rigidez de los músculos de la nuca. En los recién nacidos, lactantes y ancianos, la aparición de estos síntomas puede no ser tan clara como en adultos.

Para realizar el diagnóstico de una meningitis es muy importante estudiar el líquido cefalorraquídeo que es una sustancia que baña todo el sistema central y que se puede obtener mediante una punción lumbar. Este tipo de punciones se realiza introduciendo una aguja larga entre dos vértebras lumbares y accediendo así a la médula espinal desde donde se puede aspirar el líquido.

Es importante conocer qué germen es el que está produciendo la meningitis, ya que éste orientará el tipo de tratamiento que hay que utilizar. Los antecedentes del paciente, la forma en que se presentan los síntomas, la presencia de otros casos y el estudio del líquido cefalorraquídeo orientan al médico hacia qué tipo de microorganismo es el que está produciendo la enfermedad. En todo caso las bacterias que aparecen más frecuentemente son el neumococo (*Streptococcus pneumoniae*) y el meningococo (*Neisseria meningitidis*). También son importantes las meningitis producidas por virus. El tratamiento con los antibióticos adecuados es bastante eficaz, sobre todo si se empieza pronto, lo que ha permitido reducir la tasa de mortalidad (que hace 25 años alcanzaba el 25%).

Para realizar el diagnóstico es importante estudiar el líquido cefalorraquídeo, una sustancia que baña todo el sistema central y que se obtiene mediante una punción lumbar.

Como se trata de una enfermedad, en principio grave, es muy importante prevenir su aparición; para ello disponemos de dos posibilidades, la quimioprofilaxis y la vacunación.

La **quimioprofilaxis** se realiza administrando los antibióticos que ya están indicados para ello a las personas

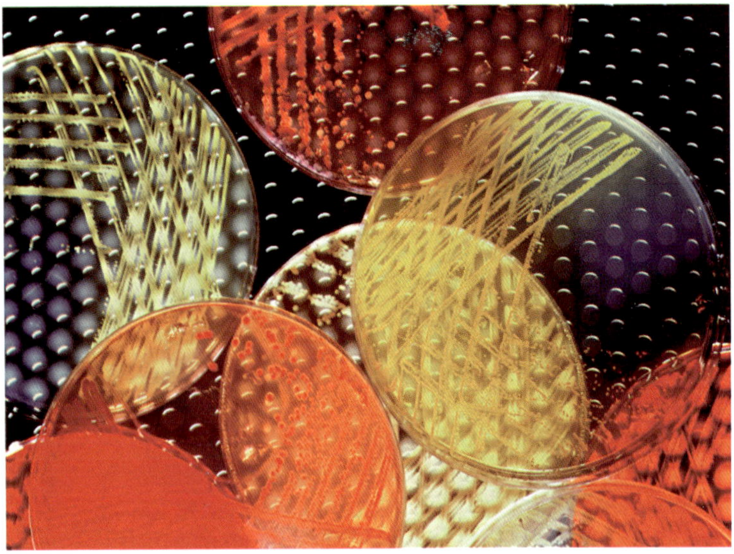

Cultivos de bacterias

que hayan tenido un contacto directo con el paciente, como son los familiares, compañeros de trabajo, compañeros de colegio o guarderías.

Las **vacunas** tienen el inconveniente de ser demasiado específicas, es decir, que habría que utilizar vacunas para cada uno de los gérmenes que pueden producir una meningitis, pero en todo caso disponemos de vacunas eficaces frente a neumococos y meningococos, aunque no para todos los tipos de gérmenes que pertenecen a estas dos especies. En todo caso, conviene vacunar a la población de riesgo porque con ello se ha conseguido disminuir de forma impresionante la incidencia de meningitis en nuestro país.

La quimioprofilaxis y la vacunación son las dos posibilidades para prevenir la aparición de la meningitis.

Algunos fármacos pueden producir un síndrome meníngeo que se le llama meningitis aséptica (porque no está originada por microbios). Algunos de estos fármacos son: cotrimoxazol, azatioprina, ibuprofeno, tolmetin, naproxeno y sulindac. Si el paciente que presenta un síndrome meníngeo está tomando cualquiera de estos fármacos, conviene ponerlo en conocimiento del médico que le atienda.

El absceso cerebral

El absceso cerebral es un proceso supurado del parénquima cerebral. Los gérmenes que producen un absceso cerebral llegan desde algún otro foco infeccioso hasta el cerebro, y es importante tratar de averiguar su procedencia para realizar un tratamiento correcto. En la mayoría de los pacientes la procedencia es de un foco infeccioso contiguo al sistema nervioso central -como puede ser una sinusitis o una otitis-. Las infecciones dentales pueden causar un absceso cerebral menos frecuentemente pero, en todo caso, conviene tenerlas presentes. En algunos casos, los gérmenes pueden proceder de infecciones en la cara, en el cuero cabelludo o en los pulmones (absceso de pulmón, fibrosis quística). En los niños, una causa frecuente de absceso cerebral pueden ser las enfermedades cardíacas congénitas.

La evolución de un paciente con un absceso cerebral puede ser muy variada, y va desde los que presentan pocos síntomas y que se desarrollan lentamente hasta los que evolucionan de una forma fulminante. En el 75% de los pacientes aparecen 3 síntomas típicos: el dolor de cabeza, la fiebre y la alteración de las funciones neurológicas

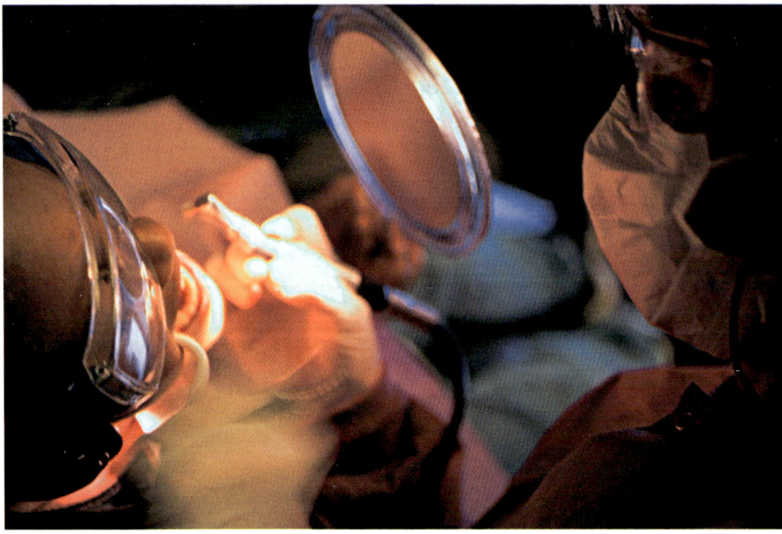

correspondientes al sitio donde esté localizado el absceso. A estas últimas se les llama lesiones focales porque corresponden al foco de la infección. Como el absceso produce una inflamación, él mismo supone un aumento de tamaño y el cráneo es una cavidad rígida, se produce un aumento de la presión dentro de la cabeza. Es lo que se llama una hipertensión intracraneal, una de cuyas manifestaciones, también típicas, son los vómitos. En la mitad de los pacientes se producen convulsiones.

Generalmente el diagnóstico del absceso cerebral se realiza mediante un TAC (Tomografía Axial Computarizada) y la mayor parte de las veces el tratamiento es un combinado de fármacos y cirugía.

La rabia

La rabia está producida por un virus que tiene gran tendencia a atacar al sistema nervioso. Los animales rabiosos transmiten la infección al morder a otros animales o al hombre. La rabia también puede adquirirse cuando una superficie mucosa o una herida se ponen en contacto con saliva infectada. En todo el mundo son los perros rabiosos los que continúan presentando un mayor problema para el hombre, aunque también puede transmitirse por la mordedura de animales no domésticos como murciélagos, mofetas, zorros, etc. Desde la puerta de entrada, el virus se desplaza, a través de los nervios, hasta la médula espinal y el cerebro donde se multiplica. Posteriormente, y siguiendo los nervios que salen del cerebro, llega a las glándulas salivares y a la saliva.

En el hombre, el período de incubación oscila entre 10 días y más de 1 año, aunque lo más frecuente es que dure entre 30 y 50 días. La enfermedad suele empezar a manifestarse por un corto período de depresión mental, inquietud, malestar y fiebre. La inquietud va aumentando hasta convertirse en una excitación incontrolable, con salivación excesiva y espasmos muy dolorosos de los músculos de la faringe y laringe que se desencadenan fácilmente (por ejemplo, al intentar beber agua). Como resultado, el enfermo no puede beber a pesar de tener mucha sed. Por esto también se llama a la enfermedad hidrofobia, que es un término griego que quiere decir odio al agua. En un período de 3 a 10 días puede producirse la muerte por asfixia, extenuación o parálisis generalizada.

Cuando se ha producido una mordedura por un animal sospechoso, hay que hacer una limpieza a fondo de la herida empleando antisépticos y hacer una inmunización tanto activa -mediante la administración de inmunoglobulina antirrabia- como pasiva -mediante la vacunación-.

Dado el carácter grave de la enfermedad, se recomienda la vacunación a todas las personas que pueden tener riesgo de contacto con animales rabiosos como veterinarios, personal de control de animales, etc.

Las enfermedades producidas por priones: el mal de las vacas locas

Los priones son moléculas de proteínas, sin ácidos nucleicos, que pueden propagarse de unas células a otras modificando sus funciones. Es decir que, estructuralmente, son

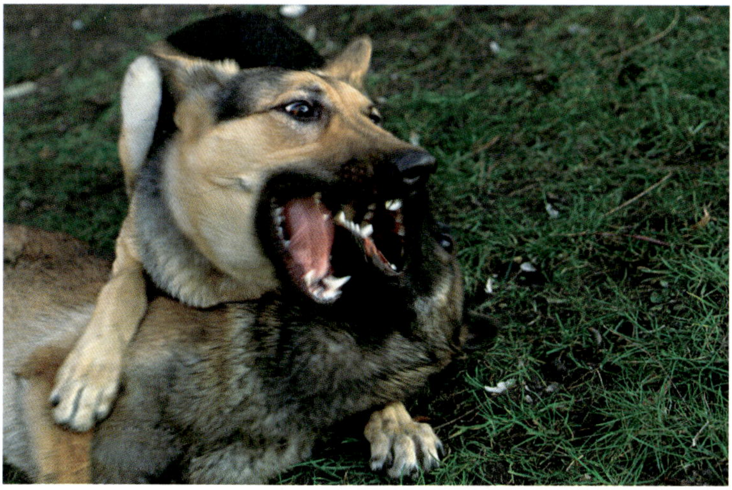

mucho más simples que los virus, y decir que no tienen ácidos nucleicos es como decir que están entre la frontera de las moléculas inanimadas y los seres vivos (como pueden ser los virus).

En realidad no se sabía mucho sobre los priones pero la aparición, hace unos años, de lo que se ha llamado la *enfermedad de las vacas locas* que en el hombre recibe el nombre de **enfermedad de Creutzfeldt-Jakob (ECJ)** ha estimulado la investigación sobre estos agentes, aunque todavía hay muchas incógnitas sobre ellos.

La ECJ es una enfermedad muy poco frecuente. En todo el mundo la incidencia puede ser de 1 caso por millón de habitantes, cifra que en los países desarrollados se reduce muchísimo.

No está nada claro cómo se transmiten los priones, y hasta hace poco tiempo se pensaba que afectaban solamente a una determinada especie y no podían saltar de una especie a otra. Sin embargo, parece demostrado que el alimentar al ganado vacuno con harinas fabricadas con despojos de otras especies como ovejas, ha permitido que los priones afecten a las vacas, y que posteriormente hayan podido pasar a la especie humana por el consumo de carne. También parece demostrado que el comer vísceras (sobre todo sesos) de animales infectados puede favorecer en cierta forma su paso a la especie humana. De todas formas, todavía hay muchas incógnitas sobre este proceso de transmisión, por lo que resulta imposible establecer unas reglas claras sobre cómo evitarlo.

Los perros rabiosos son el mayor problema para el hombre, aunque puede transmitirse por la mordedura de animales como murciélagos, mofetas o zorros.

En el hombre los priones pueden producir una *encefalitis espongiforme*, llamada así porque, cuando se observa al microscopio, el cerebro de los pacientes que han muerto por esta enfermedad presenta una estructura completamente alterada, y un aspecto como si fuera una esponja.

La enfermedad se caracteriza porque los priones se acumulan en el tejido cerebral y se va produciendo un deterioro progresivo de las funciones cerebrales, con una demencia que suele terminar con la vida del paciente. La enfermedad no es contagiosa para las personas que conviven con el paciente, y únicamente se han descrito algunos casos de contagio a través de la manipulación del líquido cefalorraquídeo del paciente (que se extrae por punción lumbar para estudiar el diagnóstico). También hay factores genéticos que pueden favorecer tanto la aparición como el desarrollo de la enfermedad.

No existe ningún tratamiento eficaz para esta enfermedad, por lo que es imprescindible hacer una buena profilaxis. Las medidas de prevención más adecuadas residen en detectar la enfermedad en los animales e impedir que la carne y vísceras de las especies enfermas puedan llegar a la cadena de consumo humano. Las medidas preventivas que se establecieron hace pocos años en los países occidentales han sido bastante eficaces, y los casos que se han producido en España han sido muy escasos. A pesar de su rara frecuencia, es una enfermedad que conviene tener presente porque su gravedad y la falta de tratamiento la hacen especialmente peligrosa.

Las medidas de prevención consisten en detectar la enfermedad en los animales e impedir que la carne y vísceras de las especies enfermas puedan llegar a la cadena de consumo humano.

Infecciones del tracto genitourinario

El aparato urinario es estéril, es decir, normalmente no contiene gérmenes, salvo en el tercio final de la uretra donde la existencia de bacterias es habitual. Las infecciones del tracto urinario se producen cuando hay bacterias en la orina. Son una de las enfermedades infecciosas más frecuentes, ocupando el segundo lugar después de las infecciones respiratorias.

Son frecuentes en la infancia en la edad preescolar, y en la escolar para las niñas. En el adulto son relativamente escasas en el varón, pero muy frecuentes en las mujeres (sobre todo en las sexualmente activas o en las embarazadas). En el varón aumenta su incidencia a partir de los 50-60 años debido a las obstrucciones producidas por las enfermedades que afectan a la próstata. También son muy frecuentes en los pacientes que necesitan ser sondados porque tienen problemas para llevar a cabo una micción normal.

La mayoría de estas infecciones se producen por el ascenso de microorganismos procedentes de la uretra que puede contaminarse por su proximidad al área perianal. El hecho de que la uretra sea más corta en el sexo femenino justifica en gran parte la mayor frecuencia con que se presentan este tipo de infecciones en las mujeres.

El organismo humano se defiende del ascenso de estas bacterias por el sistema urinario mediante la emisión de orina que arrastra a los gérmenes y no les deja fijarse a las células que tapizan el interior del sistema urinario. Debido a ello, cuando existe un problema en el flujo normal de la orina, aumenta claramente la posibilidad de padecer una infección de este tipo. Otro mecanismo de defensa es la acidez de la orina, que crea un medio poco propicio para que se desarrollen en él las bacterias. En el varón el líquido que segrega la próstata impide el crecimiento y supervivencia de los microorganismos que accedan a la uretra. También el sistema inmunológico, mediante la producción de anticuerpos antiadherencia y la puesta en marcha de la fagocitosis, contribuye a la defensa del organismo. Sin embargo, los anticuerpos que se producen frente a este tipo de infecciones no son demasiado eficaces aunque se mantienen presentes hasta 20 semanas después de la aparición de la infección.

La mayoría de las infecciones se producen por el ascenso de microorganismos procedentes de la uretra que puede contaminarse por su proximidad al área perianal.

Las infecciones urinarias están generalmente producidas por bacterias que se adhieren al epitelio, es decir, a la capa que tapiza el interior de las vías urinarias, mediante filamentos o fimbrias. Las fimbrias del *E. coli*, que es la bacteria que produce con más frecuencia infecciones urinarias, produce sustancias que destruyen a los hematíes y a los tejidos que están próximos al lugar donde se ha fijado.

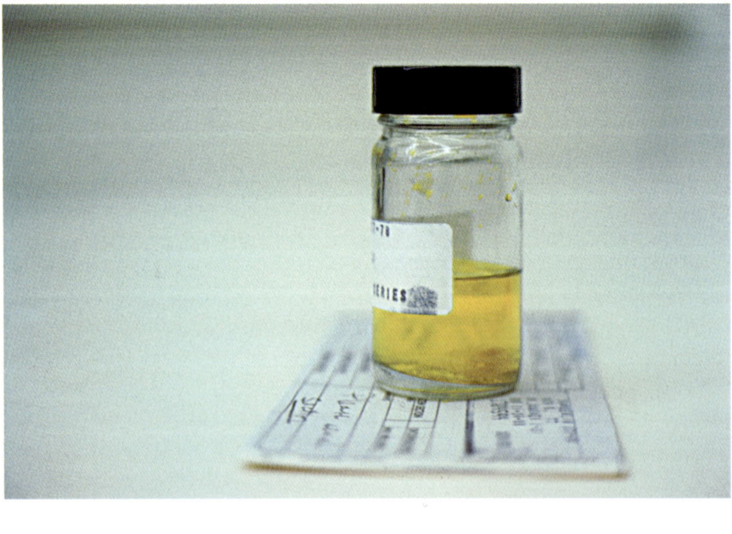

Las bacterias pueden llegar al tracto urinario a través de la sangre, y entonces suelen afectar al riñón y producir pielonefritis, pero generalmente las bacterias producen la infección partiendo de los orificios naturales por vía ascendente. Las etapas por las que se produce este tipo de infección retrógrada pasan por una primera colonización de la zona (situada alrededor de la uretra o del introito vaginal, producida por bacterias que tienen su reservorio en el tracto gastrointestinal y que se encuentran en gran número en la zona perianal). A continuación, las bacterias entran en la vejiga al producirse un reflujo desde la uretra hacia la vejiga tras la micción o la colocación de una sonda. Luego, se produce un potente crecimiento de las bacterias dentro de la vejiga (que es más importante si existe algún problema que impida una micción normal, como es el caso de presencia de cálculos, cuerpos extraños o lesiones inflamatorias previas). Finalmente, puede producirse un reflujo vesico-ureteral, es decir los gérmenes pueden ascender desde la vejiga por los uréteres, llegar al riñón y producir infecciones del parénquima renal.

Hay **diversos factores que favorecen la aparición de infecciones urinarias**. Por parte del microbio, es importante la capacidad que pueda tener para adherirse al epitelio, y por eso el *E. coli* es uno de los gérmenes más frecuentes porque tiene unas fimbrias que le permiten fijarse con gran intensidad al epitelio. También es importante, por parte de los gérmenes, la capacidad que puedan tener de producir toxinas o su resistencia a la acción de los leucocitos o de los antibióticos.

Por parte del huésped, favorece la aparición de infecciones el hecho de pertenecer al sexo femenino ya que las mujeres tienen la uretra más corta, lo que facilita el acceso de los microorganismos al aparato urinario. También facilita la infección cualquier trastorno que impida una micción normal como puede ser la incontinencia urinaria, los cálculos, la hipertrofia de próstata, el embarazo o las alteraciones de la inmunidad. Otros factores que facilitan las infecciones urinarias son el alcoholismo, la malnutrición, los traumatismos renales, la diabetes, la obesidad, etc.

Algunos **factores extrínsecos** también facilitan las infecciones urinarias; entre ellos, podemos citar los siguientes:

a) **Cateterismos** o **instrumentación**, es decir, la colocación de una sonda urinaria o la introducción de catéteres para hacer una exploración urológica.

b) La **actividad sexual**, que aumenta el riesgo de infección en la mujer sexualmente activa y es responsable de la llamada "cistitis de la luna de miel" que se produce en las 24 horas siguientes al coito.
c) El uso de **diafragmas** y **espermicidas,** así como la práctica de la **homosexualidad**.
d) **Factores socioculturales,** como la inhibición o el retraso de la micción o el vaciado poco frecuente de la vejiga por hábitos sociales.
e) La **ingesta pobre de líquidos** y el **uso de ropa muy ajustada**.
f) Por último, hay algunos factores que dependen de la **higiene personal** como es el empleo de duchas vaginales, el uso de tampones o la incorrecta higiene del periné.

A estos factores predisponentes se oponen una serie de **mecanismos de defensa** entre los que se encuentran los siguientes:
a) **Factor urodinámico:** llamamos así al hecho de que el flujo de la orina arrastra a las bacterias e impide su fijación a las paredes. Por ello un frecuente y completo vaciamiento de la vejiga y el hecho de que no haya reflujos constituyen un importante mecanismo de defensa.
b) **La integridad de las estructuras** sin que haya cicatrices renales, ni obstrucciones, dilataciones o heridas en el tracto urinario.
c) La **acidez de la orina,** que tiene que mantenerse dentro de ciertos límites para impedir el crecimiento de las bacterias.
d) Por último, **una buena respuesta inmunitaria** que dificulta no sólo la producción de infecciones urinarias sino de cualquier tipo de infección.

Hay muchos tipos de infección urinaria y. además. cada uno de ellos puede estar producido por un germen diferente.

En los **niños,** puede ser muy difícil sospechar la presencia de una infección urinaria (sobre todo en los lactantes). Los síntomas que suelen presentar son poco definidos, como fiebre, irritabilidad, escasa ganancia de peso, rechazo del alimento, vómitos, diarreas, etc. La frecuencia de este tipo de infecciones en los niños pequeños se acerca al 5%, por lo que hay que sospecharla en cualquier niño menor de 2 años con fiebre y sin que exista una clara sintomatología de que padezca otro tipo de enfermedad infecciosa.

En las **mujeres embarazadas,** las infecciones del tracto urinario pueden provocar partos prematuros y dar lugar a recién nacidos de bajo peso. En los **pacientes diabéticos,** la presencia de infecciones urinarias tiene un carácter especial dadas las complicaciones que pueden surgir y el hecho de que son más difíciles de tratar por lo que, si siempre es bueno empezar el tratamiento lo antes posible, en los

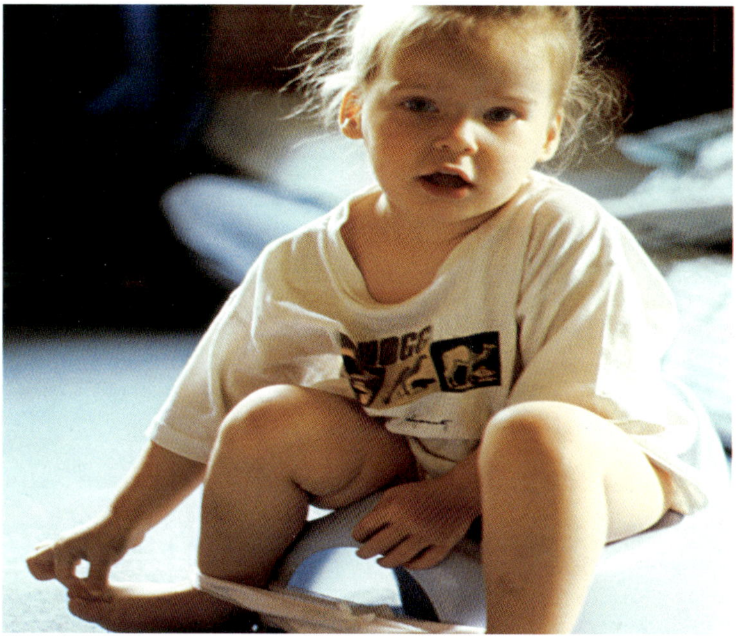

diabéticos es imprescindible. Por otro lado, hay que vigilar estrechamente la posible aparición de infecciones recurrentes -que en este tipo de pacientes son más frecuentes que en los no diabéticos-.

En los **ancianos,** es difícil a veces sospechar la presencia de una infección urinaria porque suele haber ya habitualmente síntomas relacionados con alteraciones en la micción asociadas a la edad. En este grupo poblacional, la sintomatología con que se presentan este tipo de infecciones es, a veces, poco típica y pueden aparecer alteraciones como confusión mental, dolor abdominal, caídas, incontinencia urinaria, anorexia, etc. Si la infección es una pielonefritis, puede haber una afectación grave del estado general y normalmente requiere la hospitalización del paciente porque puede evolucionar mal y dar lugar a complicaciones muy graves como es la aparición de un shock séptico (que constituye una situación de extrema gravedad, con una mortalidad muy elevada).

La cistitis

La infección urinaria más frecuente es la cistitis de la mujer. El cuadro clínico suele empezar de forma brusca con la aparición de disuria (es decir, dolor al orinar), polaquiuria (o necesidad de orinar frecuentemente, aunque sólo se produzca una cantidad pequeña de orina), tenesmo (que es una sensación muy desagradable por la que el paciente al terminar de orinar siente una necesidad dolorosa de volver a orinar como si no lo hubiera hecho), escozor, imperiosidad de ir a orinar rápidamente, etc. En conjunto, es una sintomatología muy molesta que produce trastornos importantes en el paciente. También puede haber dolor en la región del pubis y orina maloliente, a veces con sangre. En las mujeres y en los ancianos, puede producirse incontinencia urinaria. En la mayor parte de los casos no suele haber fiebre, pero si se presenta puede ser una fiebre bastante elevada.

Lo ideal para tratar bien una cistitis es conocer cuál es el germen que la está produciendo, pero como su identificación puede demorarse hasta más de 24 horas y la sintomatología es muy molesta, se suele comenzar el tratamiento sin saber exactamente cuál es el germen culpable de la infección. En realidad, la inmensa mayoría de las infecciones de este tipo están producidas por un mismo germen que se llama *Escherichia coli,* y el resto suelen estar producidas por gérmenes que son sensibles a los mismos antibióticos que el *Escherichia coli* (así que, las posibilidades que tiene el médico de acertar con el tratamiento, aunque no sepa exactamente la etiología, son muy grandes). De todas formas, si al cabo de 48 horas no se ha producido una evolución satisfactoria con la atenuación o desaparición de los síntomas, será necesario realizar un estudio microbiológico para conocer qué germen está produciendo la infección o incluso un antibiograma que sirva para orientar el tratamiento.

En el tratamiento se suelen utilizar antibióticos que, una vez administrados, se eliminan del organismo a través del riñón y, por lo tanto, alcanzan concentraciones muy elevadas en la orina, concentraciones que son eficaces frente a los microorganismos causantes de la infección. Hay diversos tipos de tratamiento (algunos duran entre 1 semana y 10 días) y es muy importante hacerlos completos y no interrumpirlos porque hayan desaparecido las molestias. El no cumplir completamente toda la duración del tratamiento da lugar a que no se eliminen todas las bacterias y las que quedan pueden hacerse resistentes, y producir una nueva infección más tarde. Esta nueva infección será mucho más difícil de tratar, y además no se podrán emplear los mismos antibióticos que en la primera, por lo que el tratamiento tendrá que comenzar más tarde y el paciente lo pasará mucho peor durante más días.

Así que conviene cumplir estrictamente lo que diga el médico aunque al paciente le parezca que ya está curado.

El no cumplir completamente todo el tratamiento da lugar a que no se eliminen todas las bacterias, y las que quedan pueden hacerse resistentes y producir una nueva infección más tarde.

También existe un tratamiento que es de dosis única, es decir, que se administra de una sola vez, y en él se utiliza un antibiótico que se llama fosfomicina, que se va liberando lentamente y produce concentraciones en la orina suficientemente altas como para ser antimicrobianas durante los días que es necesario. Este tipo de tratamiento tiene varias ventajas porque produce menos reacciones adversas, el paciente lo acepta mejor y también lo cumple mejor (porque tomarse una sola dosis ni se le olvida a nadie ni se puede interrumpir posteriormente). También parece tener una ventaja adicional y es que puede producir una menor incidencia de gérmenes resistentes.

Es bastante frecuente la aparición de lo que se llama **cistitis de repetición** que, como su propio nombre indica, consiste en la aparición frecuente de cistitis con la repetición de todas las molestias con mayor o menor frecuencia. Las cistitis de repetición suelen afectar más frecuentemente a mujeres en la edad media de la vida sin que necesariamente tengan problemas anatómicos que dificulten el flujo normal de la orina. Las cistitis de repetición son un verdadero problema, no sólo porque afectan mucho a las mujeres que las padecen, sino porque, por lo general, suelen estar producidas por microorganismos que se han hecho resistentes a los antibióticos que se utilizan habitualmente. Este hecho obliga a realizar un detenido estudio microbiológico, no sólo con un cultivo para identificar al germen sino también mediante la práctica de un antibiograma que suministre datos sobre a qué antibióticos es más sensible el microorganismo que esté produciendo la cistitis.

En general, las cistitis de repetición pueden ser debidas a un tratamiento inadecuado o a micoorganismos distintos al del episodio primario. Es recomendable la adopción de medidas higiénico-dietéticas (como la ingesta abundante de agua, lavado de genitales dos veces al día, cambio frecuente de ropa interior, defecación diaria y micción después del coito). Si están claramente relacionadas con el coito, se debe tomar quimioprofilaxis en las 2 horas siguientes. También se recomienda el uso de zumo de arándanos que acidifica la orina y disminuye la adhesividad de las bacterias a las paredes del tracto urinario.

La pielonefritis

Un aspecto muy importante de las infecciones del tracto urinario son las complicaciones a que pueden dar lugar. Una de las complicaciones, y de gran trascendencia, es la **pielonefritis** en la que la infección afecta al riñón. Se calcula que el 3% de las mujeres embarazadas que tienen una cistitis sufren una complicación en forma de pielonefritis. El asunto es muy importante, porque a la larga una pielonefritis de repetición puede conducir a una insuficiencia renal crónica y, por lo tanto, a la diálisis o el transplante renal. La pielonefritis es también un de las causas de la hipertensión arterial secundaria -que puede dar lugar a numerosas complicaciones cardiovasculares-.

Las pielonefritis agudas suelen cursar con fiebre elevada, escalofríos, dolor lumbar y frecuentemente disuria, pola-

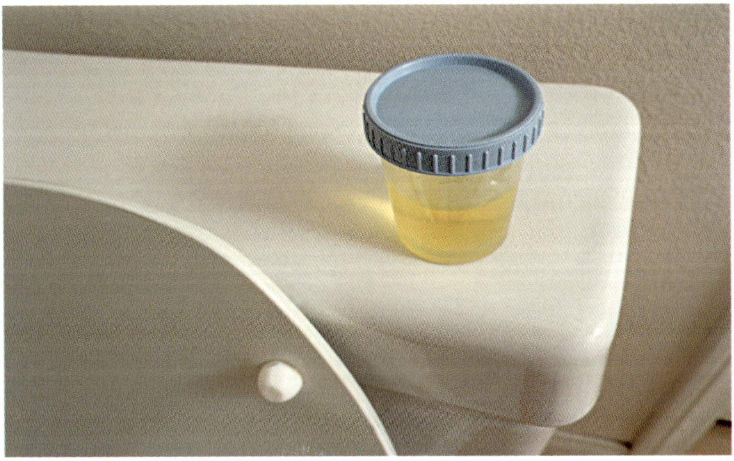

quiuria y tenesmo vesical. Es rara la aparición de náuseas y vómitos, pero pueden presentarse. En los niños y en los ancianos, los síntomas pueden no ser tan llamativos y aparecen en forma de deterioro del estado general confusión y síntomas abdominales o respiratorios poco concretos.

La mejor forma de evitar las pielonefritis es tratar contundentemente las otras infecciones urinarias, sobre todo las cistitis, y no dejar los tratamientos hasta que no haya una seguridad absoluta de que están completamente curadas.

La prostatitis

Otras infecciones urinarias de menor frecuencia, pero no de menor trascendencia, son las que afectan al epidídimo y a la próstata.

Las prostatitis son peligrosas porque el acceso de los antibióticos a la próstata está muy restringido y, por lo tanto, es difícil conseguir que lleguen en concentraciones suficientemente altas como para terminar con los microorganismos causantes de la infección. Por ello es por lo que muchas veces, para el tratamiento de las prostatitis, se utiliza la administración de antibióticos por vía intravenosa, con lo que se consigue una concentración de antibiótico muy elevada en la sangre y así llega mejor a la próstata.

La pielonefritis es una de las complicaciones de las infecciones del tracto urinario que afecta al riñón.

Las prostatitis pueden cronificarse y aparecer en forma de cuadros clínicos agudos de forma intermitente. También son peligrosas porque, si no se erradican los gérmenes que la producen, quedan como en una especie de reservorio dentro de la misma próstata y pueden pasar al torrente sanguíneo produciendo septicemias de carácter tan grave que son capaces de producir la muerte en un escaso espacio de horas.

Por todo lo que se ha dicho, es importante insistir en la absoluta necesidad de tratar bien las infecciones urinarias, y ello pasa por el cumplimiento estricto del tratamiento que haya indicado el médico en cada ocasión (y se dice en cada ocasión, porque aunque una cistitis pueda parecer igual a otra padecida un mes antes, en realidad puede tener características muy distintas y exigir tratamientos diferentes).

Infecciones de transmisión sexual

Se consideran enfermedades de transmisión sexual (ETS) las infecciones en las que el mecanismo de contagio más importante son las relaciones sexuales. Son un problema importante para la salud pública por su elevada frecuencia y por las complicaciones que pueden producir en los enfermos que las padecen (infertilidad, embarazos ectópicos, abortos, infecciones congénitas, cáncer de útero, ano y pene, etc.).

La mayoría de los microbios que causan las ETS son muy frágiles y no son capaces de sobrevivir fuera del huésped, por lo que su transmisión requiere un contacto muy directo e íntimo. Las ETS afectan tanto a homosexuales como heterosexuales, y dependiendo del comportamiento sexual pueden afectar a los órganos genitales, ano, recto, faringe y otras localizaciones.

El grupo de población que corre un riesgo mayor de contraer una ETS son las parejas de los enfermos infectados. Las ETS son enfermedades relacionadas, en muchas ocasiones, con un estilo de vida y son tanto más frecuentes cuantas más parejas sexuales tiene una persona. También es muy frecuente la asociación de varias ETS en el mismo paciente.

A pesar de la creencia tan extendida de que las ETS son algo que pertenece al pasado, la realidad es que continúan siendo una seria amenaza para la salud. Como consecuencia de las campañas de prevención del SIDA que se hicieron a finales de los años 80 y principios de los 90, el número de casos de gonorrea, sífilis y otras ETS disminuyó considerablemente en los países desarrollados. Sin embargo, en los últimos años, el número de estas infecciones se ha incrementado considerablemente y los datos de diferentes países europeos (Alemania, Países Bajos, Reino Unido, Italia, Irlanda, Suecia, Noruega...) apuntan a un incremento significativo de las tasas de sífilis y gonorrea. Los varones homosexuales, los más jóvenes y los que tienen mayor dificultad para acceder a los servicios de salud (como son los inmigrantes y las minorías étnicas) están siendo los más afectados por el incremento de las ETS.

En muchos países, sobre todo en África y en el Sudeste asiático, son las enfermedades infecciosas más frecuentes. En general, en los países subdesarrollados las ETS continúan teniendo un carácter epidémico y constituyen un problema de salud de primer orden, siendo la segunda causa de muerte en las mujeres de 15 a 45 años.

Para prevenir la difusión de las ETS es muy importante la educación sexual y que el tratamiento sea lo más eficaz posible.

El paciente con una ETS debe saber que es necesario que se abstenga de mantener relaciones sexuales mientras exista la posibilidad de que pueda transmitir la enfermedad o de que se vuelva a infectar. Muchas ETS no producen síntomas, lo que favorece su transmisión, ya que el portador desconoce que la padece. Por ello, es muy importante conocer este tipo de enfermedades.

El herpes genital

El herpes genital es probablemente la enfermedad de transmisión sexual más frecuente del mundo con una prevalencia en los países occidentales próxima al 20%. Está producida por un virus que se llama el virus del herpes simple (VHS) tipo 2, aunque últimamente está aumentando la incidencia de casos producidos por el tipo 1 del VHS. La principal vía de contagio es a través del contacto sexual con personas que tienen el virus, aunque pueden no tener sintomatología.

El paciente con una ETS debe abstenerse de mantener relaciones sexuales mientras pueda transmitir la enfermedad o volver a infectarse.

La manifestación clínica más frecuente es la aparición en el pene o en la vulva de lesiones, al principio en forma de vesículas, que luego evolucionan a úlceras intensamente dolorosas. También suele haber síntomas generales como: fiebre, malestar y anorexia. El riesgo de contagio aumenta a medida que crece el número de compañeros sexuales a lo largo de la vida. Otros factores de riesgo, además de la promiscuidad sexual, son la edad (>de 40 años), el sexo femenino, las malas condiciones socioeconómicas y la infección por el virus de la inmunodeficiencia humana productor del SIDA. El herpes genital es una infección crónica que, aunque pueda parecer que está curada, vuelve a presentar episodios de sintomatología recurrente, que duran de 7 a 10 días a lo largo de muchos años. Tras el primer episodio, un 89% de los pacientes tiene una recurrencia durante el primer año, el 38% al menos 6, y el 20% más de 10 recurrencias.

Entre el 80 y el 90% de las personas con evidencia serológica de infección por el VHS (es decir, que tienen en el suero anticuerpos contra el VHS que demuestran que están infectados) desconoce haber tenido herpes genital. El problema es que la mayoría de estas personas seropositivas elimina episódicamente, durante años, partículas virales a través del tracto genital, por lo que pueden contagiar a otras personas con las que mantengan relaciones sexuales.

El tratamiento con medicamentos antivirales por vía oral disminuye la duración e intensidad de los síntomas, así como el número de recurrencias y la posibilidad de transmisión a otras personas. Para conseguir el máximo beneficio con el tratamiento, es importante comenzarlo lo antes posible, en cuanto aparecen los primeros síntomas.

El SIDA

En 1981, en un examen rutinario de los CDC (Centro de Control de Enfermedades) de los EE UU, se detectó una extraña neumonía de la que se habían diagnosticado durante los 8 meses anteriores varios casos, y que estaba producida por un microorganismo llamado *Pneumocistis carinii* que era muy poco frecuente. A la vez que en Los Ángeles, que fue donde se inició el fenómeno, se detectaron casos similares en San Francisco y Nueva York. Como rasgos comunes a todos los casos que se produjeron, destacaba que eran enfermos homosexuales y que tenían una marcada disminución de las defensas inmunológicas sin que esta inmunodeficiencia fuera heredada, es decir, se trataba de una inmunodeficiencia adquirida. Estaba claro que se trataba de una nueva enfermedad que pronto recibió el nombre de síndrome de inmunodeficiencia adquirida o SIDA.

El riesgo de contagio del herpes genital aumenta a medida que crece el número de compañeros sexuales.

Se comprobó muy pronto que la enfermedad producía un mortalidad muy elevada, y se invirtió una gran suma de dinero para investigar cuál era el agente patógeno que la producía, llegando a descubrir el virus causante de la misma al que se llamó virus de la inmunodeficiencia humana (VIH).

La infección por el virus de la inmunodeficiencia adquirida humana es el responsable del SIDA. Lo que hace el virus es destruir las defensas inmunológicas de los pacientes y, de esta forma, quedan expuestos a cualquier tipo de infecciones y a algunos tumores sin posibilidad de defenderse adecuadamente (aunque se les trate con antibióticos).

El virus se transmite exclusivamente a través de tres mecanismos:

- relaciones homo o heterosexuales con personas infectadas, a veces basta una sola relación para adquirir el virus.
- a través de la sangre de transfusiones o pinchazos de agujas, bisturí, etc. y
- de la madre infectada al feto, durante el embarazo o en el momento del parto.

El virus del SIDA no se transmite a través de las picaduras de mosquitos u otros artrópodos, tampoco por el contacto físico normal entre personas, por la saliva, por compartir vasos usados o por dormir en las mismas sábanas.

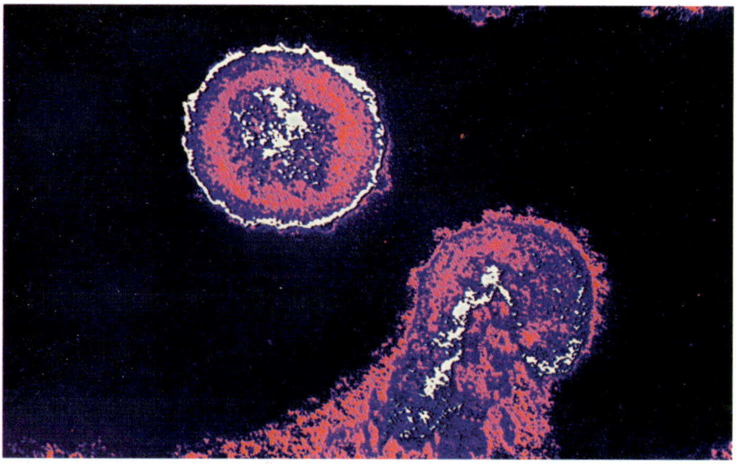

Virus del SIDA visto al microscopio

El riesgo de contraer una infección depende de varios factores como el tipo de relación (es más frecuente con los coitos anales), la presencia de lesiones o erosiones en la mucosa genital, y factores derivados de la situación inmunitaria de la persona que se expone al contagio. La presencia de otra ETS puede facilitar la transmisión del SIDA, pero en general cualquier relación sexual no protegida (y la protección total no es posible) con una persona desconocida debe considerarse como de riesgo.

La infección por el SIDA es una gran tragedia y afecta especialmente a las sociedades más pobres de países en vías de desarrollo en África, Sudamérica o Asia. A finales de 2003, el Programa Conjunto de las Naciones Unidas sobre el VIH/SIDA (ONUSIDA) estimó en 40 millones el número de personas afectadas por el VIH, incluidos 2,5 millones de niños menores de 15 años. Igualmente en 2003, unos 5 millones de personas se infectaron por el VIH y 3 millones de personas fallecieron por causa del SIDA en el mundo entero. Los incrementos más pronunciados en los 2 últimos años corresponden a Extremo Oriente, donde creció un 50%, y Europa Oriental y Asia Central donde aumento un 40%. El África Subsahariana es, de lejos, la región más afectada, con aproximadamente 25,4 millones de infectados a finales de 2004. La mayor parte de los pacientes infectados no tiene acceso a tratamientos y ni siquiera saben que tienen la enfermedad por lo que la facilidad de transmisión es muy grande. En los países desarrollados la epidemia se está controlando y, gracias a los últimos tratamientos, va aumentando la calidad y la esperanza de vida de estos pacientes.

En España hubo una propagación muy rápida del VIH durante la década de los 80, que afectó sobre todo a los drogadictos que utilizaban drogas por vía inyectable y empleaban jeringuillas contaminadas, de manera que este mecanismo de transmisión fue el causante de más de 2/3 de los casos de SIDA. El gran número de drogadictos infectados por el VIH al ser adultos jóvenes, sexualmente activos, dio lugar a la transmisión secundaria del VIH por vía heterosexual y congénita. A partir de mediados de los años 90 se produjo una reducción de la transmisión del VIH, debido probablemente a que la alarma social ante la gravedad de la situación permitió intensificar los programas de prevención con disminución de las conductas de riesgo. En 1994 se alcanzó la máxima incidencia anual de SIDA y, a partir de entonces, se inició una tendencia descendente que se ha mantenido, aunque se ha observado una cierta estabilización de la incidencia en los últimos años.

En el año 2003 se diagnosticaron en España 2 190 casos nuevos de SIDA; de ellos, el 49% fue por compartir material de inyección para la administración de drogas. Las personas que se infectaron por mantener relaciones heterosexuales fueron el 27,9% y las relaciones homosexuales entre varones supuso el 15,1% de todos los casos. La incidencia de nuevos casos en España continúa siendo muy elevada en relación con el resto de países de Europa Occidental. La tendencia es a una disminución de nuevos casos por utilización de material contaminado para la administración de drogas y, por el contrario, está aumentando la proporción de casos por contactos heterosexuales de riesgo.

El SIDA cursa con una **primera fase que se llama de primoinfección,** que puede ser incluso asintomática o

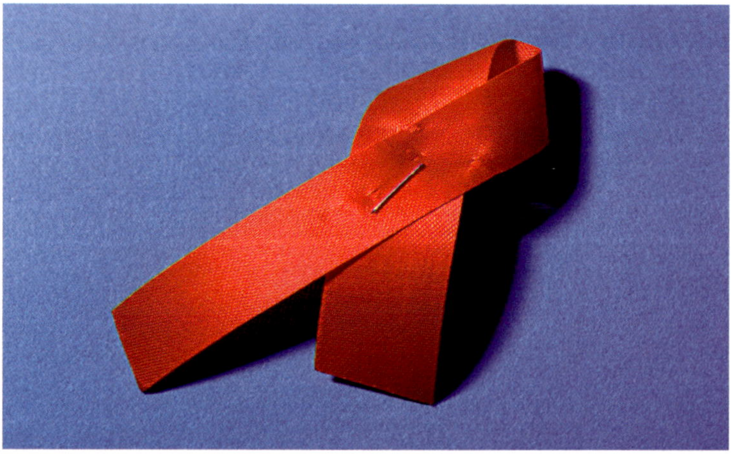

presentar un síndrome febril con dolor de garganta, linfadenopatías, exantemas, etc., pero en general de carácter leve. Durante esta fase y desde el mismo momento en que se ha producido el contagio, el VIH se multiplica en grandes cantidades. Posteriormente se pasa a una **fase silente**, es decir sin sintomatología, de duración variable que puede durar años. Durante esta fase, la única manifestación de la enfermedad aparece si se hace un análisis de sangre y se detecta la presencia de VIH y, por ello, se llama a estos pacientes seropositivos. Aunque el paciente no se siente enfermo porque no tiene síntomas, puede contagiar la enfermedad de la misma manera que sucede cuando se encuentra enfermo. El VIH tienen una atracción especial por unas células que se llaman linfocitos T4, que son muy importantes porque son las que fundamentalmente se encargan de organizar las defensas inmunitarias (que, como ya hemos citado, son importantísimas para defendernos frente a cualquier enfermedad infecciosa).

Aunque el paciente seropositivo no se sienta enfermo porque no tiene síntomas, puede contagiar la enfermedad de la misma manera.

Después de un tiempo variable de evolución, a veces bastantes años, durante el que el paciente se encuentra aparentemente con buena salud, comienza la **fase final del SIDA**. Generalmente comienza por la aparición de infecciones de repetición producidas por microbios, que normalmente dan lugar a pocas o ninguna infección en personas que tienen defensas inmunitarias normales. Es lo que se llama "infecciones oportunistas" porque los microbios aprovechan la oportunidad de que el enfermo con VIH no tiene defensas inmunitarias para infectarlo y desarrollar la infección correspondiente. También pueden aparecer "tumores oportunistas" como es el caso del sarcoma de Kaposi. Una de las infecciones que más frecuentemente aparece es la tuberculosis, producida además por bacilos tuberculosos que se hacen resistentes al tratamiento habitual y pueden contagiar a otras personas. Se cree que uno de los factores que ha contribuido al aumento de la incidencia de tuberculosis en los últimos años ha sido el desarrollo de esta enfermedad en los pacientes con SIDA y, además, la proliferación de bacilos resistentes.

Lo más frecuente es que el paciente muera en uno de los episodios infecciosos porque no tiene defensas inmunitarias y, sin éstas, el tratamiento antimicrobiano no suele servir de mucho.

Los esfuerzos para lograr una vacuna no han dado resultado hasta el momento, por lo que la única profilaxis posible son las medidas de prevención y no adoptar conductas de riesgo.

El tratamiento de la enfermedad no es curativo. Lo único que se va consiguiendo con los últimos tratamientos es reducir la cantidad de virus que se encuentra en el organismo, pero no eliminarlo completamente. El tratamiento es, por lo tanto, únicamente paliativo; es complejo de seguir porque hay que tomar muchas pastillas y una enorme proporción de pacientes, sobre todo en países del Tercer Mundo, no lo siguen correctamente, produce muchas reacciones adversas -que disminuyen la calidad de vida de los pacientes- y es muy caro -lo que supone un elevado coste social difícil de soportar en determinadas sociedades-.

El tratamiento de la enfermedad no es curativo, sino sólo paliativo.

Los aspectos que conviene tener más claros en relación con el tratamiento y la evolución del SIDA son los siguientes:

- La reproducción del virus es permanente desde el primer momento que se produce la infección y es responsable del deterioro inmunológico y la progresión de la enfermedad.
- La cantidad de virus que hay en la sangre indica la magnitud de la reproducción del virus, y el recuento

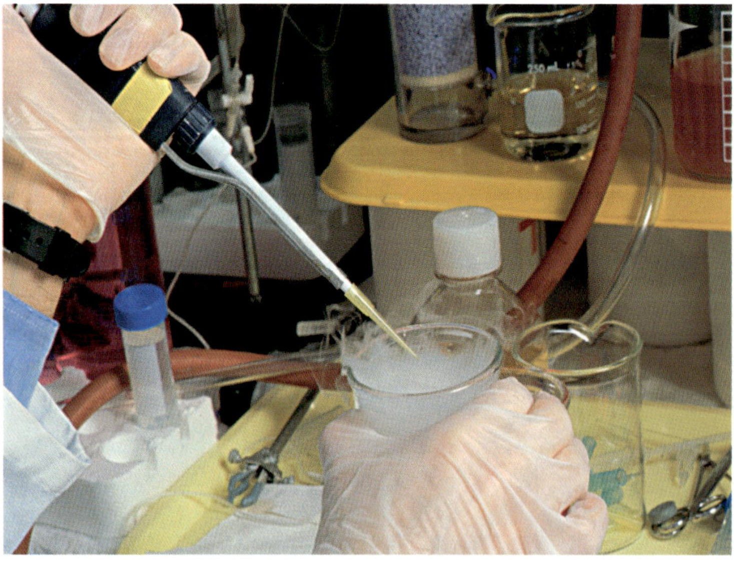

Investigación científica sobre el SIDA en laboratorio

de un tipo de células que se llaman linfocitos CD4 indica la magnitud del deterioro inmunológico, por lo que el conocimiento de estos dos datos es muy importante para conocer la situación y tomar decisiones en relación con el tratamiento.

- La progresión de la enfermedad puede ser muy diferente de unos pacientes a otros, por lo que el tratamiento puede ser también distinto.
- El objetivo del tratamiento, que se realiza mediante la combinación de varios fármacos antivirales, es suprimir la reproducción del virus durante el mayor tiempo posible y mantener así la cantidad de virus que hay en la sangre lo más baja posible.
- Los fármacos antivirales deben utilizarse siempre según las dosis y los intervalos que haya prescrito el médico y no apartarse lo más mínimo de ello. El relativo éxito que se puede conseguir depende, de manera directa, del cumplimiento prolongado de la pauta prescrita.
- Los fármacos disponibles son pocos y con mecanismos de acción muy similares, por lo que si no se usan correctamente y aparecen resistencias, éstas suelen ser cruzadas. Es decir, el virus se hace resistente a todos los fármacos.
- En la mujer (independientemente de que esté o no embarazada) y en los niños se deben aplicar las mismas normas que en adultos jóvenes.
- Los pacientes en los que el virus en la sangre disminuye hasta cifras indetectables pueden continuar transmitiendo la infección (por lo que no se reducen los riesgos de contagio).

La uretritis

Las uretritis son unas de las ETS más frecuentes. Aproximadamente el 25% están producidas por un germen que se llama *Neisseria gonorrhoeae* (son las gonococias o gonorreas) y otras pueden estar causadas por *Chlamydia trachomatis* o *Ureaplasma urealyticum* o *Trichomonas vaginalis*. Es muy frecuente que, independientemente del germen que las produzca, se las conozca a todas con el nombre común de gonococias o gonorreas. El contagio se produce directamente durante las relaciones sexuales, y es muy fácil y frecuente la transmisión de la enfermedad.

Generalmente los síntomas aparecen entre 2 y 6 días después del contagio en el caso de la gonococia, y en las no gonocócicas puede pasar un período entre 1 y 5 semanas.

La primera manifestación suele ser una **disuria** (es decir, dolor al orinar) y enseguida aparece una secreción de la uretra purulenta o blanquecina. El tratamiento debe hacerse lo antes posible y puede llevarse a cabo, dependiendo del germen causante, mediante la administración de una dosis única de antibiótico, que es recomendable que se haga en presencia del médico para asegurarse de que la administración se realiza correctamente. Muchas veces es necesario tratar también a la pareja sexual del enfermo, aunque no presente síntomas, por lo que conviene consultar este aspecto con el médico.

La sífilis

La sífilis ha sido, durante muchos siglos, la enfermedad de transmisión sexual más conocida y más grave, puesto que daba lugar a secuelas muy importantes y producía una gran mortandad. Su importancia disminuyó de una manera radical cuando se descubrieron los antibióticos (la penicilina era muy eficaz frente a esta enfermedad).

La sífilis está producida por un bacilo Gram negativo que se llama *Treponema pallidum*, que en la inmensa mayoría de los casos se adquiere por contacto sexual directo con una persona infectada.

El desarrollo de la enfermedad se realiza en tres etapas:

- La **sífilis primaria** consiste en la aparición de una lesión solitaria e indolora -que se llama chancro- unas 3 semanas después del contagio y que se sitúa en el sitio del contacto. En varones homosexuales pueden aparecer chancros ano-rectales. El chancro puede durar entre 10 y 14 días, y aproximadamente el 50% de los pacientes con sífilis primaria no tratados convenientemente desarrollan una sífilis secundaria y la otra mitad evoluciona a una sífilis latente.
- La **sífilis secundaria** comienza a las 6-8 semanas después de la aparición de la lesión primaria y entre el 18 y el 32% de los pacientes desarrollan lesiones secundarias (incluso cuando el chancro aún no ha curado) en el estadio primario. Suele aparecer fiebre, mal estado general, rinitis, faringitis, dolores musculares, dolores de cabeza y aparición de ganglios por todas partes. El 80% de los pacientes desarrolla lesiones en la piel o en las mucosas con aparición de erupciones que no producen picores, y pápulas que cuando afectan al cuero cabelludo pueden producir una calvicie total. Sin tratamiento y, después de 2 a 12 semanas, la sífilis

secundaria entra en un período de latencia sin manifestaciones clínicas.

- La **sífilis terciaria** se caracteriza por la aparición de lesiones localizadas destructivas que afectan a varios órganos y que pueden aparecer muchos años después de la infección inicial. Este estadío se presenta como sífilis muco-cutánea, ósea, visceral o neurológica, y puede aparecer de forma única o en combinación (afectando a diversos sistemas orgánicos).

El tratamiento más eficaz de la sífilis continúa siendo la penicilina (otros antibióticos que se pueden utilizar son la eritromicina y la doxiciclina).

La hepatitis B

La hepatitis B se transmite a través de la sangre y por contacto sexual. El 1% de los contagiados desarrolla una hepatitis fulminante, y un 7% desarrolla una hepatitis crónica, del que un 50% padecerá una cirrosis y/o un cáncer de hígado. La vacunación está indicada en pacientes que lleven conductas de riesgo (como promiscuidad sexual, homosexuales y drogadictos por vía inyectable). La hepatitis B la hemos descrito también en el apartado de infecciones digestivas.

La hepatitis C puede transmitirse también por contacto sexual.

La infección por el virus del papiloma humano

Es la ETS más prevalente. Se transmite por contacto sexual, y el período de incubación se estima en un mínimo de 1 mes.

Se manifiesta por la aparición de una especie de verrugas en zonas que se han traumatizado durante la relación sexual. Pueden se únicas o múltiples, y habitualmente aparecen entre 5 y 15 lesiones con un diámetro de 1 a 10 mm. En varones no circuncidados la cavidad del prepucio es donde más suelen aparecer, mientras que en los circuncidados aparecen más frecuentemente en las ingles, el periné o la zona anal. En las mujeres, las lesiones suelen aparecer en los labios mayores y menores, el clítoris, el introito, la uretra la zona anal y la vagina.

El tratamiento se hace con crema de podofilotoxina o con cirugía por electrocoagulación.

Infecciones del aparato genital femenino

Las infecciones del aparto genital femenino por transmisión sexual son prácticamente todas las que se han citado, pero tienen unos síntomas diferentes a lo que sucede en el género masculino y, como es lógico, afectan a otros órganos. Las más frecuentes son: **vaginitis, vaginosis** y **cervicitis**.

Los síntomas que se presentan pueden ser comunes a estas tres infecciones, y los más frecuentes son disuria (dolor al orinar), polaquiuria (necesidad de orinar con mucha frecuencia), picores en la vulva, dolor durante el coito y leucorrea (el flujo de una especie de líquido blanquecino y viscoso que procede de la vagina o del útero).

Como estos síntomas aparecen en los tres tipos de infección, independientemente del microorganismo que la está produciendo y además también pueden aparecer en otras enfermedades no infecciosas, generalmente es necesario hacer un estudio microbiológico con toma de una muestra de las secreciones y cultivarla para poder diagnosticar cuál es el germen que está produciendo la infección y poder tratarla convenientemente.

ETS en homosexuales

Las manifestaciones de las ETS en homosexuales suelen presentar algunas peculiaridades en comparación con las de los heterosexuales debido, principalmente, a las vías sexuales utilizadas. Asimismo, existen algunas ETS que son exclusivas de este grupo (como sucede con la transmisión sexual de bacterias que viven en el intestino).

Algunas prácticas como el coito anal y los contactos oroanales (directo e indirecto) incrementan notablemente el riesgo de adquirir este tipo de infecciones. Algunas ETS como el SIDA y la hepatitis inciden de manera especial en los homosexuales.

Además de las ETS ya citadas, en los homosexuales pueden producirse: **proctitis, enteritis** y **proctocolitis de transmisión sexual**.

La **proctitis** es una infección del recto, piel perianal y canal anal producida en la mayor parte de los casos, por el gonococo *Neisseria gonrrhoeae*. El síntoma más importante es el dolor anal al que se asocian tenesmo, exudación y estreñimiento. Si la proctitis está producida por un virus, los síntomas son más intensos, pudiendo aparecer alguna alteración neurológica como sensación de hormigueo, dolores neurálgicos, dificultad para orinar e impotencia.

La **enteritis** es una inflamación del intestino en la que aparecen diarrea, dolor abdominal, náuseas, retortijones y mucho gas en la cavidad abdominal. El microorganismo que más frecuentemente la produce en varones homosexuales se llama *Giardia lamblia* y puede llegar a ser de cierta gravedad (con deposiciones muy frecuentes y pérdida importante de peso).

La **proctocolitis** es una mezcla de las dos infecciones anteriores, es decir de proctitis y enteritis, y suele estar producida por un germen que se llama *Shigella sp.* que se manifiesta como una diarrea de comienzo brusco, con fiebre, náuseas y retortijones. Las heces son acuosas y, habitualmente, contienen moco y sangre.

El tratamiento de estas enfermedades puede ser muy distinto según el microorganismo que las produce y, por ello, es muy importante hacer un buen estudio microbiológico para saber cuál es la causa y orientar el tratamiento.

Parasitosis de transmisión sexual

Sarna

Aunque es una enfermedad que se suponía prácticamente erradicada en España, en los últimos años se ha producido un rebrote con la aparición de numerosos casos cuyo origen hay que ponerlo, probablemente, en relación con el llamado "turismo sexual".

La sarna está producida por un parásito ácaro que se llama *Sarcoptes scabiei*, cuya transmisión se realiza por contacto directo, contacto sexual y contacto con objetos o ropa contaminados, y puede afectar a cualquier parte del cuerpo, aunque preferentemente afecta a las muñecas, los pliegues entre los dedos, el borde de las mamas y las ingles. El parásito hembra es el principal responsable de los síntomas. El macho y la hembra viven en la superficie de la piel y, tras la cópula, el macho muere y la hembra preñada comienza a excavar túneles bajo la piel para utilizarlos a modo de madriguera. La hembra llega a vivir unos 30 días, siempre en el mismo túnel que excava a razón de unos 2 mm por día (donde deposita 2-3 huevos por día).

Clínicamente se manifiestan por fuertes picores y la aparición de los surcos en la piel que corresponden a los túneles, y se presentan como líneas tortuosas de color rojo-grisáceo (de 5 a 15 mm de longitud) excavados por los parásitos. A veces, aparecen lesiones por rascado que pueden recubrirse de costras y sobreinfectarse por bacterias. El diagnóstico se hace por identificación directa al

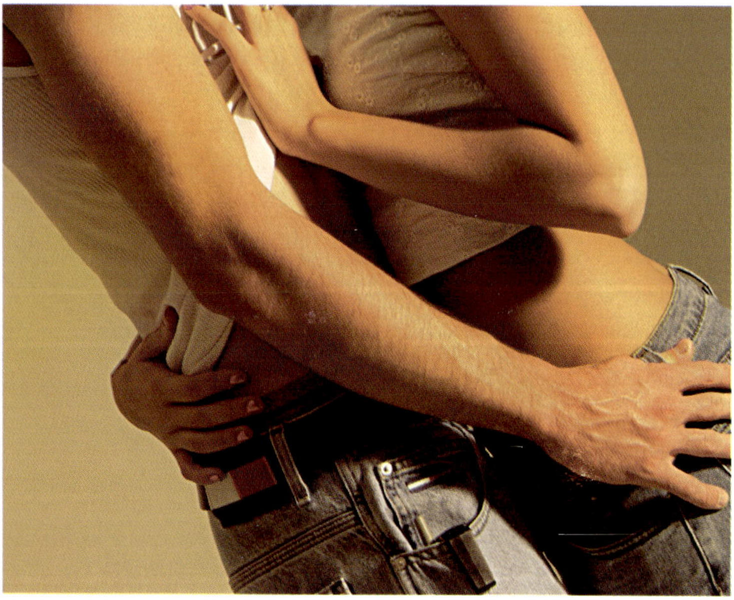

microscopio del parásito, que se puede sacar del surco con la punta de un objeto punzante. Los pacientes no deben mantener relaciones sexuales con sus parejas hasta que se hayan curado porque el contagio es muy fácil y frecuente. El tratamiento se hace con crema de permetrina, aplicándola a todo el cuerpo desde el cuello para abajo y lavándola entre 8 y 14 horas más tarde.

La prevención y el control consisten en mantener los hábitos correctos de higiene individual, evitar los contactos sexuales no seguros, el tratamiento de los pacientes y sus contactos y la limpieza completa del medio ambiente (por ejemplo, hirviendo la ropa).

Pediculosis del pubis

Está causada por un parásito que técnicamente se llama *Phthirus pubis* (y coloquialmente ladillas). Su tamaño es de 0,8-1 mm y tienen una forma triangular. Su ciclo vital se completa en el hospedador y dura entre 35 y 40 días. La hembra deposita los huevos en el vello del pubis y ni salta ni vuela, por lo que se transmite por contacto íntimo durante las relaciones sexuales y el período de incubación se sitúa entre 5 días y varias semanas. En los adultos parasita el vello pubiano, aunque en personas hirsutas puede extenderse a todo el vello corporal.

Produce picores intensos, porque su manera de alimentarse consiste en morder con su aparato bucal en la raíz del vello del pubis. Puede dar lugar a lesiones por rascado que, a veces, pueden llegar a infectarse. El diagnóstico se hace por visualización directa del parásito o de sus huevos. También pueden verse unos pequeños puntos hemorrágicos de color azulado producidos por las picaduras. Hay distintos tipos de tratamiento, pero el más utilizado es la crema de permetrina que debe lavarse unos 10 minutos después de aplicada. También deben retirarse las liendres con pinzas o peines especiales. El tratamiento debe repetirse al cabo de 3 a 7 días.

Cáncer y ETS

Varios estudios epidemiológicos han demostrado que el cáncer de útero aparece más frecuentemente en pacientes que han tenido o tienen una ETS, habiendo una relación muy directa del cáncer con el inicio de las relaciones sexuales a edad temprana y un mayor riesgo de padecerlo. Sin embargo, aún no se conoce cuál de los gérmenes que producen ETS puede estar más implicado en la producción del cáncer. Parece sin embargo que la aparición del cáncer puede estar más relacionada con las infecciones por virus, herpes, el hábito de fumar y el uso de anticonceptivos orales.

La pediculosis del pubis es lo que coloquialmente llamamos ladillas.

Infecciones de la piel y los tejidos blandos

La piel normal de los individuos sanos es sumamente resistente frente a la invasión de gran variedad de bacterias a las que está constantemente expuesta. Entre los **medios naturales de los que dispone para su defensa** se encuentran:

- Sus **propiedades físico-químicas**, sobre todo la sequedad que es muy inhóspita para las bacterias (por eso, las partes de la piel que son más húmedas y están menos ventiladas pueden albergar más infecciones).
- La **presencia de sustancias naturales antimicrobianas** que están en las secreciones de las glándulas sebáceas repartidas por toda la piel.
- La **resistencia y continuidad de la capa más superficial de la piel** que está queratinizada y las bacterias no pueden atravesarla.

Las infecciones de la piel y de los tejidos blandos son extraordinariamente variadas y numerosas, por lo que solamente citaremos las más frecuentes. Generalmente existe la opinión de que las infecciones de la piel no tienen demasiada importancia y que únicamente es el aspecto estético lo que preocupa y que por eso hay que tratarlas. Esto no es verdad y, aunque la mayoría de las infecciones de la piel no son graves, también hay algunas que pueden llegar a producir la muerte del paciente (por lo que conviene siempre tener mucho cuidado con ellas).

Las rupturas de la continuidad de la piel (como pueden ser pequeñas heridas o arañazos) y las hendiduras naturales (como los folículos pilosos) son los caminos que utilizan los gérmenes para penetrar en la piel y causar infecciones en su profundidad. Otras veces, los gérmenes llegan a la piel transportados por la sangre infectada del paciente.

En el desarrollo de estas infecciones influyen diversos factores como la virulencia del germen, las defensas inmunológicas del paciente, el que haya previamente lesiones localizadas que no se han curado completamente, la presencia de cuerpos extraños, el que el paciente tenga trastornos de la circulación que hacen que no llegue bien la sangre al territorio infectado, la diabetes, etc.

A través de la piel, también se pueden manifestar infecciones de otras localizaciones por medio de la aparición de reacciones alérgicas, etc.

En relación con el tratamiento de las infecciones de la piel conviene señalar que los antibióticos no se difunden a través de la piel intacta por lo que los tratamientos locales no pueden actuar sobre infecciones profundas de la piel. Las infecciones superficiales susceptibles de ser tratadas localmente incluyen las foliculitis superficiales, el impétigo, las infecciones purulentas de heridas, las quemaduras de segundo y tercer grado, las infecciones secundarias, los eczemas o úlceras, etc.

Piodermas

Son infecciones de la piel de carácter leve o moderado y las más frecuentes son:

- **Impétigo:** es una infección superficial de la piel que afecta con mayor frecuencia a los niños y que se caracteriza por la aparición de unas vesículas llenas de líquido que terminan por romperse y formar unas costras de color acaramelado. Suelen producir picor, lo que facilita su diseminación porque los niños se rascan y se autoinoculan los gérmenes en otras localizaciones. La mayor parte de las veces, el impétigo aparece en la cara, los brazos o en las piernas y pies. La curación no deja cicatriz. Generalmente el germen que produce el impétigo es el *Streptococcus pyogenes*.

- **Forúnculo:** es un nódulo profundo y doloroso de color rojizo que está producido por la infección de un folículo piloso. Se localiza frecuentemente en zonas con muchos folículos pilosos y mucha sudoración como pueden ser la cara, las axilas, el cuello y las nalgas. Es más frecuente en pacientes obesos, de edad avanzada, en diabéticos y en personas que siguen tratamientos con corticoides. El agente que produce los forúnculos es el *Staphylococcus aureus* y, aunque por lo general se cura espontáneamente por drenaje, algunas veces es necesario utilizar tratamiento antibiótico y drenar el pus que se produce, con lo que el alivio de la sintomatología es inmediato. La forma más eficaz de prevenirlo es la de mantener una higiene constante de la piel con frecuentes lavados con agua y jabón, que reduce la cantidad de *S. aureus* que hay en la superficie corporal. Cuando ya se ha producido el forúnculo, el paciente debe lavarse cuidadosamente las manos tras cualquier contacto con la zona donde está localizado el forúnculo y utilizar una toalla y esponja separados (cuidadosamente lavadas en agua muy caliente antes

Los forúnculos y todas las lesiones infecciosas que se localizan en la cara, alrededor del labio superior o en la nariz, pueden ser peligrosas.

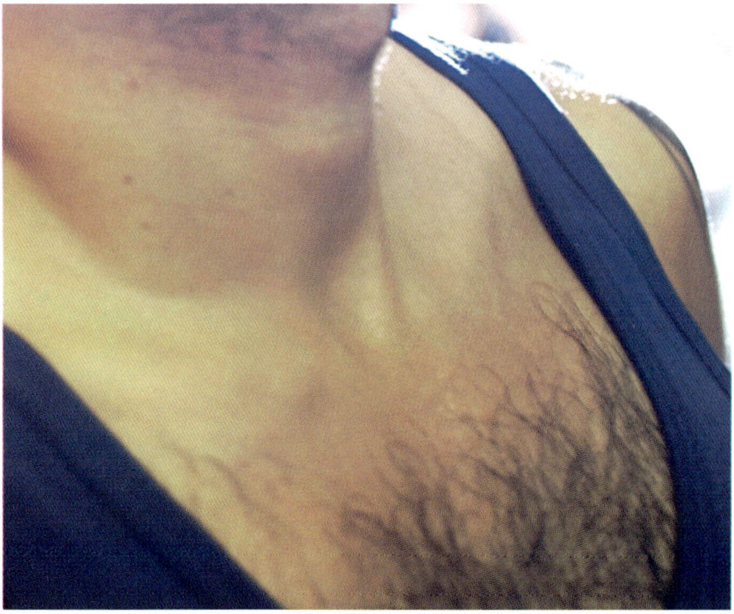

de su reutilización). También es conveniente cambiar las sábanas y la ropa interior diariamente y lavarlas a altas temperaturas.

Los forúnculos, y en general todas las lesiones infecciosas que se localizan en la cara alrededor del labio superior o en la nariz pueden ser peligrosas porque puede producirse una diseminación de la infección hacia una estructura que se llama el seno cavernoso y afectar al sistema nervioso central.

- **Erisipela:** la erisipela es una infección superficial de la piel. Es más frecuente en los recién nacidos, los niños pequeños y los ancianos. En un 70-80% de las ocasiones afecta a las extremidades inferiores y en un 20% aparece en la cara. Generalmente existe una puerta de entrada por la que el germen accede a las estructuras de la piel y puede ser una herida, una úlcera cutánea, un pequeño traumatismo o alguna otra infección. La zona afectada presenta un color rojo brillante, inflamado e indurado que se ha llamado, por su aspecto, "piel de naranja". Suele producir fiebre elevada con dolor y sensación de calor local. El tratamiento con antibióticos suele ser eficaz, pero hay que instaurarlo lo antes posible porque si no se cura pronto, las lesiones pueden extenderse a otros territorios y, lo que es peor, el germen que la produce, generalmente *Sreptococcus pyogenes*, puede pasar a la sangre y producir una

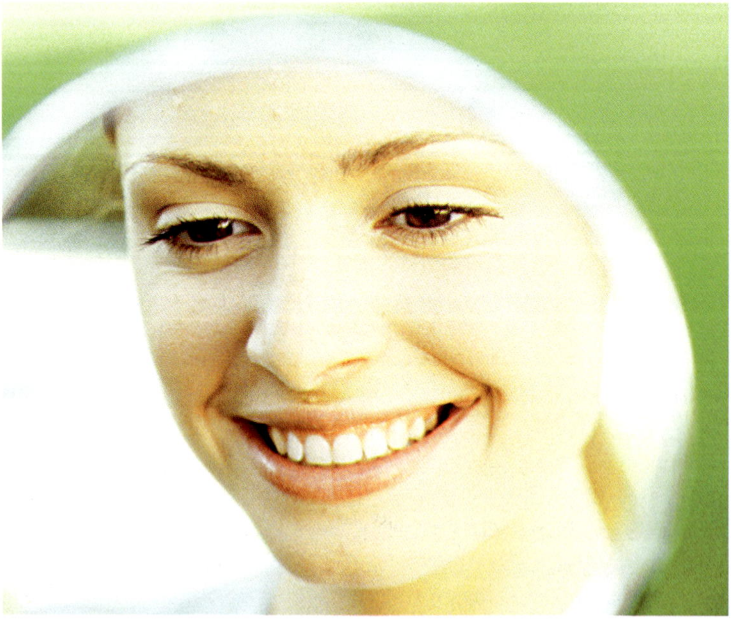

infección generalizada. La prevención de la erisipela se hace cuidando cualquier lesión que afecte a la integridad de la piel, desinfectándola convenientemente y procurando que cicatrice de la forma más aséptica posible para que así los gérmenes no puedan penetrar a planos más profundos.

Herpes zóster

El herpes zóster es una infección del sistema nervioso, pero la incluimos aquí porque su manifestación más visible afecta a la piel.

Consiste en una infección producida por un virus que se llama *virus varicela zóster* que es el mismo que produce la varicela. Generalmente afecta a adultos y surge como una reactivación del virus que ha quedado de forma residual en los ganglios nerviosos de la espalda después de haber padecido una infección que, incluso, puede haber pasado desapercibida por no haber producido sintomatología. Desde los ganglios, el virus se extiende por los nervios intercostales, cada uno de los cuales inerva una costilla y el territorio adyacente hasta las caras lateral y anterior del tórax.

Clínicamente se manifiesta por la aparición de una erupción de vesículas que se extienden linealmente siguiendo el trayecto del nervio afectado. También puede aparecer en nervios del cráneo afectando a los ojos (herpes oftálmico) o a la cara (herpes facial), pero estas formas de aparición son muy poco frecuentes en relación con la del tórax. Lo peor para el paciente es que el herpes es muy doloroso, con dolores que pueden afectar de forma selectiva el territorio afectado, pero que también pueden extenderse a otras zonas. El dolor puede durar meses después de pasada la infección y se ha observado que, cuanto antes se trate el herpes, menor suele ser la duración posterior del dolor (como en prácticamente todas las infecciones, el comienzo rápido del tratamiento es un factor importante en la evolución). El problema es que los pródromos son poco definitorios, puede aparecer astenia, algún síntoma de catarro o faringitis, prácticamente nunca fiebre y, en definitiva, no suele sospecharse la enfermedad hasta que no aparece la erupción de vesículas y los dolores tras un período de incubación de unas 2 semanas.

El herpes zóster es una infección del sistema nervioso producida por el mismo virus que produce la varicela.

El herpes zóster afecta con mayor frecuencia a los enfermos con déficit inmunitario, por lo que es una complicación que se presenta con cierta frecuencia en los enfermos que están recibiendo quimioterapia anticancerosa, en los enfermos con SIDA, y en los pacientes que pueden encontrarse convalecientes de alguna infección grave que ha supuesto una sobrecarga importante para el sistema inmunitario.

El tratamiento consiste en la utilización, repetimos que cuanto antes, de fármacos antivíricos como aciclovir o famciclovir, que suelen ser muy eficaces en la resolución de las lesiones de la piel (pero ello no quiere decir que el dolor no pueda persistir durante algún tiempo).

Infecciones con enfermedades previas

Las más importantes son las que se producen en el pie de los **pacientes diabéticos**. Son una de las complicaciones más frecuentes que sufren éstos, y una de las causas por las que hay que hospitalizar a estos pacientes durante períodos prolongados de tiempo. También son la principal causa de amputación (después de las amputaciones producidas por traumatismos).

Los diabéticos tienen trastornos en los vasos sanguíneos, que son el motivo de que la sangre llegue con dificultad a los territorios distales o lejanos de las extremidades (como es el caso de los pies). También suelen tener trastornos neurológicos. Todo esto hace que esté disminuida la capacidad de los mecanismos locales de defensa para controlar la infección, y que los gérmenes puedan proliferar y causar más infecciones en estos territorios sin que el paciente tenga grandes molestias y a veces no le dé demasiada importancia a una pequeña infección. El problema es no sólo que los gérmenes "campen a sus anchas" en estas localizaciones, sino que además el tratamiento es muy problemático porque al estar reducida la llegada de sangre también se reduce la cantidad de antibiótico que llega a la lesión, con lo que resulta muy difícil erradicar a los gérmenes causantes de la infección. El tratamiento debe hacerse con antibióticos muy potentes, administrados por vía intravenosa en forma de gotero. Muchas veces no queda más remedio que hacer una amputación, más o menos extensa, para impedir que se necrose el tejido y se establezca una gangrena que pudiera tener consecuencias fatales.

La mayor parte de las infecciones que producen el **"pie diabético"** pueden empezar a partir de una pequeña lesión de la piel, seguida de la penetración de bacterias y de una infección local. En el paciente no diabético estas heridas causan infecciones autolimitadas y suelen pasar desapercibidas, pero en el paciente diabético se complican y pueden llegar a producir trombosis y gangrena que son dos complicaciones muy graves. En los diabéticos que tienen trastornos neurológicos puede pasar desapercibido el dolor que los roces o las presiones pueden producir en los pies, y que pueden causar pequeñas heridas que luego se infectan. En todos los casos hay que recomendar que los pacientes diabéticos tengan especial cuidado con la higiene y lesiones de los pies haciendo una vigilancia extrema de cualquier tipo de alteración o solución de continuidad en la piel que pueda aparecer por pequeña o inofensiva que parezca.

Micosis

Las micosis son unas de las infecciones más frecuentes de la piel. La facilidad de su aparición se debe a que es muy fácil el contagio directo y a que, en algunas zonas de la piel, se dan condiciones muy favorables para el crecimiento de los hongos (humedad, calor). Su localización preferente son los pies o los pliegues de la piel, pelos y uñas. La transmisión se produce por contacto directo con animales infectados (generalmente perros y gatos) o por medio de fómites (ropa, peines, etc.) de una persona a otra, o a través de medios contaminados (agua en piscinas o en duchas colectivas de gimnasios, etc.).

Un mismo hongo puede producir diversos tipos de micosis y al revés, es decir una misma infección puede estar producida por diversos tipos de hongos.

Las infecciones más frecuentes son la tiña corporal, la tiña del pelo de la cabeza o de la barba, la pitiriasis versi-

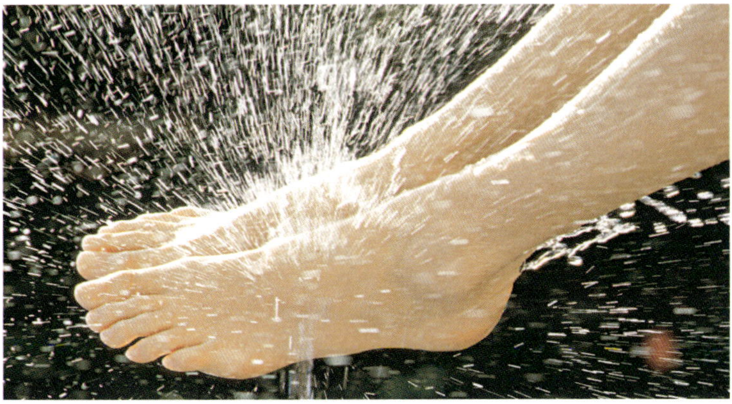

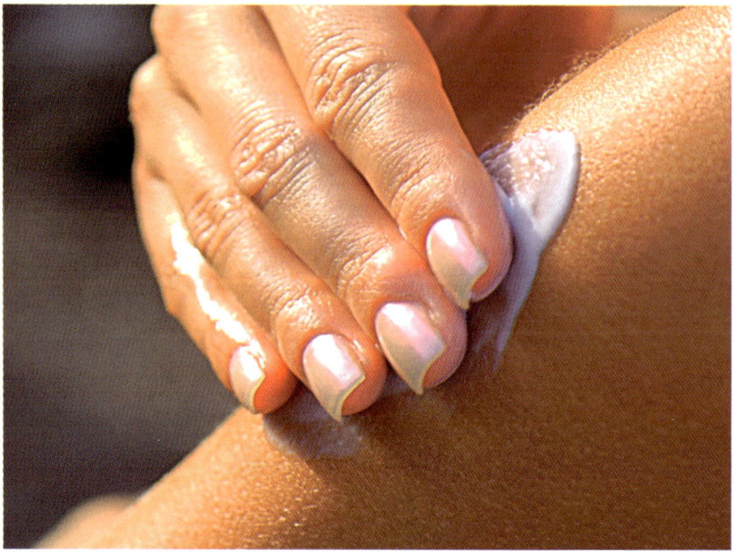

color que cursa con alteraciones del color de la piel y las candidiasis. Por lo general, el tratamiento de estas micosis superficiales puede hacerse en forma local con la aplicación de pomadas de antifúngicos (aunque cada vez es más frecuente el recurrir a la administración por vía oral de este tipo de medicamentos).

Mordeduras de animales

Las mordeduras y arañazos de los animales domésticos son lesiones bastante frecuentes y sólo un 10% son debidas a animales vagabundos. La mayor parte de estas lesiones (aproximadamente el 85%) son producidas por perros más o menos grandes, el 10% por gatos y un 4% por roedores. Las víctimas suelen ser personas menores de 20 años. En los niños, la mayor parte de las lesiones se producen en la cabeza o cuello, y en los adultos en las extremidades.

La tasa de infección por una mordedura de animal es baja, pero cuando se produce las consecuencias son muy graves, sobre todo si la lesión es en las manos.

La tasa de infección de una mordedura de animal es relativamente baja, pero cuando se produce las consecuencias son muy graves, sobre todo si la lesión es en las manos. Cuando se produce una lesión de este tipo, es necesario limpiar la herida completa y rápidamente con agua y jabón y, a continuación, con la aplicación de alcohol. Si las circunstancias lo requieren, hay que hacer la profilaxis del tétanos según citamos en otro lugar. La utilización de antibióticos puede ser profiláctica o de tratamiento de las heridas infectadas. La prevención antibiótica debe hacerse cuando el riesgo de infección o de deformidad causada por la lesión es alta, como por ejemplo en el caso de heridas punzantes que no pueden lavarse adecuadamente, heridas profundas en las manos que afecten a los tendones o los huesos y heridas en la cara en las que una cicatriz puede tener consecuencias estéticas imprevisibles. De todas formas, hay muchos partidarios de hacer siempre profilaxis en las mordeduras de perros o de humanos (que también las hay). El antibiótico más indicado en estos casos es la amoxicilina-ácido clavulánico (o la doxiciclina, si se es alérgico a la penicilina).

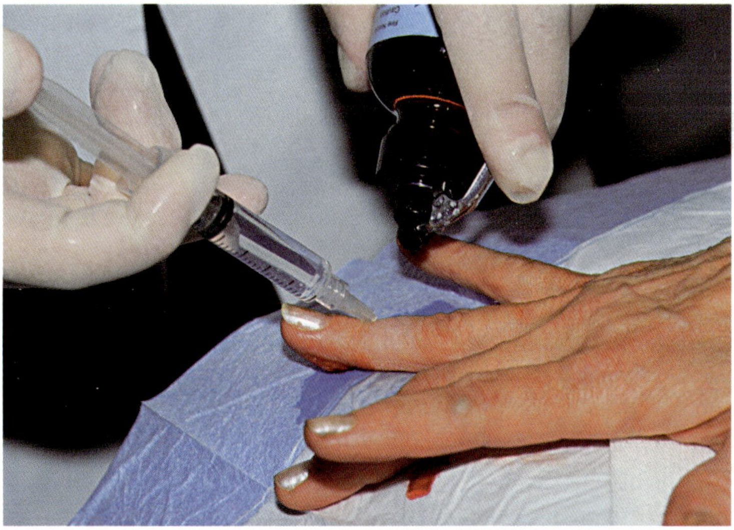

Inyección del tétano contra la mordedura de un perro

Cuando la herida está infectada, la bacteria que suele causar la infección suele ser una que se llama *Pasteurella multocida*, que habita en la flora de la boca de más de la mitad de los perros y también está presente en las uñas de los gatos. La infección se desarrolla dentro de las 48 horas posteriores al arañazo o mordisco, y se manifiesta por una inflamación y enrojecimiento en la zona lesionada, y también puede haber exudado y dolor local. El tratamiento ideal es la penicilina, y en los individuos alérgicos a ella la tetraciclina o la cefuroxima.

La incidencia de la rabia ha disminuido muchísimo, pero siempre hay que tener presente la posibilidad de contagio por mordeduras de animales salvajes (los domésticos suelen estar vacunados y no suponen un peligro real). Un ataque no provocado, no relacionado con el intento de manejo o de dar de comer a un animal aparentemente sano incrementa la posibilidad de que el animal esté rabioso (la rabia se describe en el apartado de infecciones del sistema nervioso central).

Infecciones músculo-esqueléticas

Osteomielitis

La osteomielitis es una infección del hueso y en las últimas décadas ha aumentado su incidencia por diversas circunstancias tales como la drogadicción por vía intravenosa, un mayor número de pacientes en unidades de diálisis, una mayor supervivencia de los enfermos con cáncer, los diabéticos e inmunodeprimidos, los accidentes de tráfico como causas de fracturas infectadas y el empleo, cada vez más frecuente, de prótesis sintéticas en cirugía ortopédica.

Los gérmenes pueden llegar hasta el hueso por distintos mecanismos (a través de la sangre procedente de alguna otra infección, por contigüidad a partir de un foco infeccioso próximo al hueso, por infección directa cuando hay un traumatismo con herida abierta, o por contaminación durante una intervención quirúrgica).

El germen que más frecuentemente produce la osteomielitis se llama *Staphylococcus aureus,* aunque también puede estar producida por muchos otros y no es infrecuente que en un mismo paciente la infección esté causada por dos o más gérmenes al mismo tiempo, recibiendo entonces el nombre de osteomielitis polimicrobiana.

Los síntomas más frecuentes de una osteomielitis son el dolor local, la fiebre, malestar general y la impotencia funcional (es decir, que no puede moverse bien el hueso afectado, y ello genera una incapacidad transitoria sin que el enfermo pueda realizar movimientos o desarrollar funciones habituales).

Al igual que lo que sucede con la mayor parte de las enfermedades infecciosas, es importante comenzar el tratamiento lo antes posible para evitar complicaciones. Los gérmenes que pueden producir una osteomielitis son muy variados pero, por lo general, disponemos de antibióticos suficientemente eficaces como para poder tratar una osteomielitis con muchas probabilidades de éxito. No obstante, hay un problema importante en el tratamiento y es que, en algunos huesos, la irrigación sanguínea no es muy elevada y ello tiene como consecuencia que los antibióticos llegan con cierta dificultad. Por ello, algunas veces la osteomielitis se puede cronificar y evolucionar muy lentamente, y hacer incluso necesario el realizar una intervención quirúrgica de limpieza de la zona. Esto es lo que hay que evitar, instaurando un tratamiento precoz y eficaz en cuanto se sospeche su presencia.

Infecciones articulares

Las infecciones articulares más frecuentes son las **artritis sépticas**. Los gérmenes, procedentes de alguna infección próxima o de un cuadro infeccioso generalizado, llegan a la

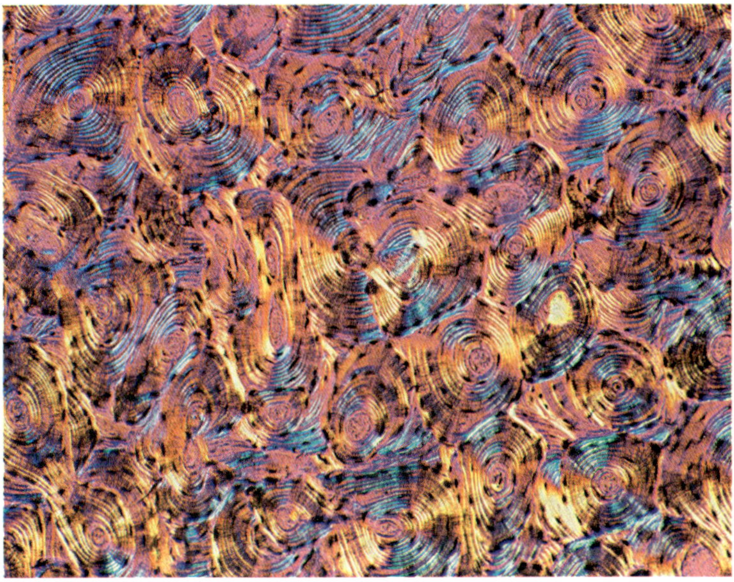

Hueso visto al microscopio

membrana sinovial que envuelve a las articulaciones y desde allí producen su acción patógena. Lo primero que suele suceder es una inflamación con secreciones, que dan lugar a un derrame articular. La articulación aparece enrojecida, tumefacta, caliente y dolorosa, por lo que su funcionamiento normal está seriamente impedido. En un segunda fase, puede empezar a producirse pus y también comienza a desarrollarse una destrucción de las estructuras articulares (sobre todo del cartílago) que puede ser tremendamente peligrosa porque puede dificultar la recuperación total de la función articular.

Las articulaciones en las que más frecuentemente puede producirse una artritis séptica son las rodillas, las caderas, las articulaciones vertebrales, el hombro, la articulación sacro-ilíaca, las muñecas y los tobillos.

Es importante tener presente que algunas enfermedades favorecen la aparición de artritis séptica. Entre estas alteraciones destacan la **artritis reumatoide** y la **endocarditis infecciosa**. En los pacientes con artritis reumatoide puede ser difícil diagnosticar una artritis séptica, porque cualquier alteración articular se suele pensar que está en relación con el proceso reumático, pero son dos cosas diferentes. Por ello, se suele tardar más de 1 semana en diagnosticar a estos pacientes que además no tienen fiebre en el 50% de los casos (lo que es una dificultad añadida para el diagnóstico). En consecuencia, es muy importante en los pacientes reumáticos prevenir o tratar contundentemente cualquier proceso infeccioso que pueda aparecer, especialmente las infecciones cutáneas, e iniciar (ante la sospecha de artritis séptica) un tratamiento eficaz agresivo que evite su evolución hacia formas más graves lo antes posible.

Aunque la mayoría de las veces el germen que produce la artritis séptica es el *Staphylococcus aureus,* puede que en algunas ocasiones la cosa no esté tan clara y sea necesario extraer líquido articular para hacer un cultivo y saber qué germen es el que está produciendo la infección. Para extraer este líquido es necesario introducir una aguja en la articulación practicando una artrocentesis (que suele ser menos dolorosa de lo que en principio pudiera pensarse).

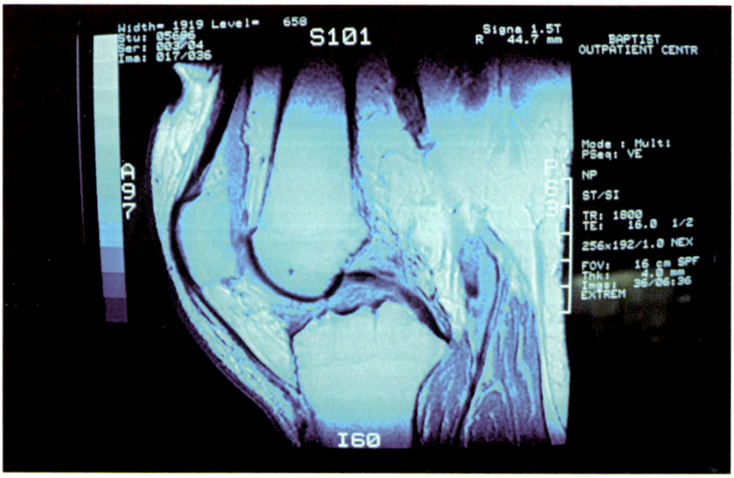

Radiografía de la articulación de la rodilla

Infecciones buco-dentarias

La boca es un ecosistema abierto con una gran variedad y cantidad de gérmenes. Las infecciones buco-dentales son de gran importancia por su frecuencia, y es importante tratarlas adecuadamente para evitar que progresen. Se admite que hay dos tipos de infecciones buco-dentales: las odontogénicas (las que están relacionadas con los dientes) y las no odontogénicas.

La **caries** es la infección odontogénica más frecuente y está producida sobre una alteración de la estructura básica de los dientes, que se produce de una forma progresiva pero que va desmineralizando el esmalte dental hasta que aparece la lesión claramente. Cuando está afectado el esmalte, el tratamiento consiste únicamente en medidas higiénicas de lavado frecuente y aplicación de flúor, pero cuando la alteración se extiende al esmalte y la dentina, es preciso hacer una intervención dental. Cuando la caries progresa, se produce una infección que recibe el nombre de pulpitis, que a su vez puede ir penetrando en el diente produciendo un absceso alveolar y llegando incluso al hueso mandibular (ocasionando una osteomielitis). El tratamiento ideal es el drenaje de la infección, que conocen muy bien los odontólogos, pero si no es posible llevar a cabo este drenaje, hay que iniciar un tratamiento con antibióticos (que no siempre es sencillo debido a la variedad de las bacterias que pueden haber producido la infección).

La **gingivitis** es una infección de la encía que puede tener su origen en una infección dental previa. Hay algunas clases de gingivitis como son las del embarazo y la producida por *Actinomyces* que no necesitan más tratamiento que medidas higiénicas elementales. El resto de las gingivitis hay que tratarlas con antibióticos por dos razones: porque pueden evolucionar hacia una forma grave (que se llama gingivitis ulceronecrótica aguda), y porque pueden dar lugar a una periodontitis, que produce una destrucción del tejido conectivo y del hueso alveolar adyacente y resulta complicado tratarla.

Hay dos tipos de infecciones buco-dentales: las odontogénicas (las que están relacionadas con los dientes) y las no odontogénicas.

El mayor problema que representan las infecciones bucodentales son las complicaciones que pueden producir.

Cuando se realiza una intervención dental sobre una zona con gérmenes se facilita el paso de los microorganismos a la sangre produciéndose una **bacteriemia**, que quiere decir presencia de bacterias en la sangre. Una vez en la sangre las bacterias pueden llegar a distintos territorios y producir allí una infección. Un caso típico es la producción de endocarditis por una bacteria que se llama *Streptococcus viridans* y que suele estar presente en las infecciones dentales y, desde esta localización, puede llegar a través del torrente sanguíneo al corazón, dando lugar a una infección en su capa más interna en pacientes que previamente tenían ya algún tipo de lesión cardíaca. La endocarditis es una infección grave y, a su vez, puede dar lugar a múltiples complicaciones.

Por ello es importante hacer profilaxis de estas complicaciones administrando antibióticos antes de que pueda producirse la bacteriemia. Se recomienda hacer profilaxis antibiótica antes de cualquier procedimiento dental a pacientes que tengan cualquiera de las siguientes enfermedades: alteraciones congénitas del corazón, enfermedad reumática de las válvulas del corazón, coartación de la aorta, prótesis valvular cardíaca, miocardiopatía hipertrófica o hayan tenido previamente una endocarditis. En resumen, es importante que cualquier paciente que tenga o haya padecido una enfermedad cardíaca se lo comente al odontólogo antes de realizar cualquier tipo de intervención.

Como la mayor parte de las veces, lo que pone en marcha una infección bucodental es la presencia de una caries, es muy importante prevenir la aparición de esta enfermedad llevando a cabo una buena higiene dental, que pasa básicamente por una adecuada aportación de flúor y el lavado frecuente de los dientes que es imprescindible después de cada comida.

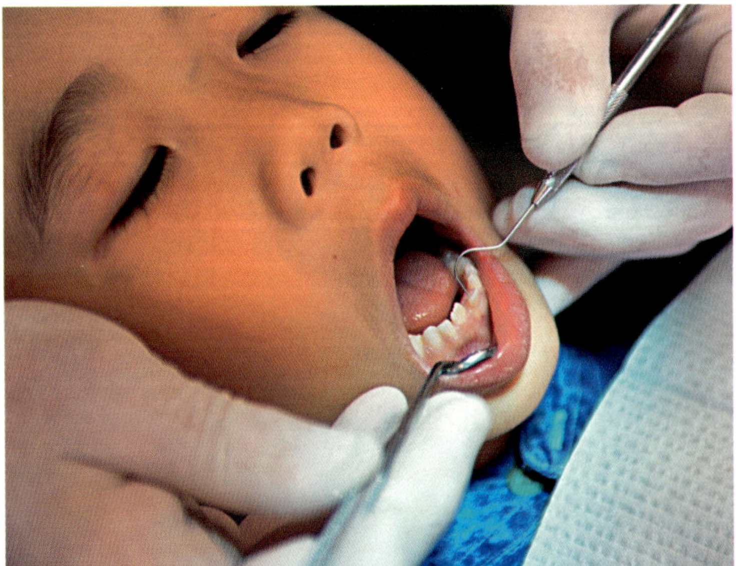

Enfermedades producidas por parásitos

Pertenecen a este grupo algunas enfermedades que ya han sido citadas en algún otro apartado como es el caso de las parasitosis de transmisión sexual o el paludismo. Aquí citaremos las que no han sido incluidas en otros apartados.

Parasitosis intestinales

Las **lombrices** (*Enterobius vermicularis*) son pequeños gusanos blancos que producen una parasitosis intestinal muy frecuente en nuestro medio. La infestación tiene lugar tras la ingestión de huevos, con el desarrollo de las larvas en la pared del intestino. Los gusanos adultos y las hembras miden 1 cm, y 2 ó 3 cm los machos. Habitan en los últimos tramos del intestino, desde donde las hembras emigran al ano durante la noche y ponen los huevos en la piel de alrededor del orificio anal. La transmisión es por vía fecal-oral siendo fácil la diseminación del gusano ya que los huevos se hacen infectivos rápidamente después de ser expulsados y persisten mucho tiempo en los fómites (ropa interior, ropa de cama, juguetes, etc.) y también sobreviven en el polvo de las puertas y alfombras de las habitaciones de personas infectadas. El polvo, con huevos, puede ser inhalado o deglutido y producir la infección. El picor intenso que produce alrededor del ano se debe a la emigración de las hembras y provoca frecuentemente el rascado de la zona; los niños, al llevarse los dedos contaminados con huevos a la boca pueden hacer que la infestación permanezca y transmitirla a otros huéspedes. La infestación es muy frecuente en los niños y, aunque muchas veces no produce síntomas, lo más común es que dé lugar a un intenso picor anal, sobre todo por las noches, insomnio, cansancio e irritabilidad.

El tratamiento, que se hace con una sustancia que se llama pamoato de pirantel, hay que hacerlo de forma simultánea a todos los miembros de la familia para evitar reinfestaciones. También es recomendable lavar en programas de agua caliente (60 °C) la ropa interior y de cama para eliminar los huevos de *enterobius* que puedan quedar. Se recomienda repetir el tratamiento al cabo de dos semanas para asegurar la eliminación del parásito.

El *Ascaris lumbricoides* es un gusano intestinal redondeado, de color rosa, de 20-35 cm de longitud, que habita en el intestino delgado y que infecta en el mundo a unos 700 millones de personas, aunque en España no es muy frecuente. La infestación se produce por ingestión de huevos que han sido previamente expulsados por las heces de una persona infectada. Los huevos del *Ascaris* deben permanecer y madurar en el suelo unos 15-20 días antes de hacerse infecciosos. Cuando se ingieren, llegan al intestino delgado donde se liberan las larvas y, desde allí, pueden emigrar por la sangre al corazón, hígado y pulmones. Pueden producir hepatitis, neumonitis, fiebre, tos y síntomas de alergia. Las principales medidas preventivas consisten en tratar a las personas infestadas y llevar hábitos higiénicos en el tratamiento de las heces, evitando contaminar cualquier zona frecuentada por niños o el agua que se emplee para el riego de hortalizas, y lavarse escrupulosamente las manos tras defecar y antes de comer o manipular alimentos.

Las **tenias** requieren la participación de uno o más huéspedes intermediarios para completar su ciclo vital. Los huevos son eliminados con los excrementos del primer huésped y se depositan en el suelo. Entonces son ingeridos por un huésped intermediario, desde donde salen las larvas que penetran en los tejidos y forman quistes. El ciclo se completa cuando estos quistes son ingeridos con la carne de la alimentación por el huésped definitivo (que es el que desarrolla la enfermedad). Las dos enfermedades más frecuentes producidas por las tenias son la cisticercosis que produce la *Taenia saginata* y la parasitosis por *Taenia solium*. La *Giardia lamblia* es un protozoo dotado de flajelos que parasita el intestino y causa muy frecuentemente diarreas, sobre todo crónicas, en todo el mundo. Su tamaño es microscópico y se transmite por las aguas y los alimentos contaminados, y también de persona a persona en forma de quistes. En este último caso, la transmisión es frecuente entre niños que acuden a guarderías, población con higiene escasa, personas que residen en instituciones, y homosexuales activos que tienen una tasa de infestación de hasta el 20%. En EE UU aparece en el 7% de los exámenes de heces que se hacen por cualquier causa, y en los países en vías de desarrollo está presente en el 30% de los niños menores de 10 años.

El tratamiento para las lombrices hay que hacerlo de forma simultánea a todos los miembros de la familia para así evitar reinfestaciones.

Después de la ingestión de los quistes, hay un período de incubación de 1-2 semanas tras las que aparece una diarrea aguda que puede cronificarse. El paciente presenta malestar general, vómitos, anorexia y puede tener eructos con sensación de acidez intensa. Al comienzo de la enfermedad, hay deposiciones profusas y acuosas, pero más tarde se convierten en grasientas y muy malolientes. Lo más característico es que la diarrea dura bastante tiempo con síntomas entre 7 y 10 días lo que suele provocar importantes pérdidas de peso de hasta 5 kg en los pacientes adultos y en el 50% de los casos. Cuando se convierte en una diarrea crónica, los pacientes suelen presentar una sensación de malestar general, laxitud, molestias abdominales y en la boca del estómago que aumentan con la ingesta de alimentos, y heces grasientas. A menudo se alternan períodos de diarrea con fases de estreñimiento.

Debe pensarse en una infestación por este parásito siempre que haya una diarrea crónica. El diagnóstico se hace por la detección del parásito en las heces del enfermo. El tratamiento con una sustancia que se llama metronidazol tiene una eficacia del 95% pero también hay otras alternativas.

El tratamiento de las tenias con metronidazol tiene una eficacia del 95%, pero también hay otras alternativas.

Lo más importante de la infección producida por este parásito es que la evolución crónica puede llevar a una alteración intestinal que se manifiesta por una absorción deficiente de los alimentos, por lo que el paciente puede evolucionar hacia una desnutrición importante.

Hay un tipo de **disentería** producida por una ameba, la *Entamoeba histolytica*, que es bastante frecuente en países tropicales y que constituye un serio peligro para los que viajan a esas zonas. Se calcula que más del 10% de todos los habitantes del mundo está infectados por esta ameba y cada año, excluida China de la que no se tienen datos muy fiables, se producen en el mundo 50 millones de casos de esta disentería con unas 100 000 muertes como resultado Las amebas son protozoos intestinales que se mueven por pseudopodos. Forman quistes y su ciclo vital se divide en dos fases: la fase de crecimiento y la fase de enquistamiento (que es la forma infecciosa). La transmisión se realiza por contaminación de aguas y alimentos, ya que se elimina por las heces, y también por contacto directo (como sucede en varones homosexuales).

La enfermedad suele comenzar de forma gradual en el transcurso de 1 a 3 semanas, instaurándose una diarrea con abundantes deposiciones, muchas veces con sangre y marcado deterioro del estado general por la pérdida tan abundante de líquidos que supone. La evolución puede ser más grave en los niños, las embarazadas y en los pacientes que tienen algún otro tipo de enfermedad.

Son importantes las complicaciones que se pueden producir: colitis fulminante, megacolon tóxico y la instauración de un síndrome disentérico crónico. Las amebas pueden producir también quistes en el hígado que, a veces, pueden infectarse y dar lugar a un absceso hepático.

La ameba *Entamoeba histolytica*, bastante frecuente en países tropicales, constituye un serio peligro para los que viajan a esas zonas.

Aunque disponemos de diversos tipos de tratamientos, no siempre resultan eficaces, por lo que es importante la prevención de la enfermedad. En este sentido es necesario erradicar la contaminación fecal de los alimentos y el agua. Los alimentos que con más frecuencia se contaminan son las verduras frescas que crecen a ras de suelo como las lechugas. Las mejoras en la gestión de los desperdicios y la purificación del agua son las mejores medidas preventivas.

Parasitosis no intestinales

- La **triquinosis** está producida por la *Trichinella spiralis* que es un gusano redondeado. Esta enfermedad, que es de declaración obligatoria, se produce por la ingestión de carne, no cocida, de cerdo o jabalí que contiene larvas de *Trichinella* enquistadas. Las larvas se liberan en el intestino delgado, transformándose en gusanos adultos (miden de 2 a 4 mm) que atraviesan la pared del intestino, llegan a la sangre y van a parar a los músculos donde se enquistan. Los cerdos y los jabalíes mantienen el ciclo y pueden infectarse al comer ratas parasitadas, que a su vez se infectaron al comer despojos de cerdos o ratas mismas ya que estos animales tienen un alto grado de canibalismo. La enfermedad puede empezar a manifestarse 1 ó 2 días después de haber ingerido la carne contaminada con síntomas como fiebre, dolor abdominal, náuseas y diarrea. Aproximadamente en 1 semana, las larvas invaden los músculos y pueden aparecer hinchazón de los párpados, conjuntivitis, dolores musculares intensos y debilidad generalizada. En los casos más graves, pueden aparecer trastornos neurológicos, meningitis y accidentes cerebro-vasculares como hemorragias o trombosis. El tratamiento es difícil porque no tenemos un fármaco que sea eficaz contra las larvas; por ello, lo mejor que se puede hacer es evitar el contagio no consumiendo embutidos de cerdo o jabalí fabricados de forma casera. También hay que evitar el consumo de carne de animales posiblemente parasitados. El calentamiento adecuado, al menos a 77° en todas las zonas del cerdo, mata las larvas de triquina que pudiera tener la carne. El examen, con microscopio, buscando quistes de triquina en las carnes sospechosas (diafragma, lengua, músculos intercostales etc.) antes de ingerirlas puede dar una falsa sensación de seguridad ya que las larvas solamente se detectan en los animales muy parasitados, pero no si hay pocas larvas (y, estos casos, son igualmente peligrosos).

La triquinosis se produce por la ingestión de carne no cocida de cerdo o jabalí que contiene larvas de *Trichinella* enquistadas.

- Los **quistes hidatídicos** o **hidatidosis** los produce en el hombre el *Echinococcus granulosus,* que es una tenia. El perro aloja al gusano adulto y adquiere el parásito al comer vísceras crudas de ovejas u otros animales contaminados. Los gusanos adultos miden aproximadamente 1 cm y habitan en el intestino delgado del perro, produciendo huevos que son excretados por las heces. El hombre se infecta al ingerir los huevos del parásito a partir del agua, o los alimentos contaminados por heces de perros o por contacto estrecho con un perro infestado (a través, por ejemplo, de los lametones o por transmisión mano-boca). Una vez ingeridos los huevos, se rompen en el interior del intestino y los embriones emigran por la sangre al hígado, o a los pulmones. Lo más frecuente es que una vez que han llegado al hígado las larvas se desarrollen dando lugar a quistes, a veces de gran tamaño. Es bastante frecuente que estos quistes hidatídicos no produzcan síntomas y se diagnostiquen solamente por el aumento de tamaño del hígado o porque se rompen y el líquido que contienen da lugar a una reacción alérgica muy llamativa.El tratamiento de los quistes hidatídicos es generalmente quirúrgico, realizando una intervención para extraer el líquido que contienen y todas las membranas que ha producido la tenia. La prevención de la hidatidosis debe hacerse con una buena higiene personal y un control adecuado de la infestación y de los perros, evitando que coman despojos y desparasitándolos periódicamente.

- *Trichomonas vaginalis* en un protozoo flajelado que produce una infección vaginal (vaginitis), que se conoce con el nombre de **tricomoniasis**. La transmisión se produce preferentemente, aunque no únicamente, por contagio sexual. Su incidencia es más elevada en mujeres con múltiples parejas sexuales, y en los grupos que tienen otras enfermedades de transmisión sexual. Los varones infectados actúan como reservorio. En las mujeres, el período de incubación dura entre 5 y 28 días. Los síntomas suelen consistir en un aumento del flujo vaginal con secreciones malolientes, picores, malestar en la parte inferior del abdomen y dolor durante el coito. A la vaginitis suele asociarse con cierta frecuencia una infección urinaria. En el hombre es muy raro que produzca síntomas, pero pueden aparecer: es la **epididimitis**, una infección del conducto que une los testículos con la uretra y úlceraciones superficiales en el pene. El tratamiento de la tricomoniasis se hace con una sustancia que se llama metronidazol y es muy eficaz. Hay que tratar también a la pareja de la mujer infectada para terminar con el reservorio que puede suponer.

Parasitosis por artrópodos

Los artrópodos son animales invertebrados que tienen apéndices articulados, como si fueran patas, unidos a un cuerpo segmentado. Muchas especies de artrópodos (fundamentalmente insectos y arácnidos) pueden producir enfermedades en el hombre parasitando la superficie corporal, pero la mayoría de los artrópodos que resultan interesantes para la medicina actúan como transmisores de enfermedades.

Artrópodos parásitos

Son pequeños insectos sin alas que desarrollan su ciclo vital completo en el hombre. Poseen un aparato bucal adaptado para perforar la piel humana, ya que su alimento es la sangre que obtienen durante las picaduras. Son visibles a simple vista porque tienen unos 3 mm de longitud. Tienen un cuerpo dividido en 3 segmentos, antenas cortas y potentes en la cabeza, y tres pares de patas dotadas de uñas en forma de garras que les permiten asirse al pelo del parasitado.

El **piojo de la cabeza** deposita sus huevos en el pelo (liendres) a unos 2 cm de la raíz. Cada hembra deposita de 100 a 300 huevos. Las **liendres** se fijan al cabello con una especie de cemento secretado por la hembra, lo que hace muy difícil desprenderlos del pelo. Los huevos se rompen a los 5-10 días, dando lugar a las larvas de aspecto adulto que maduran en 1-2 semanas. Tanto las larvas como los adultos se alimentan de sangre. Sólo pueden ingerir pequeñas cantidades de sangre, por lo que tienen que picar muchas veces al día y a intervalos muy cortos. Contrariamente a lo que se piensa, el piojo de la cabeza no prefiere los cabellos sucios, ya que la suciedad dificulta su movilidad y capacidad de alimentación. Por eso es fácil que se contagie una persona con alta higiene cuando contacta con una persona infestada. También es un error pensar que el piojo de la cabeza prefiere los cabellos largos, porque tienen más dificultades para acceder al cuero cabelludo que es donde obtiene su alimento, debiendo recorrer más distancia. El piojo ni vuela ni salta, se transmite de persona a persona por contacto directo o por la ropa u objetos de aseo contaminados (como pueden ser los peines). Tampoco es cierto que los piojos afecten sólo a los niños, en realidad pueden aparecer a cualquier edad. La infestación no es un problema veraniego a propio de climas cálidos; suele presentarse más en otoño, pero tampoco existe una gran diferencia entre las distintas estaciones del año. El diagnóstico se hace porque causa muchos picores y porque pueden verse los piojos adultos o las liendres a simple vista mediante un examen cuidadoso del pelo. El tratamiento del piojo del pelo se hace con champús o lociones insecticidas.

Contrariamente a lo que se piensa, el piojo de la cabeza no prefiere los cabellos sucios ni los cabellos largos.

El **piojo del cuerpo** no requiere tratamiento, pero hay que descontaminar las ropas con calor o insecticidas. En todo caso es muy importante detectar y tratar rápidamente a las personas infestadas porque la diseminación de este parásito se realiza de una forma extraordinariamente rápida.

Para la prevención es importante limitar los contactos de niños infestados en edad escolar ya que la transmisión en colegios, guarderías e institutos es una de las fuentes de infestación más frecuentes en nuestro medio. La eliminación mecánica de los piojos, en especial de las liendres, es muy importante, además de la utilización de los correspondientes insecticidas. Para ello, se suelen utilizar peines de púas gruesas y con poca separación entre ellas.

El **piojo del pubis** o **ladilla** y los ácaros que producen la sarna se han citado entre las enfermedades de transmisión sexual.

Artrópodos transmisores de enfermedades

Algunos artrópodos son frecuentemente transmisores de enfermedades; algunos de ellos **actúan como vectores**, es decir, albergan un microorganismo parásito y lo transmiten de un individuo a otro. A continuación, citamos solamente los más importantes:

- Las PULGAS son transmisoras de la peste y del tifus. Las garrapatas transmiten la fiebre recurrente, la enfermedad de Lyme y la fiebre botonosa americana.
- Los MOSQUITOS pueden transmitir diversas infecciones: el *Anopheles* transmite el paludismo, el mosquito de la arena (*Phlebotomus*) transmite el kala-azar y la leishmaniasis cutánea, y el *Aedes aegypti* la fiebre amarilla.
- Las CHINCHES transmiten la enfermedad de Chagas o tripanosomiasis americana.
- La MOSCA TSE-TSÉ es transmisora de la enfermedad del sueño o tripanosomiasis africana.
- Los PIOJOS transmiten el tifus y la fiebre de las trincheras o espiroquetas de la fiebre recurrente.

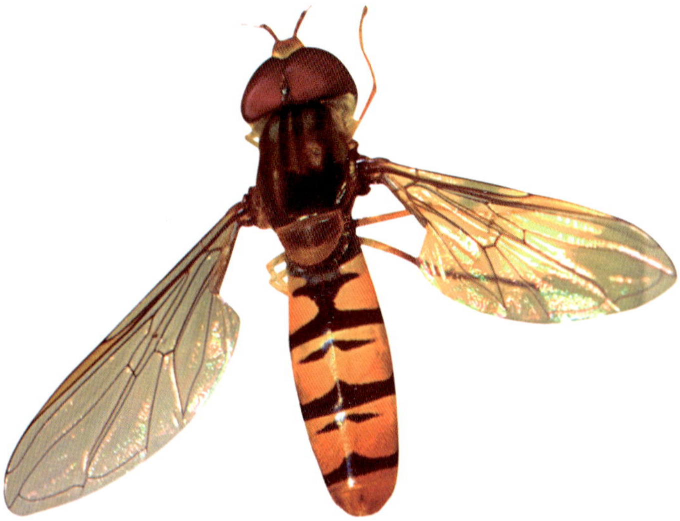

Otros artrópodos **actúan como meros transmisores mecánicos de la enfermedad**. Por ejemplo, las MOSCAS normales y corrientes pueden vehiculizar heces de gato que contienen quistes de un parásito que se llama *Toxoplasma gondii*, o pueden transmitir *Salmonella enteritidis* y contaminar posteriormente a los alimentos. En estos casos, los artrópodos no actúan como vectores sino como simples transmisores mecánicos del agente infeccioso.

Como puede verse, muchas de estas infecciones no se citan en este libro porque su frecuencia de aparición en España es muy baja debido a una relativamente buena sanidad ambiental (por condiciones climáticas fundamentalmente) que hace que la mayor parte de estos agentes transmisores no abunden en nuestro país. Pero, de todas formas, conviene saber que existen porque pueden aparecer de vez en cuando, y porque los viajes a países tropicales suponen un riesgo importante de contraerlas. También conviene saber que existen para no bajar la guardia y tener a punto las medidas de desinsectación de forma permanente.

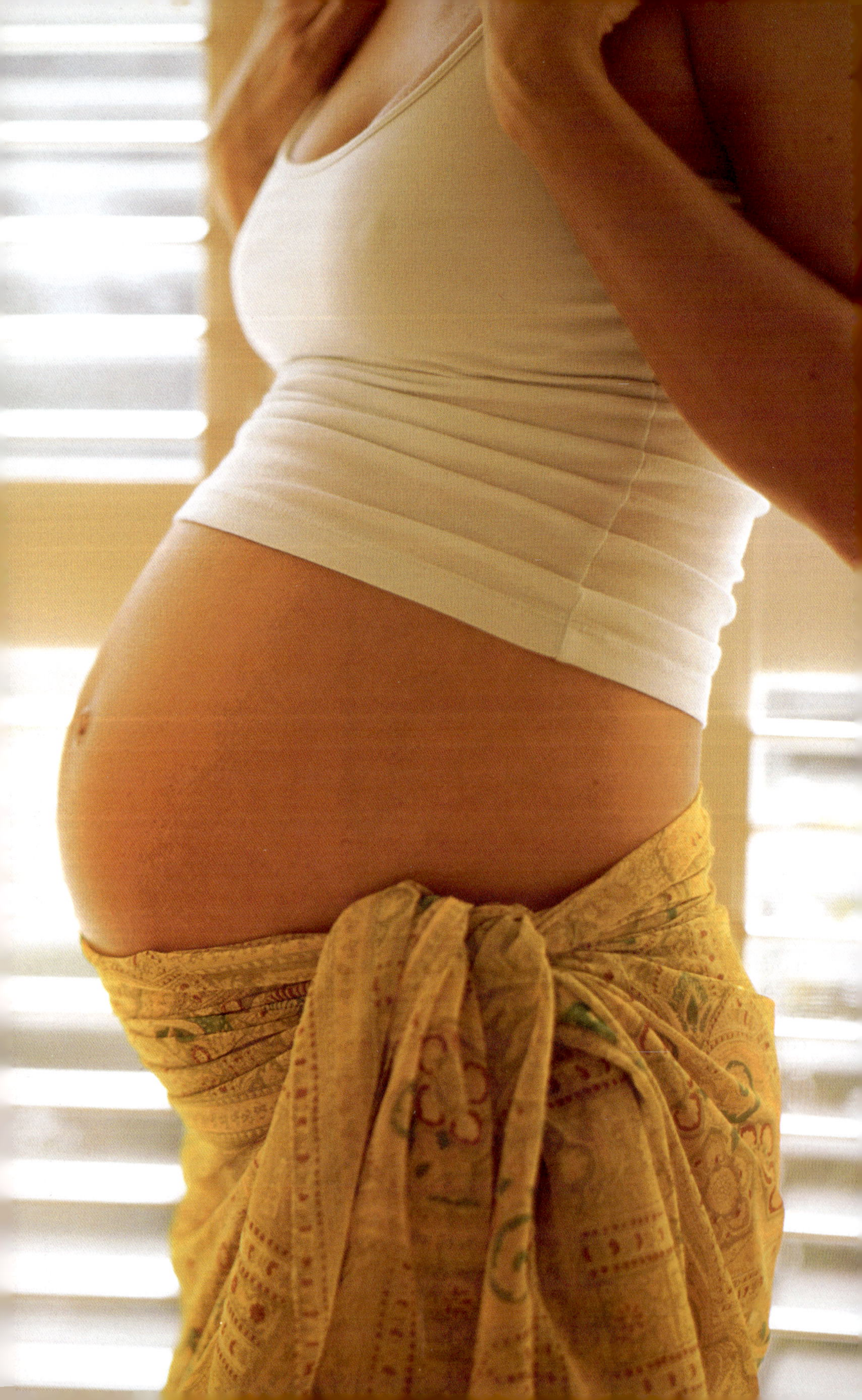

Enfermedades infecciosas en grupos especiales: ancianos, niños y embarazadas

Ancianos

Las enfermedades infecciosas son la mayor causa de mortalidad en el anciano (en mayor medida cuanto más avanzada sea su edad). Esto sucede no sólo dentro de los hospitales, donde representan una de las causas más frecuentes de ingreso de los ancianos así como una complicación habitual en la evolución del anciano ingresado por otras causas, sino también fuera del hospital (tanto los que viven en residencias como los que habitan en su domicilio familiar).

Las enfermedades infecciosas son más frecuentes en los ancianos que en la población adulta joven y hay varias **razones** que justifican esta alta frecuencia:

- En el anciano existe un **envejecimiento de los órganos y sistemas,** que los convierte en más susceptibles a la colonización y acción de los gérmenes. Muchos ancianos tienen **problemas nutricionales** porque no pueden o no siguen una alimentación adecuada. Además, el anciano suele padecer algún otro tipo de enfermedad que mina su resistencia o que favorece la penetración de gérmenes en el organismo.

- Lo más importante que sucede en el anciano, y que facilita la aparición de las infecciones, es que su **sistema inmunitario** es **menos potente** que en el adulto joven y, como es sabido, la buena situación de las defensas inmunitarias es la mejor garantía para poder librarse del contagio de una enfermedad infecciosa o para vencerla una vez establecida.
- La consecuencia de todo ello es que las enfermedades infecciosas son más frecuentes en el anciano, son más **insidiosas** o, por decirlo de otra manera, con una sintomatología muchas veces poco clara, son más **graves** y además **se suelen complicar** con otras enfermedades preexistentes. La conclusión de todo ello es que, en el anciano, la morbilidad y la mortalidad causada por este tipo de enfermedades es elevada.

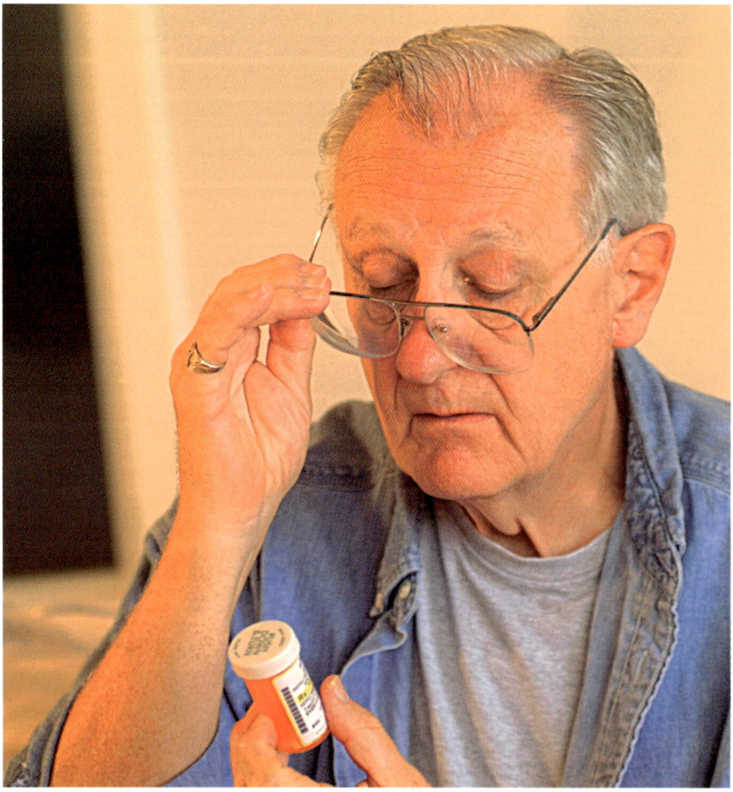

Las infecciones más frecuentes en los ancianos son las siguientes:

Neumonías

Su incidencia anual es muy alta y se incrementa con la edad. Entre los 65 y 74 años las neumonías son responsables del 2% de los fallecimientos, entre los 75 y 84 años del 4%, y del 7% de los fallecimientos cuando la edad supera los 85 años.

Infecciones urinarias

Son las infecciones más frecuentes en los ancianos. La proporción mujer/hombre en adultos jóvenes es de 30/1 y a los 65 años es de 2-3/1. Por encima de los 80 años, entre el 25 y 50% de las mujeres y el 20-25% de los varones, tienen bacterias en la orina.

Infecciones gastrointestinales

En los ancianos son muy frecuentes las infecciones que afectan a la vesícula biliar por lo que, siempre que haya síntomas de infección abdominal, conviene pensar en la posibilidad de que exista una alteración en las vías biliares sobre todo si el anciano tiene antecedentes de la presencia de cálculos biliares.

Infecciones dermatológicas

En la piel son frecuentes las infecciones por herpes zóster que muchas veces están relacionadas con el descenso de las defensas inmunitarias del anciano.

Otras infecciones frecuentes en los ancianos son las osteoarticulares, la tuberculosis y, con menos frecuencia, el tétanos.

La **utilización de fármacos antimicrobianos** en los ancianos también tiene sus peculiaridades, y no se pueden manejar de la misma manera que cuando se administran a un paciente joven. La principal diferencia estriba en que **la función renal en los ancianos suele estar deteriorada**. Como muchos antimicrobianos se eliminan del organismo a través del riñón, cuando este órgano no funciona suficientemente bien, su eliminación se retrasa. La consecuencia es que, si se utilizan las mismas dosis en el anciano que en un adulto joven, los antimicrobianos pueden irse acumulando en el organismo y llegar a alcanzar concentraciones tóxicas que agraven la situación del paciente. Estas modificaciones no afectan a todos los medicamentos, pero como regla general no conviene administrarle ningún antimicrobiano a un anciano sin consultar con el médico (no sólo sobre cuál es el medicamento más indicado, sino también a qué dosis hay que administrarlo).

Por otro lado los tratamientos con antibióticos en el anciano suelen ser más prolongados y, por lo tanto, son más susceptibles de producir reacciones adversas que complican la evolución de la infección, o que obligan a suspender el tratamiento y buscar otro antibiótico.

Entre un tercio y la mitad de los ancianos no realizan correctamente el tratamiento indicado, y más del 90% toman dosis inferiores a las que se les ha prescrito.

En el anciano, además, el tratamiento de la enfermedad infecciosa suele ir acompañado de otros tratamientos que esté recibiendo el paciente por la presencia de enfermedades concomitantes. En estas circunstancias, es frecuente que se produzcan interacciones entre los fármacos que se estén administrando. Estas interacciones consisten en que un fármaco puede modificar el efecto del otro, y son una fuente frecuentemente de producción de toxicidad (aunque cada uno de los medicamentos se esté administrando a las dosis habituales).

Otro problema añadido en los ancianos es la falta de cumplimiento, es decir, que no se siguen bien las pautas de tratamiento indicadas por el médico. Hay distintos estudios en los que se ha llegado a la conclusión de que entre un tercio y la mitad de los ancianos no realizan correctamente el tratamiento que se les ha indicado, y más del 90% toman dosis inferiores a las que se les ha prescrito. Esto tiene graves consecuencias, no sólo desde el punto de vista sanitario porque no se cura bien la infección o porque induce a la aparición de resistencias, sino también desde el punto de vista económico. En Canadá, que tiene menos población que España, se calcula que las pérdidas anuales por no seguir bien los tratamientos únicamente en lo que a pacientes crónicos se refiere son de aproximadamente 3 500 millones de dólares.

En conjunto, como puede verse, no es nada fácil tratar las infecciones en el anciano así que **no conviene tomar ninguna iniciativa** sin contar con el médico. Por ello, en el anciano tienen mucha trascendencia las medidas preventivas, que deben ir dirigidas a evitar cualquier factor que aumente el riesgo de que el anciano contraiga una enfermedad infecciosa, lo que implica cuidar al máximo

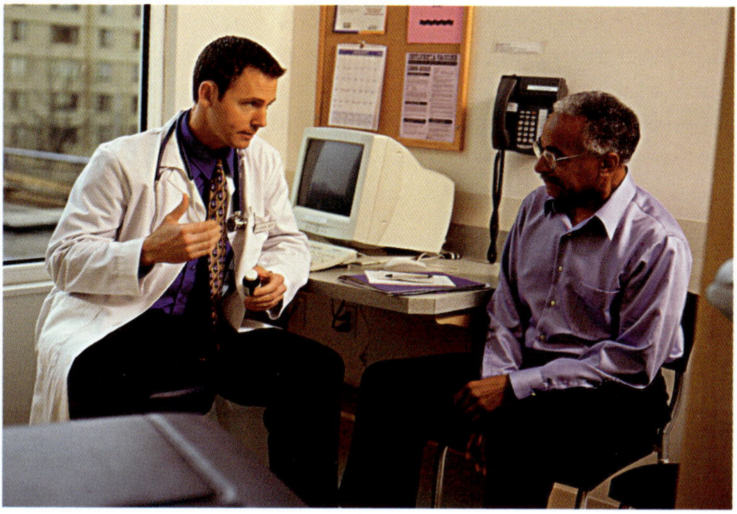

las medidas de higiene y alimentación. Puntos importantes para ello son el cuidado de la boca, las uñas, los pliegues de la piel, la ropa personal y de la cama y el material de curas (si tiene alguna herida que exija este tipo de cuidados). También hay que vigilar la toma de alimentos en los ancianos que tienen dificultades para tragarlos normalmente.

Por lo que respecta a las vacunas, hay que poner un cuidado muy especial en que el anciano cumpla estrictamente el calendario vacunal que le concierne. Hoy conocemos ya suficientemente la eficacia de las vacunas antivíricas y anticatarrales, por lo que hay que utilizarlas en los ancianos lo más ampliamente posible.

Infecciones en pediatría

Las enfermedades infecciosas son las alteraciones más frecuentes que se producen en pediatría y constituyen un serio problema, no sólo porque pueden llegar a producir situaciones muy graves, sino porque cuanto más pequeño es el niño (y, por lo tanto, mayor dificultad hay para comunicarse con él), más difícil resulta hacer un buen diagnóstico.

Recién nacidos

Los niños recién nacidos son muy susceptibles de infectarse por cualquier cosa ya que su sistema inmunitario es inmaduro y, por lo tanto, su capacidad de defenderse frente a los gérmenes está muy disminuida en relación con una persona adulta.

Las infecciones más frecuentes en los recién nacidos pueden producirse a través de tres vías:

- La primera es que le hayan podido llegar gérmenes de la madre a través de la placenta cuando aún no se ha producido el parto (es lo que se llaman **infecciones congénitas** y sus consecuencias pueden ser muy graves ya que entre ellas está la muerte y reabsorción del embrión, el aborto y la muerte, o la producción de malformaciones congénitas del recién nacido). Lo más importante para combatir las infecciones congénitas es el evitar la infección materna. Lo malo es que no tenemos un tratamiento suficientemente eficaz para muchas de estas infecciones (rubéola, hepatitis, herpes, SIDA, etc.). Las medidas más eficaces son la vacunación frente a la rubéola de las niñas antes de la adolescencia, evitar el contacto de las embarazadas con pacientes infectados y el tratamiento contundente y precoz de algunas enfermedades que puede presentar la embarazada como sífilis o gonococia.
- Una segunda posibilidad es que se produzca la infección en el momento del parto por gérmenes que están presentes en el canal del parto de la madre (útero, vagina, vulva). Este tipo de **infecciones** se llaman **perinatales** porque se producen alrededor del momento del nacimiento. La posibilidad de que este tipo de infecciones aparezcan aumenta notablemente cuando el parto se prolonga mucho tiempo después de la ruptura de aguas porque existe una mayor tiempo de contacto del feto con las paredes del canal que pueden estar contaminadas. Estas infecciones pueden manifestarse pronto en el recién nacido, durante el primer mes de vida, pero también pueden desarrollarse

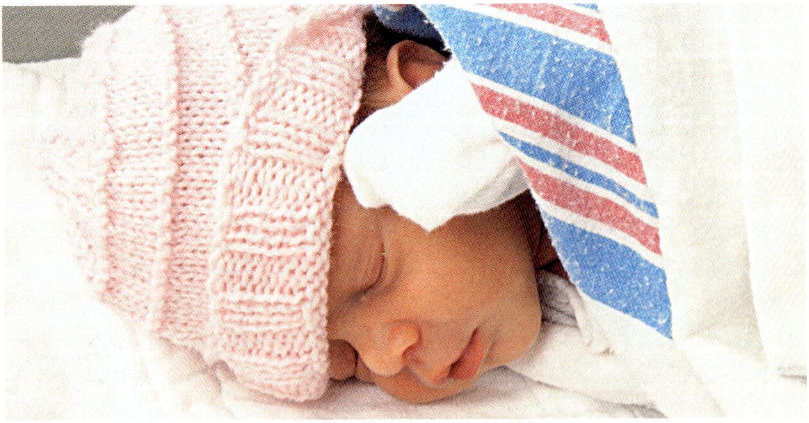

tardíamente, cuando han transcurrido algunos meses e incluso algún año. El peligro de esas infecciones es que algunas son extremadamente graves (como es el caso de la sepsis neonatal, que es una bacteriemia invasiva que aparece durante el primer mes de vida) o la meningitis neonatal. Ambas infecciones ponen en serio peligro la vida del recién nacido, presentando una mortalidad entre el 15 y el 50% y, en el caso de la meningitis neonatal, dejando secuelas neurológicas importantes (como pueden ser la sordera o las alteraciones del lenguaje, que aparecen entre el 30 y el 50% de los niños afectados).

Cuando ya esté fuera del hospital, hay que estar alerta ante la posible aparición de una infección durante el primer mes.

- La tercera posibilidad es que el recién nacido, durante el primer mes de vida, se infecte por contacto con otros niños o con material contaminado (bien en su casa o bien en el hospital si ha tenido que quedar ingresado durante algún tiempo) y son lo que se llama **infecciones postnatales**. Son difíciles de evitar, sobre todo en los niños ingresados en el hospital, pero en todo caso el establecimiento de las barreras que ya hemos citado pueden tener mucha eficacia de prevención. Cuando el niño ya está fuera del hospital, es importante estar alerta ante la posible aparición de una infección de una forma muy especial durante el primer mes. A la menor sospecha, hay que avisar al pediatra.

En todo caso, todo este tipo de infecciones hay que procurar evitarlas al máximo ya que la situación de bajas defensas inmunitarias que tiene el recién nacido las hacen especialmente peligrosas.

Niños

Las infecciones más frecuentes en los niños son las que afectan a la vías respiratorias (65%), seguidas por gastroenteritis agudas (12%), infecciones urinarias (7%) e infecciones de la piel (6%). Otro tipo de infecciones aparecen menos frecuentemente.

Infecciones respiratorias

Entre las infecciones respiratorias, las más frecuentes son: catarro común, faringitis, amigdalitis aguda y sinusitis. Todas ellas, en su mayoría, están producidas por virus y no es necesario emplear antibióticos en su tratamiento. Aunque en general son procesos benignos, no conviene descuidarse porque alguna vez pueden producir complicaciones importantes. Éste es el caso de la aparición de abscesos periamigdalinos, que consisten en la aparición de una colección de pus detrás de las amígdalas que es preciso drenar quirúrgicamente y que puede aparecer con escasa frecuencia después de una amigdalitis. También se puede complicar la evolución de una otitis, produciendo una mastoiditis en la que aparece inflamación y dolor detrás de la oreja del niño (y que tiene cierto peligro porque puede extender la infección al sistema nervioso central).

Aparte del tratamiento médico, es importante tener al niño en reposo, en una atmósfera caliente y húmeda.

Otras infecciones respiratorias que pueden aparecer en los niños son las bronquitis y las neumonías. En general, la forma de presentación es parecida a la del adulto con fiebre, tos, dolor de cabeza, dificultad respiratoria, dolor en el tórax y, eventualmente, expectoración. También muchas de ellas son de carácter vírico, por lo que no precisan tratamiento antibiótico. Aparte del tratamiento que indique el médico, es importante tener al niño en reposo en una atmósfera caliente y húmeda (para lo que se puede emplear una cocción de eucalipto).

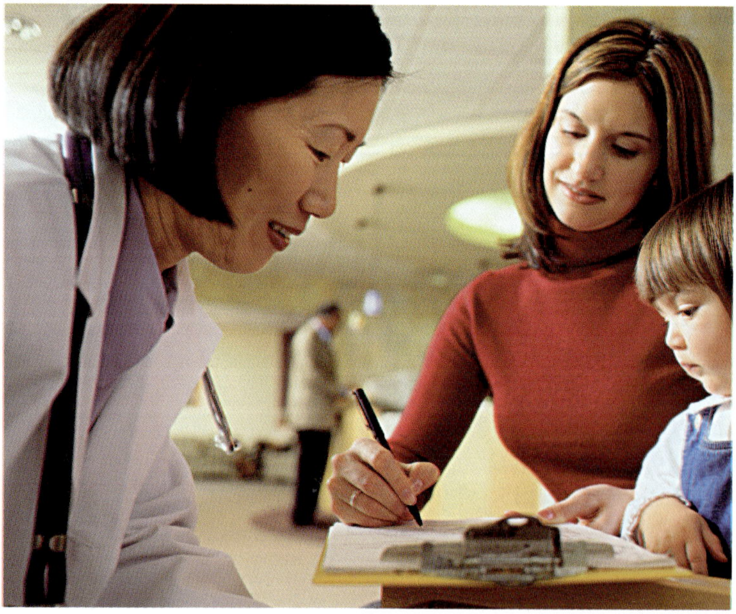

Gastroenteritis

La gastroenteritis aguda de los niños está producida en los países desarrollados en un 70-80% de los casos por virus y, por lo tanto, tampoco precisan tratamiento con antibióticos. En el 10% de los casos, están producidas por parásitos, y en el otro 10% por bacterias. Generalmente se presentan en forma de diarreas con deposiciones líquidas, que pueden tener moco y sangre y con una frecuencia de deposiciones de unas 10 al día. Las gastroenteritis de los niños son fácilmente tratables, pero hay que tener mucho cuidado con tratarlas lo antes posible porque pueden producir situaciones graves de deshidratación (a veces, en pocas horas). Es esencial tener bien hidratado al niño a base de una abundante administración de líquidos, especialmente zumos de frutas.

Infecciones urinarias

Las infecciones urinarias en los niños presentan grandes variaciones en relación con la edad y el sexo: en la primera infancia son más frecuentes en los niños, y en la edad escolar más frecuentes en la niñas. En los lactantes pueden producir fiebre, escasa ganancia de peso, dificultad en las tomas, irritabilidad, palidez y orina maloliente. Los niños mayores de 2 años se suelen quejar de molestias al orinar (disuria) y dolor abdominal, con un aumento de la frecuencia de micciones. Es importante que, aparte del tratamiento que indique el pediatra, el niño tenga un buen aporte de líquidos para que produzca orina en abundancia y ello facilite el efecto de arrastre de las bacterias en el tracto urinario.

Enfermedades exantemáticas

Son enfermedades infecciosas que producen erupciones (es decir, lesiones rojizas y abultadas de la piel) acompañadas generalmente de picor de intensidad variable. Aunque en realidad pueden aparecer a cualquier edad, se presentan mucho más frecuentemente en los niños que en los adultos. Casi siempre están producidas por virus y su frecuencia es elevada, aunque alguna de ellas ha disminuido notablemente en incidencia (debido, fundamentalmente, a las mejores condiciones higiénicas y al cumplimiento del calendario vacunal).

Las exantemáticas son enfermedades infecciosas que producen erupciones con picor de intensidad variable.

Generalmente, salvo que se presenten en pacientes inmunodeprimidos o den lugar a complicaciones, suelen ser benignas y de duración limitada.

A) SARAMPIÓN

Está producido por un virus y se contagia a través de las secreciones nasales y faríngeas en las que está presente desde el séptimo día (después de que se ha producido el contagio) hasta 5 días después de que haya desaparecido la erupción. Actualmente, la frecuencia de presentación del sarampión ha disminuido de manera espectacular debido a la vacunación que se realiza de forma sistemática.

La frecuencia de presentación del sarampión ha disminuido de manera espectacular debido a la vacunación que se realiza de forma sistemática.

La enfermedad suele producirse tras contagio a partir de los 9 a 12 meses de vida, ya que hasta esa fecha el niño tiene anticuerpos que le ha transmitido la madre y que le defienden de la infección. Tras el contagio, suele haber una fase de incubación de 10 días durante los que no se produce ningún tipo de síntoma. A continuación, aparece una fase con síntomas catarrales, como rinitis y conjuntivitis, que le dan al niño un aspecto de cara abotargada, tos y fiebre cada vez más elevada. Al tercer día de esta fase se produce un signo muy definitorio que se llama las manchas de Koplic, y que consisten en pequeños puntos blancos, como pequeños granos de cal, que aparecen en la cara interna de los labios y las mejillas al nivel de las muelas. Al cuarto o quinto día, aparece el exantema que comienza generalmente detrás de las orejas para ir extendiéndose paulatinamente de arriba abajo por todo el cuerpo del niño. Al cabo de 4 ó 5 días comienza a desaparecer el exantema y se produce una descamación de la piel.

El sarampión no necesita tratamiento específico y su prevención pasa por cumplir el calendario vacunal. Lo único peligroso del sarampión es que pueden presentarse complicaciones que dificulten su evolución y que son muy poco frecuentes. Las complicaciones pueden ser infecciones como bronquitis, neumonía, otitis media, reactivación de una tuberculosis previa, y algunas otras de frecuencia excepcional.

B) RUBÉOLA

Está producida por un virus y se propaga por vía oral a través de secreciones respiratorias o a través de la placenta al niño recién nacido en el que aparece como infección congénita. El lactante que ha adquirido la infección congénita elimina el virus por la saliva y la orina, incluso hasta los 12 meses de edad. La máxima frecuencia de aparición de

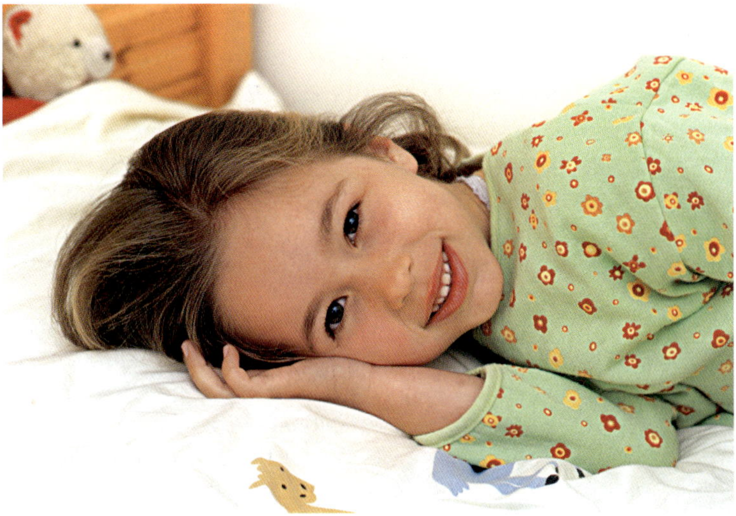

la rubéola se produce entre los 3 y 10 años. El período de incubación es de 2-3 semanas y después pueden presentarse unos síntomas catarrales, como fiebre de baja intensidad, y adenopatías localizadas, sobre todo por detrás de las orejas y de la cabeza, que son dolorosas a la palpación. Estas adenopatías son muy características de la rubéola y se manifiestan de forma muy evidente 24 horas antes de la aparición del exantema (también pueden aparecer unas manchas rojas en el paladar antes del exantema).

La erupción de la rubéola es de color rosado y tenue, apreciándose mejor en las extremidades y su evolución es bastante rápida (se inicia en la cara y, cuando se extiende a tronco y extremidades, puede haber desaparecido ya del rostro). La fiebre que produce la rubéola no suele ser muy alta ni tampoco el malestar general. Las complicaciones, muy raras, que pueden aparecer son la neuritis y la artritis. La vacuna es muy eficaz para prevenir la infección, por lo que no debe evitarse en ningún caso. Si una embarazada está en contacto con un paciente que padezca rubéola y no ha padecido la enfermedad debe realizarse profilaxis de forma inmediata porque puede dar lugar a la producción de malformaciones congénitas en el feto.

Como ya se ha citado, la rubéola está producida por un virus y, por lo tanto, no hay un tratamiento específico por lo que se utilizará medicación únicamente para tratar los síntomas y hacer más confortable su evolución al niño.

c) Escarlatina

La escarlatina está producida por una bacteria que se llama *Streptococcus pyogenes*. El período de incubación es de 1 a 7 días (la media es de 3 días) y su comienzo es agudo, con fiebre elevada, vómitos, dolor de cabeza, faringitis y escalofríos. A las 12-48 horas del inicio de los síntomas, se produce la aparición de un exantema generalizado por todo el cuerpo (excepto alrededor de los labios y la nariz). La erupción es roja, punteada, con una textura como de "piel de gallina", y aparece de forma más intensa en los pliegues de la piel. La lengua suele tener una coloración como de frambuesa y aterciopelada. El exantema suele remitir en 3 ó 4 días, produciéndose una descamación de la piel que puede durar hasta 6 semanas.

Con la escarlatina, la lengua suele tener una coloración como de frambuesa y aterciopelada.

Las complicaciones de la escarlatina pueden ser importantes (como es el caso de la fiebre reumática o de la glomerulonefritis). Ambas se producen a través de mecanismos inmunológicos.

Como está causada por una bacteria, el tratamiento se realiza mediante la administración de antibióticos. El más indicado es la penicilina (salvo que el niño tenga alergia a este antibiótico).

D) VARICELA

Está producida por un virus que recibe el nombre de virus varicela-zóster. El 90% de los pacientes que presentan la enfermedad tiene menos de 10 años, estando la mayor incidencia entre los 5 y 9 años.

La varicela es muy contagiosa y el virus se transmite por contacto directo por secreciones respiratorias o por el aire. Tras un período de incubación de entre 11 y 21 días, el paciente comienza a contagiar desde 24 horas antes a la aparición del exantema hasta 7-8 días después de que las lesiones que se producen en la piel se hayan transformado en costras. El exantema suele aparecer en el tórax, extendiéndose de manera centrífuga al resto del organismo, suele producir bastante picor y su evolución es muy rápida. Sobre la base de la erupción aparecen numerosas vesículas cuyo contenido, en 24 horas, se vuelve turbio para luego romperse y hacerse costras. Las complicaciones son poco frecuentes. Las más habituales son infección de las lesiones de la piel, neumonía, artritis y osteomielitis. Algunas otras complicaciones son excepcionales. La varicela no se puede tratar con antibióticos puesto que está producida por un virus, así que lo mejor es tratar los síntomas para que el niño esté lo menos molesto posible. Conviene extremar las medidas higiénicas para evitar que se infecten las lesiones de la piel y usar medicamentos antihistamínicos para tratar el picor que puede ser muy molesto. No se debe emplear aspirina en el tratamiento de la fiebre en pacientes con varicela.

La profilaxis de la varicela se hace mediante la administración de la vacuna.

Embarazo

Las enfermedades infecciosas durante el embarazo tienen un carácter muy especial porque las alteraciones que se producen en la mujer gestante tienen consecuencias inmediatas sobre el feto, que depende de una manera total de la situación en que se encuentre el organismo de la madre. Un problema añadido es que, en la embarazada, no se puede emplear cualquier tratamiento porque hay fármacos cuya utilización puede ser peligrosa para el feto.

Fármacos antiinfecciosos en el embarazo

La utilización de cualquier tipo de fármacos durante el embarazo ha sido (y sigue siendo) un tema muy debatido desde que **se descubrió que algunos medicamentos podían producir alteraciones congénitas en el feto**. Desde entonces, se ha seguido una política de estrecha vigilancia sobre los fármacos que se administran durante el embarazo.

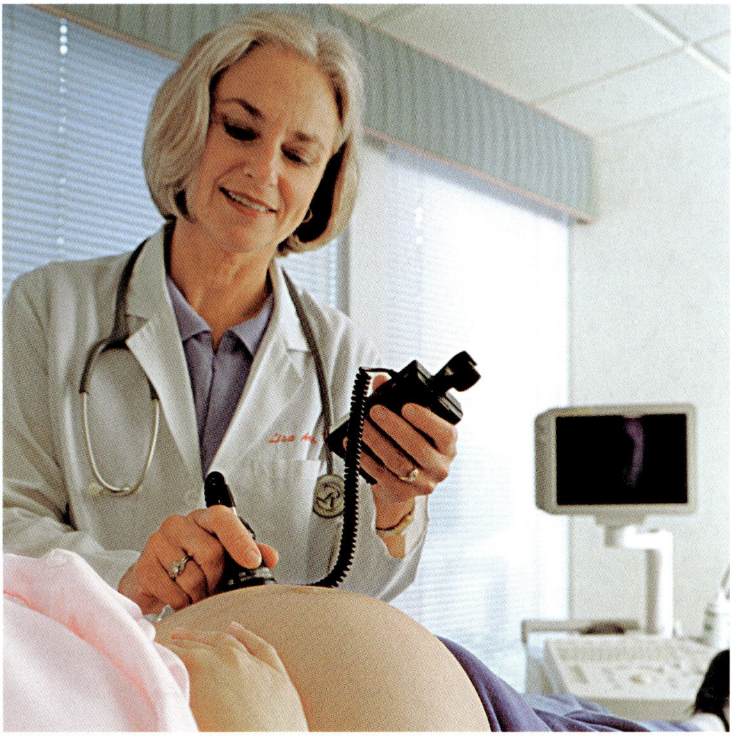

De todas formas, las mujeres gestantes consumen muchos antibióticos. En un estudio epidemiológico realizado en España, se encontró que un 15% de las mujeres embarazadas había consumido antibióticos en algún momento del embarazo, de las que un 4,2% lo hizo durante el primer trimestre que es cuando los fármacos son más peligrosos para el feto.

En general, los antibióticos pasan muy bien desde la madre al feto a través de la placenta. Las concentraciones que alcanzan en el feto, aunque ligeramente inferiores, son similares a las que alcanzan en la madre.

La *Food and Drug Administration* (FDA) es un organismo americano, que pasa por ser verdaderamente serio, que se encarga, entre otras muchas cosas, de valorar la seguridad de los medicamentos y establece las siguientes categorías en relación con la **peligrosidad que tienen para el feto** cuando se administran a la madre gestante:

CLASIFICACIÓN DE LA PELIGROSIDAD DE LOS MEDICAMENTOS PARA EL FETO	
Categoría A	Fármacos que se han estudiado suficientemente en mujeres embarazas y su administración no representa ningún peligro para el feto.
Categoría B	Fármacos que se han estudiado muy bien en animales y no se han encontrado alteraciones en el feto, pero no se han estudiado suficientemente en humanos aunque la experiencia que se tiene con ellos indica que no hay riesgo.
Categoría C	Fármacos que han demostrado toxicidad para el feto en estudios realizados en animales y los estudios que hay en humanos son insuficientes, por lo que solamente se deben utilizar cuando el beneficio que se pretende obtener con ellos pueda superar al riesgo.
Categoría D	Hay evidencias de riesgo en humanos y sólo se pueden utilizar cuando no hay otro medicamento que tenga un efecto similar, o los beneficios potenciales que se esperan conseguir son muy importantes.

Categoría X	Son fármacos que han demostrado producir anomalías fetales en humanos y que en general el riesgo que se corre cuando se utilizan supera ampliamente a los beneficios que se persiguen.

El conocer estas categorías es útil porque en el prospecto de todos los medicamentos deben figurar de forma clara y ello permite conocer su peligrosidad de una manera bastante fácil.

Por lo que respecta a los fármacos que habitualmente se emplean en el tratamiento de las enfermedades infecciosas, su distribución en estas categorías es la siguiente.

CLASIFICACIÓN DE LOS FÁRMACOS PARA EL TRATAMIENTO DE LAS ENFERMEDADES INFECCIOSAS	
Categoría B	Aciclovir, ampicilina, amoxicilina, anfotericina b, aztreonam, cefaclor, cefadroxilo, cefalexina, cefalotina, cefapirina, cefazolina, cefepima, cefixima, cefminox, cefonicida, cefotaxima, cefoxitina, cefpodoxima, cefprozilo, cefradina, ceftazidima, ceftibuteno, ceftriaxona, cefuroxima, clindamicina, didanosina, eritromicina, ertapenem, eritromicina, etambutol, famciclovir, fosfomicina, meropenem, metronidazol, nelfinavir, nitrofurantoína, penicilina, praziquantel, rifabutina, ritonavir, saquinavir, teicoplanina, tenofovir, terbinafina, valaciclovir y zinamivir.
Categoría C	Abacavir, adefovir, albendazol, amantadina, amprenavir, atovaquona, capreomicina, caspofungina, cidofovir, ciprofloxacino, claritromicina, clofazimina, cloranfenicol, cloroquina, colistina, dapsona, delavirdina, efavirenz, estavudina, flucitosina, fluconazol, foscarnet, ganciclovir, imipenem, indinavir, interferones, isoniazida, itraconazol, ivermectina, ketoconazol, lamivudina, levofloxacino, linezolid, lopinavir, mebendazol, mefloquina, moxifloxacino, nevirapina, norfloxacino, ofloxacino, pentamidina, pirazinamida, pirimetamina, proguanil, quinidina, rifampicina, rimantadina, stavudina, sulfamidas, telitromicina, trimetoprim, valganciclovir, vancomicina, zalcitabina y zidovudina.

Categoria D	Amikacina, doxiciclina, estreptomicina, gentamicina, griseofulvina, kanamicina, minociclina, netilmicina, oxitetraciclina, tetraciclina, tobramicina y voriconazol.
Categoría X	Quinina, ribavirina y talidomida.

Repercusión de las infecciones sobre el feto

Los gérmenes que producen una infección en la mujer embarazada pueden llegar hasta el feto a través de diferentes caminos: a través de la **sangre** de la madre (que continuamente está irrigando al feto para aportarle las sustancias que necesita para su desarrollo), o la posible llegada de gérmenes **desde la vagina hasta el útero** y, una vez aquí, contaminar el líquido que baña al feto o llegar a él a través del **cordón umbilical**.

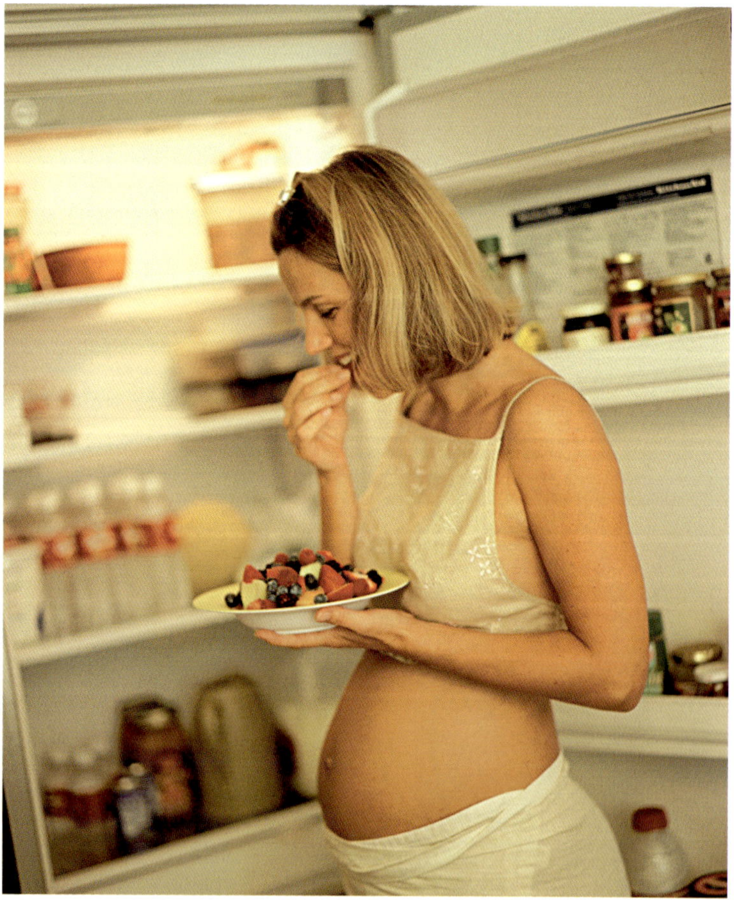

Prevención

Como todo aquello que puede afectar negativamente al ser humano, en el caso de las enfermedades infecciosas es mucho más importante, rentable y aconsejable, prevenir que curar. Actualmente disponemos de suficientes conocimiento y elementos como para poder prevenir en gran parte la aparición de la mayor parte de las enfermedades infecciosas. En cada una de las enfermedades que hemos ido describiendo se han citado las medidas de higiene y de conductas más elementales con las que se pueden evitar que se propaguen y se contraigan numerosas enfermedades infecciosas, por lo que en este apartado nos referiremos únicamente a dos elementos muy poderosos para evitar la enfermedad y el contagio: las vacunas y las medidas de aislamiento que es necesario aplicar al enfermo contagioso.

La impresión general es que la introducción de los antibióticos y su empleo durante los últimos 50 años indujeron a tener mucha confianza en que era fácil curar las enfermedades infecciosas y por ello se produjo una cierta relajación en las medidas preventivas. Esta forma de pensar ha ido cambiando, y actualmente vuelve a darse a las medidas de prevención la importancia que siempre tuvieron (aunque todavía se pueden utilizar bastante mejor de lo que se viene haciendo).

Actualmente se dispone de suficientes conocimientos para prevenir la aparición de la mayor parte de las enfermedades infecciosas.

Vacunas

Una de las mayores contribuciones a la prevención de las enfermedades infecciosas se realizó el 14 de mayo de 1796 cuando **Edward Jenner**, un médico ingles, impresionado por la tradición popular del condado de Gloucestershire que decía que los ordeñadores que contraían viruela de la vaca mientras ordeñaban quedaban posteriormente inmunes a la viruela humana, realizó una vacunación transfiriendo material de viruela de pústulas de viruela vacuna recogida de la mano de una ordeñadora al brazo de un niño pequeño. Seis semanas después el niño fue inoculado con viruela y no desarrolló la enfermedad. De aquí viene también el término de "vacuna" que introdujo Pasteur en honor a Jenner. En 1798 Jenner publicó sus resultados en 23 casos y en 1800 cerca de 6 000 personas se habían inoculado viruela vacuna, estableciéndose firmemente la base científica de la vacunación, método que seguimos utilizando actualmente pero de forma mucho más refinada, compleja y amplia.

Louis Pasteur fue otra figura importante en el desarrollo de la prevención de las enfermedades infecciosas, ya que puso a punto la vacuna del carbunco y utilizó el primer tratamiento preventivo de la rabia en 1885. Su labor fue mucho más amplia por lo que siempre ha sido una de las figuras históricas de la evolución de la medicina de finales del siglo XIX.

En definitiva, lo que se pretende con las vacunas es **crear un estado de inmunidad**, mediante la inoculación de gérmenes con virulencia atenuada, que impida el desarrollo de la enfermedad infecciosa aunque el paciente se ponga en contacto con el germen responsable. Los gérmenes "atenua-

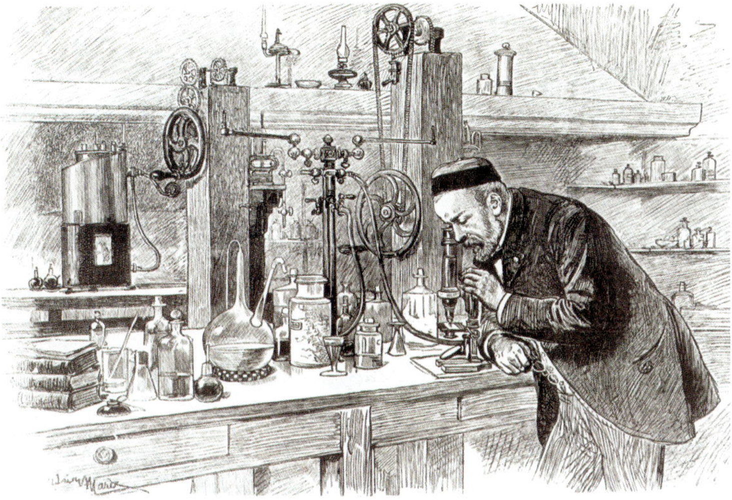

Louis Pasteur, químico y microbiólogo francés (1822-1895)

dos" tienen los mismos antígenos que los normales, por lo que el organismo genera los correspondientes anticuerpos y está preparado para si, en alguna ocasión, aparecen los gérmenes habituales frente a los que reacciona sin ningún problema y, por lo tanto, no se produce la enfermedad.

Para la mayoría de las enfermedades **la forma más efectiva de inmunidad es la que se consigue después de haber padecido la enfermedad** aunque sea en una forma subclínica (es decir, que haya sido tan leve, que ni siquiera se haya manifestado de una forma aparente). Sin embargo, no siempre sucede así ya que si bien hay enfermedades como algunas infecciones de la infancia (rubéola, sarampión) que confieren inmunidad para toda la vida, también hay otras que, una vez padecidas, la inmunidad protege solamente contra uno de los tipos del germen, pero el germen puede tener varios tipos (y los demás pueden volver a producir la infección). Es, por ejemplo, el caso del neumococo que puede producir diversas infecciones y del que hay varios tipos. Por último hay gérmenes, como el gonococo, que no producen inmunidad, y por lo tanto se puede padecer la infección varias veces.

Hay enfermedades que, una vez padecidas, la inmunidad protege sólo contra uno de los tipos del germen.

El **objetivo de las vacunas** es desarrollar una inmunidad similar a la que se produce cuando se adquiere la enfermedad de forma natural (pero sin que el paciente sufra el cuadro clínico que supondría una infección).

La **protección inmunológica** que confieren las vacunas varía de unas a otras. Unas vacunas confieren protección durante toda la vida, otras sólo producen una protección parcial y de corta duración (cólera, gripe), y otras dan lugar a una protección muy elevada pero de duración limitada a unos 5 ó 10 años (viruela, tétanos).

Es erróneo pensar que sólo hay que vacunarse cuando hay peligro de contraer el tétanos, o cuando se viaja a zonas endémicas.

En las enfermedades infecciosas en las que el hombre actúa como reservorio de los gérmenes, las vacunas no sólo proporcionan una protección individual, sino que tienen una función social ya que rompen la cadena de transmisión que propaga los microorganismos desde la persona que funciona como reservorio hasta el paciente que se infecta.

El papel que han tenido las vacunas ha sido fundamental en la lucha contra las enfermedades infecciosas y ha contribuido, de una manera espectacular, a disminuir su frecuencia y su gravedad. Sin embargo, a pesar de que sus ventajas son evidentes, todavía hay muchas personas, sobre todo adultos, que no están debidamente vacunados frente a infecciones que son frecuentes y que pueden ser graves. Hay muchas personas que sólo se vacunan cuando hay peligro de contraer el tétanos o cuando van a hacer algún viaje a zonas endémicas (generalmente países tropicales) y se acuerdan de que esto puede suponer un serio riesgo. Esta actitud es completamente errónea. En nuestro país está perfectamente establecido cual es el calendario de vacunas que debe seguirse, así que basta una simple visita al médico de cabecera para que nos ponga al día y nos suministre la información necesaria para ser vacunado adecuadamente.

En general, los **efectos secundarios** que pueden producir las vacunas suelen parecerse a los síntomas de las enfermedades que previenen. Salvo en el caso de que sea absolutamente urgente, no debe vacunarse a los niños que estén pasando una enfermedad con fiebre o que padezcan alguna afectación neurológica transitoria. En estos casos, es preferible esperar a que pasen estas situaciones y hacer entonces la vacunación. Las infecciones menores que cursen sin fiebre no son motivo para retrasar la vacunación.

En líneas generales, existen muy pocas **contraindicaciones** para las vacunas por lo que hay que evitar falsas opiniones en contra de la vacunación. El desconocimiento y la desinformación han llevado en ocasiones a retrasar o a impedir la vacunación de algunos niños (con el aumento de riesgo que supone).

Los niños recién nacidos tienen defensas inmunitarias que les ha transmitido su madre durante la gestación pero estas defensas van desapareciendo y el niño comienza a ser vulnerable para los microbios más frecuentes. Las vacunas se administran preferentemente a los niños pequeños porque carecen de las defensas inmunitarias que el organismo va creando progresivamente a lo largo de la vida cuando se va exponiendo al contacto con distintos microbios. Con la vacunación se estimula el organismo del niño para que fabrique defensas inmunitarias específicas para hacer frente a los agentes infecciosos frente a los que se vacuna.

Los efectos secundarios que pueden producir las vacunas suelen parecerse a los síntomas de las enfermedades que previenen.

Algunas vacunas requieren la **administración** de varias dosis de refuerzo y de recuerdo. Los intervalos de administración superiores a lo establecido no suelen reducir la eficacia, por lo que la interrupción del calendario durante algún tiempo no supone que se necesite reiniciar la pauta completa de la vacuna, ni que se deban administrar dosis adicionales, simplemente hay que continuar con la pauta normal de administración.

Sin embargo, la administración de vacunas a intervalos menores que el mínimo recomendado puede disminuir su eficacia porque reducen la respuesta inmunitaria. Por ello, las dosis administradas a intervalos excesivamente cortos no deben considerarse como válidas.

Calendario vacunal infantil

Un calendario vacunal es el esquema de vacunaciones sistemáticas que se realizan en una comunidad para obtener una inmunización adecuada frente a las enfermedades infecciosas para las que se dispone de una vacuna eficaz.

En España, las vacunas que figuran en el calendario de vacunación de los niños están financiadas por el Sistema Nacional de Salud a través del Programa de Vacunaciones de cada Comunidad Autónoma. En términos generales, los niños tienen **cobertura vacunal** frente a las siguientes 10 enfermedades: poliomielitis, difteria, tétanos, tos ferina, *Haemophilus influenzae* tipo b, meningococco serogrupo C, sarampión, rubéola, parotiditis y hepatitis B. Para ello, se aplica un calendario vacunal y, como se ve en la tabla de la página 247, se indica para cada preparado el número de dosis correspondiente con la edad en que debe ser aplicado a los niños sanos. Este calendario debe continuarse a lo largo de la vida para otras edades para así conseguir una protección vacunal del 100% de la población.

El calendario vacunal debe continuarse a lo largo de la vida para otras edades con el objetivo de conseguir una protección vacunal de la población del 100%.

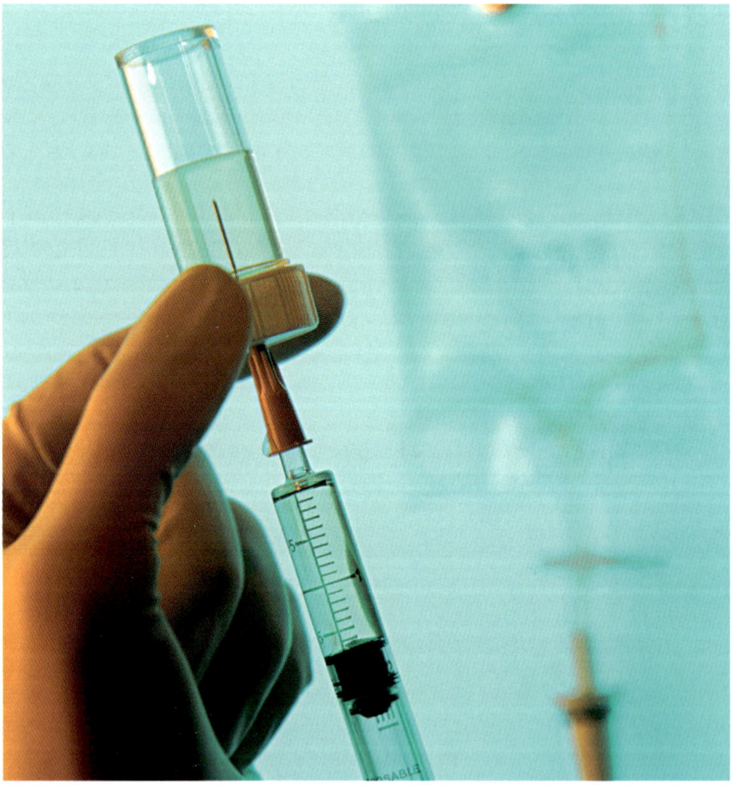

Las vacunas que están indicadas en adultos varían en función de la edad y la presencia de otras enfermedades, pero también según el estilo de vida, los viajes, los riesgos laborales, las situaciones de marginación social, etc.

En general, las vacunas más frecuentemente indicadas son las siguientes:

- **Vacuna contra el tétanos y la difteria:** está indicada en cualquier persona y en cualquier edad (salvo que existan contraindicaciones muy concretas). Se administra en 2 dosis separadas entre sí por 1 mes, y una tercera dosis al cabo de 1 año. Hay que administrar una dosis de recuerdo a los 10 años de la primera. En personas que estén en contacto con casos de difteria, la pauta a seguir es diferente en relación a si ya han sido vacunados anteriormente o no. En las personas que ya han sido vacunadas y han recibido las 3 dosis según la pauta que se ha señalado, se administrará una dosis de recuerdo si no han recibido ninguna dosis en los últimos 5 años. En los no vacunados, los que no se sepa si se han vacunado o para los que la vacunación que han recibido ha sido incompleta, se administrarán 3 dosis con intervalos de 8 semanas y además conviene hacer profilaxis con antibióticos. Las recomendaciones en cuanto al tétanos varían mucho en relación con el tipo de herida y si se ha recibido o no vacunación anteriormente, por lo que lo más practico es consultar con el médico la pauta a seguir.
- **Vacuna triple viral:** deberán recibirla los adultos jóvenes que no hayan sido vacunados previamente, o que no conste de una manera clara que han padecido el sarampión. También deben vacunarse los adultos sanos expuestos al virus del sarampión, siempre que no hayan padecido la enfermedad o no estén vacunados antes de que transcurran 72 horas de la exposición. La vacunación antirubéola está indicada para las mujeres que no han padecido la infección o no estén seguras de ello en la edad fértil, descartando previamente la existencia de embarazo y evitándolo en los 3 meses siguientes a la vacunación.
- **Vacuna antihepatitis A:** además de las indicaciones para los viajes que se citan en el capítulo correspondiente, la vacunación frente a la hepatitis A está indicada en homosexuales y heterosexuales con prácticas de riesgo oral-anal, adictos a drogas que se administren por vía parenteral, las personas que precisen recibir frecuentemente transfusiones de sangre o derivados plasmáticos (como pueden ser los hemofílicos o los pacientes con trastornos de coagulación) y los trabajadores en contacto con aguas residuales, personal de guarderías, hospitales de día, cuidadores de personas

infectadas, etc. También deberían vacunarse las personas con enfermedades hepáticas crónicas, los manipuladores de alimentos, los candidatos a transplantes de órganos, etc. La pauta de administración es de 2 dosis separadas por 6 meses y se administra por vía intramuscular en el brazo.

- **Vacuna antihepatitis B:** además de lo descrito en relación con los viajes, esta vacuna está indicada en todas las personas que cambien con cierta frecuencia de pareja, pacientes con enfermedades de transmisión sexual recurrentes (o sus parejas), contactos sexuales con portadores del virus de la hepatitis B, trabajadores sanitarios u otros trabajadores con riesgo de exposición a sangre o hemoderivados, reclusos, deficientes mentales y menores acogidos en instituciones cerradas y sus cuidadores, personas que ya estén o vayan a estar sometidas a un programa de hemodiálisis, y pacientes receptores de transplantes o transfusiones de sangre múltiples. Se administra en 3 dosis, aplicando la segunda al mes de la primera, y la tercera a los 6 meses, todas por inyección intramuscular en el músculo deltoides del brazo. En personas especialmente expuestas conviene controlar qué nivel de anticuerpos tienen y repetir las dosis si bajan de unas determinadas cifras.
- **Vacuna anti-neumococo:** está indicada en pacientes con enfermedades crónicas como insuficiencia cardíaca, alteraciones respiratorias crónicas, diabetes, cirrosis, insuficiencia renal, alcoholismo, inmunodeprimidos y mayores de 65 años que viven en residencias o centros de acogida. Se administra en una sola dosis por vía intramuscular y se recomienda una dosis de recuerdo siempre que hayan transcurrido más de 5 años de la primera vacunación (en los pacientes de más de 65 años no está recomendada la revacunación).

Vacunas durante el embarazo

Durante el embarazo **están contraindicadas** las siguientes vacunas: triple viral, rubéola, fiebre tifoidea oral, varicela, BCG y poliomielitis oral. **No se recomiendan** las vacunas frente a la fiebre amarilla, poliomielitis por vía parenteral, cólera y tifoidea parenteral. **No están contraindicadas** durante el embarazo las siguientes vacunas: tétanos, difteria, gripe, rabia, hepatitis B, neumococo, hepatitis A y meningococo A y C.

En los países en vías de desarrollo está recomendada la vacuna antitetánica para evitar el tétanos en el recién nacido.

En todo caso incluso las vacunas que no están contraindicadas durante el embarazo, es preferible administrarlas a partir de las 16 semanas de la gestación.

En función de la ocupación laboral, las empresas tienen la obligación de prevenir determinadas infecciones mediante la aplicación de las vacunas correspondientes.

Por su parte, merece una atención muy especial la vacunación de la población inmigrante que presenta un problema muy complejo dada la enorme variedad de áreas geográficas de procedencia.

Aislamientos

Otra forma de prevenir las enfermedades infecciosas es impidiendo que se produzca el contagio a partir de un enfermo que padezca la enfermedad. Para llevar a cabo este tipo de prevención es necesario realizar lo que se llama un "aislamiento".

Se entiende por aislamiento el conjunto de actuaciones que se realizan con un paciente, en un lugar y condiciones concretas, para tratar de impedir la transmisión directa o indirecta de los microorganismos que estén produciendo la infección desde el enfermo hacia otros pacientes, personal sanitario, visitantes, etc. durante el período de tiempo que la enfermedad es transmisible.

El proceso de aislar a un paciente es caro y complejo por lo que solamente debe realizarse cuando es estrictamente necesario y eficaz. Por el contrario, el no aislar a un paciente altamente contagioso puede provocar que el microorganismo se transmita y sean mucho más importantes y costosas sus consecuencias.

El aislamiento es el conjunto de actuaciones que se realizan con un paciente para tratar de impedir la transmisión directa o indirecta de los microorganismos.

Para aislar a un paciente es importante establecer una serie de **barreras físicas** que impidan la propagación del microorganismo. Entre estas medidas se encuentran el que el paciente esté en una habitación individual, el uso de cubiertos y platos desechables, la utilización de mascarillas para todas las personas que entren en la habitación, el empleo de batas que solamente se utilicen para entrar en esa habitación, material de curas exclusivo, buenos sistemas de cierres de puertas y ventanas, identificación del área que debe estar aislada con la señalización correspondiente, etc.

Este tipo de medidas de aislamiento se aplica, entre otros a los siguientes tipos de pacientes o enfermedades: tuberculosos que eliminan bacilos a través del esputo o la tos, varicela, hepatitis B y C, algunos tipos de gangrenas y enfermedades virales, rabia y enfermos que tengan una infección producida por microbios que se hayan hecho resistentes a varios antibióticos.

Otro tipo de aislamiento, llamado también **aislamiento inverso**, consiste en proteger a un paciente que sea susceptible de ser infectado fácilmente. Es el caso de pacientes con deficiencias en su sistema inmunitario, grandes quemados, enfermos transplantados, leucémicos, pacientes con enfermedades hematológicas graves, pacientes que han recibido tratamiento con radiaciones y también los niños que nacen con alteraciones congénitas de la inmunidad. A estos últimos se les llama también "niños burbuja" porque es necesario tenerlos en cámaras con aire estéril, exento de gérmenes y controlado. En resumen, el aislamiento inverso cosiste en proteger al paciente que puede ser infectado, mientras que el aislamiento simple consiste en aislar al paciente que puede infectar.

Por todas estas cosas, no debe extrañar que al ir a visitar a un paciente al hospital podamos encontrar un aviso en la puerta de su habitación que limite las visitas o que prohiba de forma terminante entrar a verle. Estas medidas van siempre dirigidas a proteger al "sano" o al paciente y deben ser respetadas absolutamente en todas las ocasiones.

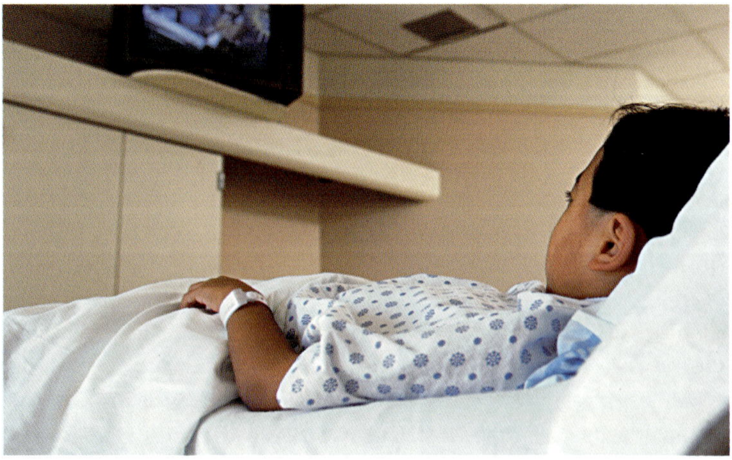

Tratamiento

Cuando todas las medidas de prevención fracasan y se produce la infección hay que recurrir al tratamiento. Actualmente disponemos de muchos medios para tratar una enfermedad infecciosa. A pesar de que los medicamentos que tenemos son bastante eficaces, sigue siendo válida la premisa de que *más vale prevenir que curar* (entre otras cosas, porque no siempre el tratamiento es fácil o eficaz).

El tratar una enfermedad infecciosa no es nada fácil y, por lo tanto, no conviene dejar de acudir al médico para que nos indique qué es lo más correcto. En estas cosas, como en muchas otras, hay que huir de los "aficionados" que pueden tener buena voluntad pero no buenos conocimientos técnicos.

Otro problema es que, al tener muchos medios, hay que saber elegir el más correcto para cada caso y eso se logra únicamente con buenos conocimientos y amplia experiencia. Otra dificultad reside en que la trascendencia que tiene una enfermedad infecciosa para un paciente puede ser (y, de hecho, siempre lo es) diferente de un paciente a otro. Dicho de otra manera: no hay enfermedades sino enfermos, cada uno es diferente y, por ello, el tratamiento puede que tenga que ser diferente.

Al tener muchos medios para tratar una enfermedad infecciosa, hay que saber elegir el más correcto para cada caso con buenos conocimientos y amplia experiencia.

Por otra parte, la aparición de gérmenes resistentes a muchos antibióticos, como ya se ha citado, trae como consecuencia que enfermos que hace unos años eran muy fáciles de tratar, actualmente presenten la necesidad de recurrir a tratamientos bastante complejos.

Como sucede con muchas otras enfermedades, cuanto antes se empiece el tratamiento de una enfermedad infecciosa más posibilidades de éxito se tienen, por lo que no se debe perder el tiempo con medidas o consejos ineficaces. El retrasar el inicio del tratamiento puede tener graves consecuencias, imprevisibles y casi nunca buenas, si la evolución de la enfermedad se realiza en un paciente que tiene otro tipo de alteraciones, o que tiene sus defensas inmunológicas deprimidas.

Además de los medicamentos que se emplean y que citamos a continuación, existen también una serie de medidas generales que pueden ayudar mucho en la evolución del paciente infeccioso. Estas medidas generales pasan por el reposo, una alimentación adecuada, un buen aporte de líquidos y el tratamiento de los síntomas asociados a la enfermedad infecciosa como puede ser la fiebre, el dolor, etc.

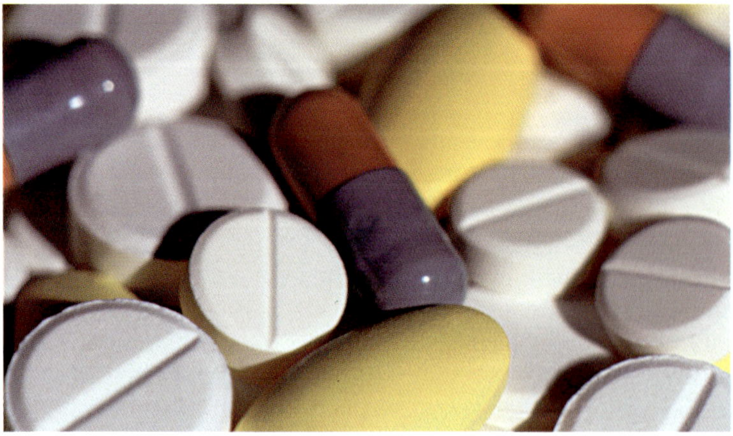

Conviene tener en cuenta que, en muchas ocasiones, los medicamentos pueden no ser suficientes para el tratamiento de la enfermedad infecciosa y hay que recurrir a otros medios. Un ejemplo de ello puede ser la necesidad de realizar una intervención quirúrgica para extirpar o limpiar el foco infeccioso que no puede ser combatido solamente con antibióticos.

A continuación, se exponen los grupos más importantes de fármacos antiinfecciosos y algunos de los problemas que pueden condicionar su utilización.

Antibióticos

Los antibióticos son un tipo de fármacos que matan a las bacterias o que impiden su crecimiento y reproducción. Los antibióticos sólos no curan las enfermedades infecciosas; lo que hacen es reducir el numero y la peligrosidad de las bacterias y facilitan que las defensas del organismo puedan atacar con garantías de éxito a los gérmenes, logrando su curación. Por ello, es muy difícil curar con antibióticos una enfermedad infecciosa en un paciente cuyo sistema inmunitario no funciona adecuadamente.

Los antibióticos no curan las enfermedades infecciosas, sino que reducen el numero y la peligrosidad de las bacterias.

El descubrimiento de los antibióticos fue un hecho trascendental en la historia de la humanidad porque permitió tratar con eficacia a un tipo de enfermedades que, hasta entonces, eran la primera causa de mortalidad (independientemente de la edad que tuvieran los pacientes). A titulo de ejemplo baste decir que en España, en la década de los años 50, coincidiendo con la difusión de los antibióticos, se produjo un descenso del 70% en la mortalidad causada por enfermedades infecciosas. Los antibióticos han sido, por lo tanto, los medicamentos que más han permitido alargar la esperanza de vida en la especie humana y también, claro está, en los animales.

En los últimos 30 años hemos asistido a una verdadera eclosión de los antibióticos, lo que ha popularizado su uso en los países desarrollados, siendo en la actualidad los fármacos más utilizados después de los analgésicos, y los que generan un mayor gasto farmacéutico después de los antihipertensivos.

El descubrimiento de los antibióticos no hubiera sido posible sin el descubrimiento previo de las bacterias realizado en 1670 por Van Leeuwenhoeck, y sin que Louis

Pasteur relacionara en 1800 a las bacterias con la producción de la enfermedad infecciosa. El primer antibiótico que se descubrió fue la **penicilina** en 1928, que comenzó a utilizarse en el entorno de la Segunda Guerra Mundial demostrando una eficacia espectacular curando, en muy poco tiempo, enfermedades que anteriormente eran mortales de necesidad.

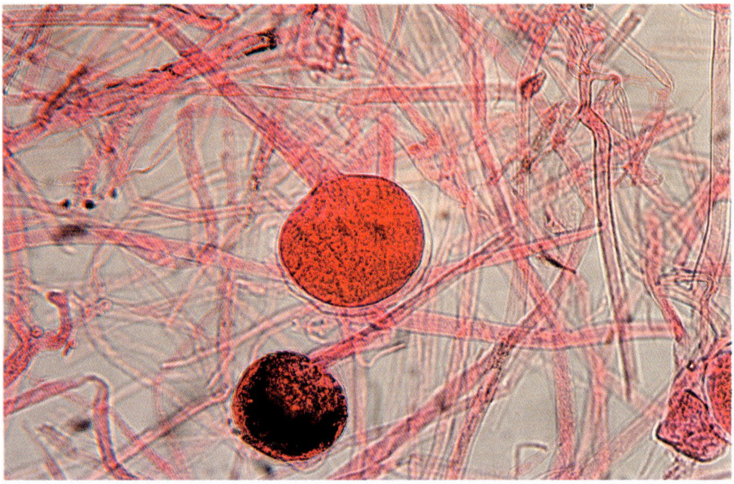

Penicilina

Una de las características más importantes de los antibióticos es su selectividad de acción ya que **son tóxicos para los microorganismos pero no actúan contra las células normales del enfermo infectado**. Esta diferencia de acción se debe a que las bacterias tienen una permeabilidad en su pared, una estructura, unas características bioquímicas y una organización de sus funciones muy diferentes a las células humanas y, por ello, podemos actuar contra ellas utilizando mecanismos que no afectan para nada a las células normales.

Cada familia de antibióticos funciona de manera distinta y ejerce su efecto contra la bacteria empleando diversos mecanismos de acción. Estos aspectos son los que diferencian más profundamente a un antibiótico de otro y lo que hace que, dependiendo del tipo de bacteria que ha producido la infección, se deba utiliza un antibiótico concreto y no otro.

Para que un antibiótico pueda ejercer su efecto debe, en primer lugar, penetrar la barrera superficial de la célula bacteriana y posteriormente fijarse sobre la parte de la bacteria o la estructura donde va a producir su efecto. La actividad del antibiótico puede ser mortal para la bacteria (y entonces hablamos de acción bactericida) o puede únicamente inhibir de forma transitoria su multiplicación (y entonces hablamos de efecto bacteriostático). El efecto bacteriostático es también muy malo para la bacteria porque, si no puede multiplicarse rápidamente, el sistema inmunitario termina con ella. Un antibiótico concreto no es sólo bactericida o sólo bacteriostático, puesto que un mismo fármaco puede comportarse de un modo u otro dependiendo de la concentración a la que se encuentre o de su apetencia o afinidad por la estructura de una bacteria determinada.

No hay que tomar antibióticos si no han sido indicados por el médico, porque puede conducir a serios problemas.

Se dice que un **antibiótico es de amplio espectro** cuando actúa contra un número grande de bacterias, y por el contrario se llama **antibióticos de espectro reducido** a los que son activos frente a un pequeño número de especies bacterianas.

Los antibióticos solamente actúan contra las bacterias, es decir, no sirven para nada si se le administran a un paciente que tenga una infección producida por virus, hongos o parásitos.

Hay muchas personas que creen que los antibióticos antiguos, como es el caso de la penicilina, no sirven para nada y piden a su médico que les recete antibióticos "modernos". Esta actitud carece absolutamente de fundamento. Lo importante de un antibiótico, desde el punto de vista de su eficacia en un determinado paciente, es si la bacteria que está produciendo la enfermedad es sensible al antibiótico (pero no si es nuevo o viejo).

Es muy importante el saber que no hay que tomar antibióticos si no han sido indicados por el médico, porque puede conducir a serios problemas para el propio paciente y para la sociedad. En España, los antibióticos son el tercer grupo de medicamentos con los cuales se automedica la población, tras los analgésicos y los antigripales.

En 4 de cada 10 casos de automedicación con antibióticos los pacientes comienzan a tomarlos porque los tienen en el botiquín casero procedentes de otros tratamientos que no han completado. En el 42% de los hogares españoles existe al menos un envase de antibióticos.

En 6 de cada 10 casos de **automedicación** el comienzo del tratamiento se produce por adquisición directa del antibiótico en las farmacias sin receta, a pesar de que la dispensación de antibióticos sin la prescripción del médico es ilegal.

También **es muy importante completar el tratamiento durante todo el tiempo que ha prescrito el médico**. En 3 de cada 4 casos que el paciente interrumpe el tratamiento antes de completarlo, lo hace por la mejoría de los síntomas, sin darse cuenta de que esta mejoría no significa que se haya curado la enfermedad infecciosa.

La persona que se automedica o da antibióticos a sus hijos por iniciativa propia sin contar con el médico, no sólo gasta dinero inútilmente, sino que corre y hace correr un riesgo de no curar la enfermedad y de producir efectos secundarios. Además, está causando un mal a la sociedad ya que la alta tasa de automedicación y la manera de llevar a cabo estos tratamientos a partir de ella pueden estar involucrados en el progresivo aumento de las resistencias bacterianas en nuestro medio.

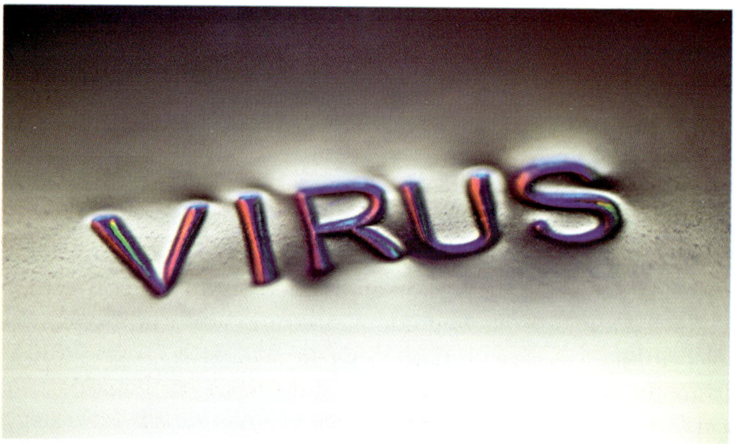

Antivirales

Como ya hemos citado anteriormente, los virus son completamente distintos a las bacterias tanto en su estructura como en las formas de vida y maneras de reproducirse, y por ello no es posible utilizar contra ellos a los antibióticos (que son activos frente a las bacterias o los hongos). Los fármacos que se utilizan para tratar las enfermedades producidas por virus reciben el nombre de antivirales o antivíricos.

No resulta nada fácil encontrar medicamentos que sean verdaderamente eficaces frente a los virus, y es por ello por lo que hay enfermedades víricas (como es el caso del SIDA) que todavía somos incapaces de tratar eficazmente; a lo sumo se ha conseguido prolongar la vida de estos enfermos, pero no erradicar la enfermedad. La dificultad de disponer de buenos medicamentos antivirales reside en que los virus son unas estructuras relativamente sencillas y no hay muchos puntos donde atacarlos. Las bacterias son células muy complejas y, por eso, podemos interferir su vida en distintos sitios, pero a los virus no. Los virus dependen obligatoriamente del metabolismo de la célula en la que están incluidos para reproducirse y utilizan, para ello, los mecanismos de esa célula. Por eso tampoco tienen sistemas reproductores que sean fácilmente atacables. Los fármacos que alteran la reproducción de los virus atacan también a las células normales y por eso producen tantos efectos secundarios

Los fármacos que alteran la reproducción de los virus atacan también a las células normales, y por eso producen tantos efectos secundarios.

Los antivirales de los que disponemos actualmente actúan impidiendo la replicación o reproducción de los virus, o actuando sobre su adherencia a las superficies corporales o su penetración en diferentes estructuras. De esta manera, disminuye su capacidad de producir la enfermedad y se da la oportunidad al organismo infectado de poner en marcha sus defensas inmunológicas de manera más o menos eficaz según cada paciente y las enfermedades de fondo que tenga.

Otro problema que tenemos con los fármacos antivirales (y que los diferencia de los antibióticos) es que con estos últimos habíamos conseguido medicamentos que actuaran sólo frente a las bacterias, pero no sobre las estructuras normales del paciente. Dicho de otra forma, los antibióticos son fármacos selectivos porque seleccionan el blanco de su actuación. Debido a esta selectividad de acción, la mayor parte de los antibióticos no producen demasiadas reacciones adversas porque no interfieren sobre los procesos normales del individuo que recibe el tratamiento. Con la mayor parte de los antivirales no ha sido posible conseguir tanta selectividad de acción, y los fármacos de los que disponemos actualmente producen muchas reacciones adversas y, a veces, muy graves, lo que constituye una limitación importante a la hora de usar las dosis más adecuadas para interferir sobre el ciclo vital de los virus y poder terminar con ellos. Además, esta situación obliga a vigilar muy de cerca al paciente que está tomando fármacos antivirales y no pocas veces es preciso interrumpir el tratamiento por la aparición de efectos secundarios graves ya que es peor el remedio que la enfermedad.

No obstante, en la última década se ha producido un avance muy notable y ya hay algunas enfermedades víricas graves que podemos tratar adecuadamente aunque otras, como es el caso del SIDA, todavía son muy difíciles de controlar.

Antimicóticos

Hasta hace poco tiempo no teníamos muchos fármacos que fueran verdaderamente eficaces en el tratamiento de las infecciones producidas por hongos, pero en los últimos 15 años las cosas han cambiado radicalmente. En el pasado, las micosis superficiales que afectan a la piel y a las mucosas eran las más frecuentes y se trataban con tinturas, soluciones o pomadas y teníamos un fármaco que se llama anfotericina b que era (y sigue siendo) muy eficaz. Las micosis profundas eran muy raras y, por lo tanto, la investigación en este sentido no estaba muy desarrollada.

El número de sustancias antifúngicas hoy día continúa siendo reducido, pero las posibilidades de tratar con éxito estas infecciones han mejorado.

Sin embargo, en los últimos años se ha producido un gran aumento de pacientes inmunodeprimidos por diversas razones. Los enfermos cancerosos son sometidos a tratamientos quimioterápicos que disminuyen las defensas inmunitarias, los trasplantes de órganos obligan también a emplear fármacos inmunosupresores, y la aparición y desarrollo del SIDA también ha contribuido a que aumente el número de personas con inmunodeficiencias. Por otro lado, la población anciana es cada vez más numerosa y en los ancianos existe un déficit de defensas inmunitarias.

Como las infecciones producidas por hongos encuentran en el enfermo inmunodeprimido una situación ideal para su desarrollo, su incidencia ha aumentado en los últimos años y ha forzado a realizar amplios programas de investigación enfocados a la búsqueda de nuevos fármacos que sean útiles en el tratamiento de estas micosis.

Los modernos antifúngicos que se han obtenido presentan una buena selectividad, es decir, atacan más directamente al hongo, y además se han conseguido nuevas formulas que, empleando sustancias antiguas, reducen también los efectos secundarios. La situación actual no es que sea la ideal porque el número de sustancias antifúngicas de las que disponemos continúa siendo bastante reducido, pero las posibilidades de tratar con éxito este tipo de infecciones ha mejorado notablemente.

Los fármacos antifúngicos funcionan impidiendo que los hongos formen su membrana exterior. Para formar esta membrana, los hongos necesitan una sustancia que se llama **ergosterol** y sin ella son incapaces de organizarse. Los fármacos antifúngicos impiden la producción de ergosterol y, por lo tanto, la formación de la membrana que es un elemento de protección vital para el hongo e imprescindible para sobrevivir.

Otros fármacos antifúngicos actúan impidiendo la formación de los ácidos nucleicos del hongo, o interfiriendo en los sistemas que participan en su reproducción. Si estos dos procesos no funcionan bien, ni la vida ni la reproducción del hongo son viables, por lo que la eficacia de estos fármacos es muy significativa.

Aunque ha mejorado mucho la seguridad de estos fármacos, **el gran problema de este grupo farmacológico continúa siendo que producen bastantes efectos secundarios**. Las reacciones adversas más importantes a que dan lugar se refieren a toxicidad renal y hepática, alteraciones gastrointestinales, erupciones cutáneas, alteraciones neurológicas (y algunos también producen alteraciones del gusto).

Debido a estas reacciones adversas, los fármacos antifúngicos hay que manejarlos con mucho cuidado y, por ello, sólo deben utilizarse bajo la estricta indicación del médico. Además, por lo general, **son medicamentos caros,** lo que también contribuye a que su indicación deba hacerse de forma muy precisa y restrictiva.

Los fármacos antifúngicos hay que manejarlos con mucho cuidado, y sólo deben utilizarse bajo la estricta indicación del médico.

Otro factor que aconseja **utilizarlos sólo cuando sean estrictamente necesarios** es que están comenzando a aparecer resistencias por parte de algunos hongos a su eficacia.

El problema no es tan grande aún como lo que sucede con los antibióticos, pero nada indica que no pueda alcanzar una magnitud importante en los próximos años si no se utilizan adecuadamente.

Antiparasitarios

Dada la enorme variedad de parásitos que existen, también hay un gran número de sustancias que se pueden emplear en el tratamiento de las parasitosis, por lo que sólo hablaremos de los más frecuentemente utilizados.

Hay una familia de fármacos que se llaman los **becimidazoles** (tiabendazol, mebendazol, albendazol) que se emplean en el tratamiento de las parasitosis producidas por gusanos o helmintos. Estos fármacos funcionan impidiendo la absorción de glucosa por parte del parásito. La glucosa es un elemento esencial para la vida del gusano porque necesita emplearla para producir una sustancia que se llama ATP sin la que no puede vivir ni reproducirse. Por ello, la eficacia de estos fármacos es muy importante.

Otro fármaco que se llama **ivermectina** actúa antagonizando una sustancia que es fundamental para el sistema nervioso de los nematodos y artrópodos y que se llama GABA. Cuando el GABA no puede funcionar bien, se produce una parálisis total del parásito y en su momento las defensas inmunitarias lo eliminan tranquilamente.

Otra sustancia, el **praziquantel**, produce primero una motilidad exagerada en los parásitos, que evoluciona hacia una parálisis total que conduce finalmente a su muerte.

El **metronidazol** se utiliza, además de en ciertas infecciones bacterianas, para el tratamiento de algunas parasitosis como amebiasis, giardiasis o trichomonas. Funciona produciendo sustancias tóxicas que se unen al ADN de estos parásitos, provocando alteraciones en su estructura e impidiendo su función con lo que causan rápidamente su muerte. El metronidazol puede teñir la orina del paciente de color marrón o rojo (por lo que conviene que se sepa para que no se asuste y así evitar el manchado de la ropa interior).

Interacciones

Se conoce con el nombre de interacciones a las modificaciones que sobre el mecanismo de acción o los efectos de un medicamento puede producir otro medicamento. Para que se produzca una interacción es preciso, lógicamente, que se estén administrando al menos dos fármacos. Con los fármacos que se emplean en el tratamiento de las infecciones pueden producirse muchas interacciones porque muy frecuentemente se administran al paciente junto con otro tipo de medicación. Por ejemplo, es muy común que junto a un antibiótico se esté administrando otro fármaco para bajar la fiebre, para aliviar el dolor, para facilitar la expectoración, etc.

Las interacciones pueden producirse en diversos pasos del transcurso de un fármaco por el organismo.

Hay interacciones de la absorción que se producen, por ejemplo, cuando se administran dos fármacos por vía oral y uno de ellos impide que el otro se absorba en el intestino y pase a la sangre con lo que no se producirá su efecto. Este tipo de interacciones puede producirse también con los alimentos. Algunos fármacos que se emplean en el tratamiento de las infecciones no llegan a absorberse en suficiente cantidad si se toman con las comidas (y dependiendo también del tipo de comidas). Por ejemplo, hay unos antibióticos que se llaman tetraciclinas que si se administran por vía oral al mismo tiempo que alimentos ricos en calcio (como puede ser la leche o el queso) son neutralizados en el estómago y no se absorben. El asunto es grave porque podemos creer que se está tratando bien al paciente y, en realidad, no está sirviendo para nada lo que está tomando. La infección, sin tratamiento eficaz, puede agravarse y ser posteriormente mucho más difícil de curar. Como consejo práctico conviene asegurarse de si un antibiótico, o cualquier medicamento, puede o no tomarse con las comidas. Generalmente esta cualidad figura en el prospecto del medicamento y se puede consultar fácilmente.

Las interacciones son las modificaciones que puede producir un medicamento sobre el mecanismo de acción o los efectos de otro.

Las interacciones son un verdadero problema porque generalmente pueden suceder dos cosas: que el otro fármaco aumente el efecto del antibiótico, o bien que lo disminuya. En principio parece que puede ser bueno que aumente el efecto del antibiótico, pero en realidad casi

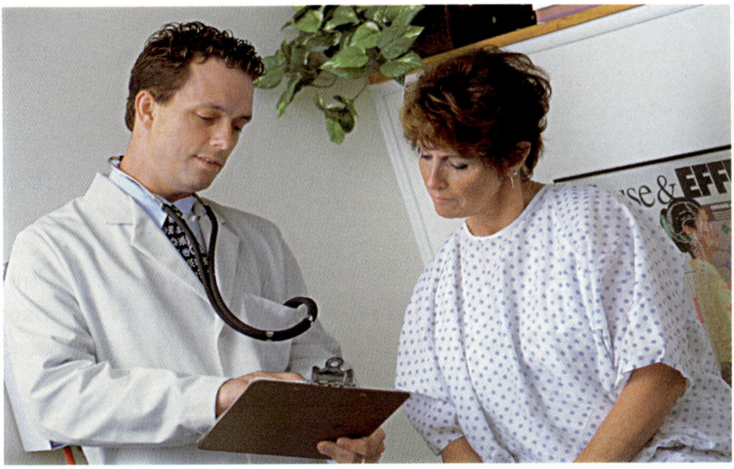

nunca es beneficioso porque lo normal es que se esté administrando a las dosis que son necesarias y, si se incrementa su efecto, lo que puede suceder es que aparezcan síntomas de toxicidad. Es decir, que la dosis que está recibiendo el paciente, que en principio es la buena porque sirve para matar a los gérmenes sin producir toxicidad, al sufrir la interacción es como si se hubiera administrado una dosis muy superior y se convierte en tóxica.

Hay que evitar que se produzcan interacciones y, si no hay más remedio que administrar otro medicamento, hay que saber qué puede pasar.

Hay otro tipo de interacciones y son en las que el fármaco que se administra concomitantemente puede disminuir el efecto del antibiótico. La consecuencia más directa de este tipo de interacción es que el tratamiento resulta ineficaz y no mata a los microbios. Esto es muy importante porque los microbios no están "quietos" ni dejan de reproducirse, así que cogen fuerza y la situación del enfermo puede agravarse por momentos.

Por todo ello, hay que evitar que se produzcan interacciones y, si no hay más remedio que administrar otro medicamento, hay que saber qué es lo que puede pasar. Los médicos conocen muy bien las interacciones y, por eso, cuando ponen un tratamiento con varios fármacos valoran muy bien las consecuencias que ello puede tener, pero el problema aparece cuando el enfermo toma por su cuenta algún fármaco sin decírselo al médico y entonces es cuando puede producirse una interacción inesperada y complicar la evolución de la enfermedad infecciosa.

La consecuencia práctica es que no debe tomarse ningún medicamento sin que previamente se le haya comunicado al médico y éste haya dado su conformidad.

Reacciones adversas

Las reacciones adversas son todos aquellos efectos perjudiciales, y por lo tanto no deseados, que produce un medicamento cuando se ha administrado a las dosis que está indicado para curar. Por lo tanto, no se puede llamar reacción adversa a los efectos no deseados que aparecen cuando el medicamento se administra a dosis excesivas. En este caso, se trata de efectos tóxicos.

Prácticamente no existe ningún medicamento que no produzca reacciones adversas porque en el fondo cualquier fármaco es una sustancia ajena al organismo y éste puede sufrir esta especie de "agresión" que es el recibir una cosa extraña de muy diversas maneras. En farmacología decimos, exagerando un poco, que si un medicamento no produce reacciones adversas hay que sospechar que no sirve para mucho porque es como el agua.

Las reacciones adversas son todos aquellos efectos perjudiciales y, por lo tanto, no deseados que produce un medicamento cuando se ha administrado a las dosis que está indicado para curar.

Las reacciones adversas no tienen porque aparecer siempre pero **son muy frecuentes**. Cada antibiótico produce un determinado tipo de reacciones adversas con una frecuencia que conocemos relativamente. Pero ni conocemos todas las reacciones adversas que puede producir un cierto medicamento ni sabemos exactamente cuál es su frecuencia, así que en cada enfermo pueden producirse distintas reacciones adversas y con diferente frecuencia.

Hay reacciones adversas que son **leves** (por ejemplo, puede aparecer un ligero dolor de cabeza cuando se administra un antibiótico), pero hay otras que son **graves** (como, por ejemplo, que el antibiótico produzca daño en el riñón y se establezca una insuficiencia renal).

El problema que suscitan las reacciones adversas es que, por lo tanto, pueden complicar mucho la evolución de la enfermedad, e incluso a veces pueden ser tan graves que se convierten en algo más importante que la enfermedad para la que se ha empleado el tratamiento.

Otro aspecto práctico de las reacciones adversas es que no se debe tomar ningún medicamento que no sea absolutamente necesario porque si no lo es, no sólo no sirve para nada, sino que además puede producir reacciones adversas de pronóstico muy problemático. Por lo tanto, solamente hay que tomar los antibióticos que diga el médico porque sólo él sabe cuándo están indicados y sólo él sabe cuál es el riesgo que puede correr en relación con la posible aparición de reacciones adversas.

Contraindicaciones

Cuando un fármaco antiinfeccioso está contraindicado quiere decir que su utilización puede producir graves consecuencias negativas para el paciente. Dicho de otra forma, el riesgo que va a sufrir el paciente si toma un fármaco contraindicado es muy superior al beneficio que pueda producirle.

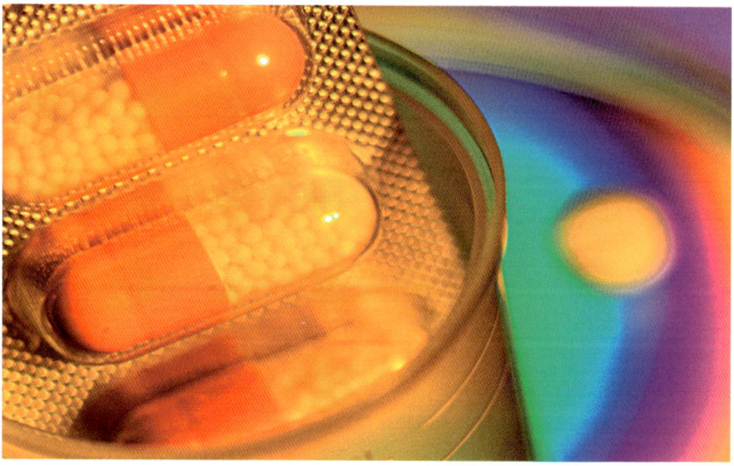

Hay medicamentos que **sólo están contraindicados en circunstancias especiales**, como puede ser un embarazo, o si se administran conjuntamente con otro medicamento concreto porque pueden producirse interacciones.

En el prospecto de todos los medicamentos figuran las posibles contraindicaciones y es muy conveniente leerlas atentamente para evitar accidentes innecesarios. Los médicos conocen suficientemente las contraindicaciones de los fármacos que recetan, pero las circunstancias pueden cambiar después de que se haya producido la visita al médico y, por ello, no conviene bajar la guardia en ningún sentido en relación con las contraindicaciones de cualquier medicamento porque, como ya se ha citado, las consecuencias pueden ser graves. En general también hay que tener en cuenta que cualquier medicamento que no está indicado está contraindicado. Esto quiere decir que los medicamentos son sustancias extrañas al organismo y que no deben utilizarse si no es absolutamente necesario porque su capacidad potencial de producir daño siempre está presente.

Cuando un fármaco antiinfeccioso está contraindicado quiere decir que su utilización puede producir graves consecuencias negativas para el paciente.

Normas generales sobre la utilización de los antibióticos

La norma más importante que se debe seguir a la hora de utilizar un antibiótico es la de no emplearlo si no está absolutamente justificado. Como los antibióticos en general son fármacos poco tóxicos existe una tendencia muy generalizada a utilizarlos sin guardar muchas precauciones y ante la menor sospecha de que una persona pueda tener una enfermedad infecciosa. Este tipo de conductas es muy peligroso y tiene serios inconvenientes.

Como norma general, ya hemos dicho que, cualquier medicamento que no está indicado está absolutamente contraindicado, y los antibióticos no sólo no son un excepción sino que esta norma debe ser especialmente dura con ellos.

Cualquier medicamento que no está indicado está absolutamente contraindicado, muy especialmente los antibióticos.

El empleo de antibióticos sin que exista una infección es bastante frecuente. Casi siempre se trata de pacientes que tienen fiebre, pero ello no quiere decir que tengan una enfermedad infecciosa, y ni mucho menos que esa enfermedad esté producida precisamente por un germen sensible al antibiótico que se decida utilizar. La fiebre puede tener causas muy diversas como son las neoplasias, las vasculitis, estados alérgicos, enfermedades autoinmunes, etc.; por ello, es muy importante el juicio del médico que sabe discernir cuando la fiebre está producida por una infección y, en su caso, cuál es el antibiótico que está más indicado.

En España se calcula que el 25% de los antibióticos que se emplean se hacen en forma de automedicación, es decir si que exista una prescripción previa del médico

Cualquier utilización que se haga **sin consultar al médico** tiene los siguientes **inconvenientes**:

a) No sirve para nada positivo.

b) Los antibióticos no son inocuos y pueden producir reacciones adversas (algunas veces, extremadamente graves).

c) Se pueden crear resistencias y, cuando el paciente tenga una verdadera infección, los antibióticos no van a servirle para nada y la evolución de la enfermedad infecciosa puede ser nefasta.

d) Se pueden producir sensibilizaciones al antibiótico y, cuando el paciente vuelva a administrárselo porque sea verdaderamente necesario, es posible que tenga una reacción alérgica que en su expresión más grave (el shock anafiláctico) puede producir la muerte en pocos minutos.

e) Constituye un dispendio de dinero ya que la utilización no sirve para nada.

Tampoco debe extrañar que el médico recete antibióticos distintos para enfermedades que puedan parecer idénticas.

El médico tiene que valorar toda una serie de circunstancias que cambian de un paciente a otro, o incluso en el mismo paciente de unos días a otros. Por ejemplo, el desarrollo de resistencias hace que el médico tenga que utilizar antibióticos distintos y que los que se empleaban hace poco tiempo actualmente puedan resultar inútiles. Las circunstancias de un paciente también cambian mucho, y no es lo mismo tratar a un paciente en el hospital que ambulatoriamente, ni tratar a un adulto joven que tratar a un anciano o a una embarazada. Tampoco se dan las mismas circunstancias cuando la infección afecta a un paciente con defensas inmunitarias bien desarrolladas que cuando se trata a un paciente con inmunodeficiencia. Por lo tanto, no hay enfermedades sino enfermos y las indicaciones pueden cambiar mucho según las circunstancias.

Otro problema que suscita la utilización de antibióticos es la duración del tratamiento. Se calcula que en España se completan alrededor del 50% de los tratamientos de antibióticos, en su duración y dosis prescrita, mientras que en Bélgica esta cifra de cumplimiento es del 82% y en el Reino Unido del 91%

Los tratamientos con antibióticos pueden tener una duración muy diferente de unos casos a otros. Hay tratamientos **muy cortos** que consisten en la administración de una sola dosis y que se llaman tratamientos de dosis única (es, por ejemplo, el caso de la administración de una sola dosis de fosfocina para el tratamiento de una cistitis, o el de ceftriaxona para el tratamiento de una uretritis gonocócica).

Hay tratamientos que pueden durar **5 días** (como es el caso de algunas infecciones dentarias o de una herida infectada que se desbrida). También pueden durar 5 días, a veces 3, los tratamientos con antibióticos que permanecen mucho tiempo en el organismo, hasta varios días después de haber interrumpido su administración, como es el caso de la azitromicina. Hay tratamientos un poco más largos (de 10-15 días) y que son los que más frecuentemente se emplean.

Luego hay una serie de infecciones en las que la duración del **tratamiento es mayor**, sobre todo para evitar recaídas, como puede se el caso de brucelosis, osteomielitis, absceso de pulmón, endocarditis, prostatitis crónica etc. En la mayoría de estos casos, la duración del tratamiento puede aproximarse a los 30 días.

Por último, hay **tratamientos de duración habitualmente definida** en cuanto se realiza el diagnóstico, que se extienden durante 6 o más meses. Los ejemplos más claros en este sentido son los tratamientos de la lepra y la tuberculosis. También hay infecciones en las que la duración del tratamiento es prácticamente indefinida (como es el caso del SIDA).

Nunca se debe interrumpir la administración de un antibiótico porque parezca que el enfermo ya está curado sin más. Es bastante frecuente que se prescinda del antibiótico, por ejemplo, cuando desaparece la fiebre. El llevar a cabo esta práctica es muy peligroso porque el que desaparezca la fiebre no quiere decir que se hayan eliminado todos los gérmenes que tenía el paciente (sino únicamente que se ha reducido su número o su virulencia). Los gérmenes que permanecen cuando se elimina el antibiótico pueden hacerse resistentes o dar lugar a una reinfección (que siempre será mucho más

Si se interrumpe la administración de un antibiótico, los gérmenes que permanecen cuando se elimina éste pueden hacerse resistentes o dar lugar a una reinfección.

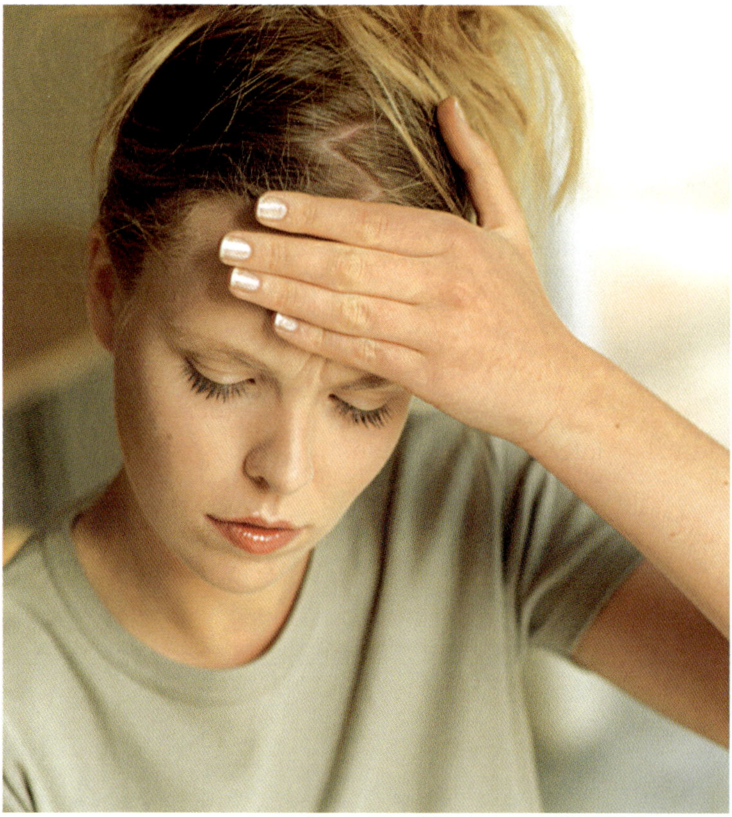

peligrosa que la infección para la que en principio se ha comenzado a utilizar el antibiótico).

También es sumamente importante tomar exactamente las dosis que ha prescrito el médico. Si se administra una dosis menor o se olvida por ejemplo alguna toma, se corre un serio peligro de que las bacterias que están produciendo la infección vayan sobreviviendo, y no sólo se mantenga la enfermedad sino que desarrollen resistencias y luego sea tremendamente difícil terminar con ellas. Si se administran dosis superiores a las prescritas, existe el peligro de que aparezcan más efectos secundarios de los habituales y estas reacciones adversas, además de ser muy molestas, pueden complicar extraordinariamente la evolución del paciente el punto de que puede ser peor el remedio que la enfermedad.

Lo más seguro a la hora de tomar un antibiótico es seguir las pautas de tratamiento, duración incluida, que ha prescrito el médico.

Lo más seguro es seguir las pautas de tratamiento, duración incluida, que ha prescrito el médico que es el único profesional que tiene suficientes conocimientos sobre la enfermedad, el germen y el paciente como para tener un juicio verdaderamente fundamentado sobre evidencias ya demostradas. En este punto, como en muchos otros aspectos de la vida, conviene confiar en los profesionales más competentes y abstenerse de seguir la opinión de otros profesionales (no médicos o aficionados).

El problema de las resistencias

Los antibióticos constituyen un arma terapéutica imprescindible en la medicina actual, pero su **uso indiscriminado** puede dar lugar a importantes problemas entre los que destaca la **aparición de resistencias bacterianas** que podría hipotecar el futuro del tratamiento de algunas enfermedades infecciosas.

Como ya se ha señalado, las bacterias son unos bichos pequeñísimos pero eso no quita para que sean bastante complicados (tanto estructural como funcionalmente hablando). Esta complejidad les confiere la posibilidad de establecer numerosos mecanismos de defensa frente a las agresiones que le llegan del exterior, y una de esas agresiones (y probablemente de las más peligrosas) son los antibióticos. Así que, las bacterias se ponen en guardia, se organizan y se convierten en resistentes.

Actualmente se está detectando que el número de bacterias resistentes es cada vez mayor y, aunque se van descubriendo nuevos antibióticos, la situación ideal sería que pudiéramos tratar las infecciones con los antibióticos que ya conocemos suficientemente. Pero no está sucediendo así, y los gérmenes que hace unos años podían eliminarse con penicilina y a dosis muy bajas, ahora se "ríen" de ella e incluso les sirve para engordar.

Actualmente existen neumococos que requieren para su inhibición de 200 a 800 veces más concentración de penicilina que la necesaria en la década de los años 40.

La utilización de la penicilina y otros antibióticos a partir de los años 40 fue uno de los logros más importantes del siglo pasado. En aquella época, la mayoría de los neumococos (que son gérmenes que causan muchas infecciones, sobre todo del aparato respiratorio y muchas meningitis) se inhibían a concentraciones de 0,008 mg de penicilina por litro. Sin embargo, en el año 2002 aproximadamente la mitad de las cepas de neumococos aisladas en España necesitaban para ser inhibidas una concentración de penicilina de 0,1 mg por litro al menos, y cerca de la cuarta parte una concentración de más de 1 mg/l.

Dicho de otra forma, actualmente existen neumococos que requieren para su inhibición de 200 a 800 veces más concentración de penicilina que la que era necesaria en los años 40. En el año 1985 apareció en España un antibiótico que se llama **norfloxacino** y entonces todas las cepas de un germen, el *E coli* (que ya hemos visto que causa numerosas infecciones, sobre todo urinarias) eran sensibles a este antibiótico; sólo 18 años más tarde, aproximadamente una de cada cinco cepas son ya resistentes al norfloxacino. Por ello, **la aparición de resistencias es muy rápida** y no se puede andar inventando un antibiótico nuevo cada 15 años por lo que hay que tener mucho cuidado con este problema.

Las cepas resistentes se hacen predominantes por lo que hablamos de una **presión selectiva**, que consiste en que los antibióticos terminan con las cepas sensibles pero no pueden hacer nada frente a las resistentes (que sobreviven y se hacen dueñas del campo).

En el problema de las resistencias no están implicados solamente los antibióticos utilizados en medicina sino también, y de forma muy importante, los empleados en veterinaria. Se ha demostrado que el uso de antibióticos en los piensos de animales causa la aparición de cepas resistentes que luego pueden afectar a humanos. Este aspecto se ha demostrado con un tipo de gérmenes, los enterococos (resistentes a un antibiótico que se llama vancomicina) o con otro germen, el *Campylobacter*, resistente a otra familia de antibióticos, las quinolonas.

Se sabe que la probabilidad de que una persona sea infectada por un microbio resistente aumenta con el uso de antibióticos.

El incremento de la resistencia a distintos antibióticos es un tema que preocupa internacionalmente. A través de estudios realizados en distintos países se sabe que la probabilidad de que una persona sea infectada por un microbio resistente aumenta con el uso de antibióticos. Hay estudios que demuestran que las infecciones causadas por gérmenes resistentes son más graves y es más difícil curarlas.

La dosificación inadecuada de los antibióticos es probablemente una de las razones de peso para que aumente el

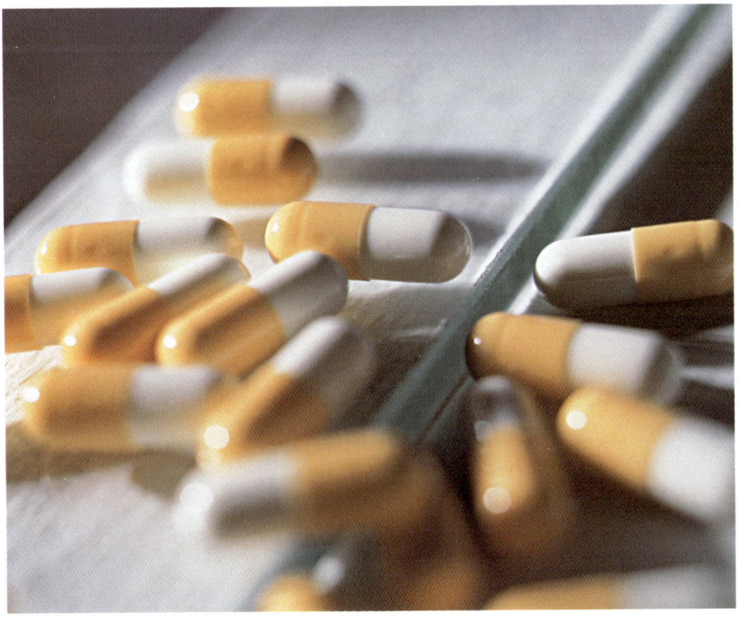

riesgo de aparición de resistencias bacterianas. Si se utilizan dosis que suministren en el foco de la infección una concentración de antibiótico por debajo de la CMI, muchas bacterias no mueren y tienen la posibilidad de poner en marcha mecanismos de defensa.

Es por todo ello por lo que **el tratamiento de las infecciones debe ser lo más contundente posible** sin darle tiempo a reaccionar a las bacterias ni tolerar que puedan sobrevivir.

Para que esto suceda es importantísimo seguir al pie de la letra las indicaciones que haga el médico, no sólo sobre el antibiótico concreto que hay que tomar, sino sobre las dosis, los horarios de administración y la duración del tratamiento: es decir, hay que cumplir.

Sabemos que hay mucho **incumplimiento** y que este incumplimiento tiene **diversas formas**: por un lado, están los pacientes que toman un tratamiento con antibióticos **sin que se lo haya prescrito el médico**, otros van al médico pero **retrasan el inicio del tratamiento**, algunas personas toman el tratamiento pero **no toman las dosis adecuadas**, también hay quien **no sigue bien los horarios de administración de la medicación**, hay algunos que **interrumpen el tratamiento** antes de lo que sería necesario y, por último, hay pacientes que cumplen bien lo que les ha prescrito el médico. Todas las formas de incumplimiento favorecen la aparición de resistencias bacterianas.

Estudios hechos en España han puesto de manifiesto que entre un 5 y un 11% de los pacientes a los que se había prescrito un antibiótico retrasan más de un día su adquisición en las farmacias, y que entre un 3 y un 6% retrasan el comienzo del tratamiento más de un día después de haberlo adquirido porque se asustan al leer el prospecto y no lo toman hasta que se encuentran francamente mal.

Todo esto hay que evitarlo, porque el incumplimiento tiene importantes consecuencias clínicas y sociales.

La primera consecuencia es el **fracaso del tratamiento** que puede traducirse en un **agravamiento de la enfermedad**, en un **retraso en la curación** o en la **presentación de recaídas**. Pero, además, el incumplimiento puede **inducir a error al médico** que puede pensar, al ver que el paciente no mejora, que hay que cambiar el tratamiento cuando realmente la causa del fracaso no es el antibiótico sino que no se toma bien.

Además, el incumplimiento tiene **consecuencias sociales** de gran trascendencia. Se ha comprobado que hasta un 7% de los ingresos de pacientes en los hospitales se deben al mal cumplimiento de las pautas prescritas por el médico. Estos ingresos generan un **elevado gasto sanitario** ya que aumentan las pruebas diagnosticas, las estancias dentro del hospital y el consumo de más medicación. Pero no sólo aumenta el gasto sanitario sino también el **coste social** porque se produce un mayor absentismo laboral y una pérdida de productividad.

Pero, con todo, lo más importante del incumplimiento es que se generan resistencias bacterianas que conllevan una alteración del ecosistema microbiano, que provoca la emergencia, evolución y extensión de las resistencias bacterianas a las que se ha señalado como la mayor amenaza a la eficacia de los tratamientos de las enfermedades infecciosas. Se ha llegado a calificar a las resistencias bacterianas como una "calamidad mundial" ya que están provocando un rápido incremento de las enfermedades y de la mortalidad, y creando un conflicto sanitario de primera magnitud que está poniendo a la medicina al borde de una verdadera catástrofe mundial.

Las resistencias bacterianas son una "calamidad mundial" ya que están provocando un rápido incremento de las enfermedades y de la mortalidad, y creando un conflicto sanitario de primera magnitud.

Los mecanismos que utilizan las bacterias para resistir a los antibióticos son muy variados.

Hay que tener en cuenta que para conseguir la destrucción o inhibición de los microbios, los antibióticos deben atravesar la barrera superficial de la bacteria y después fijarse a su diana, es decir, sobre alguna de las estructuras o mecanismos bioquímicos que le son necesarios a la bacteria para reproducirse o sobrevivir. Los mecanismos de acción de los antibióticos son diversos, pero en líneas generales todos operan impidiendo la producción de ácidos nucleicos, proteínas o la pared celular, o bien alterando la función de la membrana celular de la bacteria.

Algunas bacterias son capaces de aprender a producir unas sustancias que inactivan a los antibióticos. Unas de estas sustancias, muy conocidas, se llaman **betalactamasas** y destrozan la molécula de los antibióticos pertenecientes a la familia de las penicilinas con lo que, si una infección producida por una bacteria productora de betalactamasas es tratada con penicilina, no se consigue matar a los gérmenes. Esto constituye uno de los mecanismos de resistencias más estudiados y conocidos y, por ello, se están usando para evitar este tipo de resistencias, penicilinas combinadas con sustancias que, a su vez, inactivan a las betalactamasas. Las dos sustancias más conocidas de este tipo son el ácido clavulánico y el sulbactam.

Otro mecanismo de resistencia consiste en que **algunas bacterias tienen capacidad de modificar los poros que tienen en la pared, y que son utilizados por los antibióticos para penetrar en su interior**. Con este tipo de modificaciones, los antibióticos no pueden traspasar la membrana exterior de la bacteria y, por lo tanto, no pueden llegar al sitio donde verdaderamente le pueden hacer daño.

Algunas bacterias establecen como mecanismo de resistencia un mecanismo de expulsión activa del antibiótico. Es decir, que el fármaco penetra en la bacteria, pero ésta pone en marcha una especie de "bombas de achicar" que lo sacan al exterior antes de que pueda hacer verdadero daño en las estructuras de la bacteria.

Otras veces, las bacterias modifican los ácidos nucleicos o las proteínas que fijan a los antibióticos de manera que anulan completamente el mecanismo de que dispone el antibiótico para hacerle daño.

Hay otros mecanismos de resistencia más complejos pero igualmente eficaces. Una misma bacteria puede desarrollar varios mecanismos de resistencia frente a uno o varios antibióticos y, de la misma manera, un mismo antibiótico puede ser inactivado por distintos mecanismos de resistencia de diversas especies bacterianas.

Es importante conocer que, cuando una bacteria "aprende" a resistirse a la acción de un antibiótico, no se queda ella sola con sus conocimientos y defensas, sino que los transmite a las bacterias que están en su entorno y a las que da lugar por su reproducción, por lo que la población de bacterias resistentes es cada vez mayor. Una vez que se ha generado un conjunto de cepas resistentes, éstas se transmitirán mucho más fácilmente en poblaciones que mantiene un contacto estrecho en un espacio relativamente reducido (por ejemplo, los niños de una guardería o de un colegio y sus familiares). También el bajo nivel de higiene de una determinada población puede contribuir a la diseminación de las bacterias resistentes.

En conclusión **la mejor forma de evitar la aparición de resistencias es evitando las enfermedades infecciosas mediante la prevención adecuada** (vacunas, medidas higiénicas, etc.) y si esto no ha sido posible, **hay que tratar la enfermedad siguiendo al pie de la letra las instrucciones que haya dado el médico** sin tomar ningún tipo de iniciativa que pueda dificultar la eficacia de los antibióticos.

Las enfermedades infecciosas y los viajes

En nuestra sociedad actual los viajes son una práctica muy habitual. Se viaja por vacaciones, negocios, trabajo, estudios, etc. Esto ha sucedido prácticamente durante toda la historia de la humanidad pero la diferencia es que ahora se viaja de "manera olímpica", es decir, más, más lejos y más rápidamente. **Normalmente hemos desarrollado defensas inmunitarias frente a los microorganismos que están en nuestro hábitat normal, pero estamos indefensos ante gérmenes con los que nunca hemos estado en contacto** porque solamente viven en zonas en las que quizás no hemos estado nunca. También hay que tener en cuenta que muchos viajes de vacaciones se realizan a países tropicales donde el calor favorece el crecimiento de las bacterias, o a países subdesarrollados en los que las condiciones de higiene dejan mucho que desear y en los que el consumo de bebidas contaminadas o de alimentos sin cocinar pueden dar lugar al contagio de diversos tipos de infecciones.

En nuestro país aproximadamente 1 millón de españoles viaja cada año a países tropicales o subtropicales (Sudamérica, Centroamérica, Caribe, Norte de África, región Subsahariana y Sudeste asiático), donde el riesgo de contraer enfermedades graves como las hepatitis A y B, la malaria y otras menos importantes es de un 60-70%. De cada 4 españoles que viajan a estas zonas, 3 no toman ningún tipo de precauciones

El llamado "turismo sexual" es una causa muy frecuente de contagio de enfermedades de transmisión sexual (alguna de las cuales es tan peligrosa como el SIDA).

Lo peor es que muchos viajeros no son conscientes del peligro que corren de contraer enfermedades importantes y no toman precauciones ni buscan consejo antes de partir. El Ministerio de Sanidad y Consumo aconseja la visita previa al médico de cabecera para que pueda aconsejarles en este sentido.

Cuando se viaja, no viene nada mal investigar sobre el sistema de asistencia sanitaria del país que se va a visitar.

Los riegos de contraer enfermedades durante los viajes depende de **factores** como el área donde se vaya, la estación en la que se efectúa el viaje, la duración y el propósito del viaje, el tipo de alojamiento, las actividades que se vayan a realizar, el estado de salud previo del viajero y las medidas preventivas que se adopten (vacunación, quimioprofilaxis).

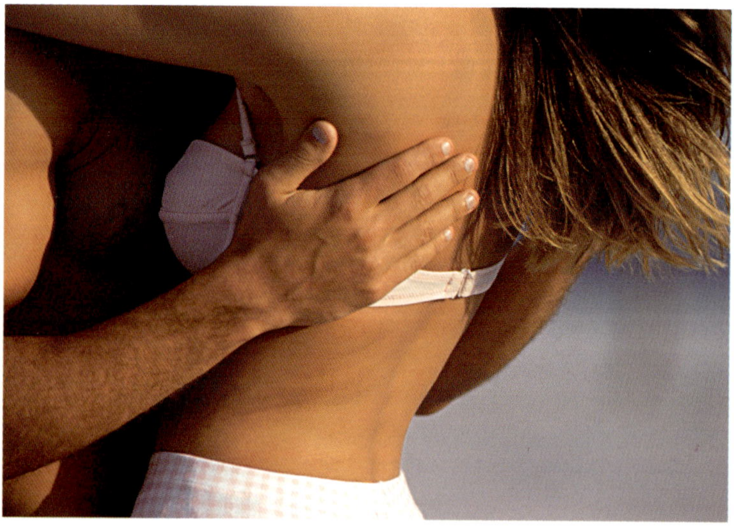

No viene nada mal investigar sobre el sistema de asistencia sanitaria del país que se va a visitar, y conocer la cobertura del seguro. Las direcciones provinciales del Instituto Nacional de la Seguridad Social pueden suministrar información sobre los acuerdos que tiene España en prestación de asistencia sanitaria con otros países.

Las personas que ya padezcan un enfermedad y que estén en tratamiento deben llevar al viaje la cantidad suficiente de medicación como para cubrir el período de tiempo que dure su estancia en el extranjero, o asegurarse de que podrán adquirirla en el país de destino.

Medidas generales

Durante el viaje **hay que tener cuidado sobre todo con lo que se come y se bebe** porque las diarreas son las enfermedades que más frecuentemente se contraen por la contaminación de alimentos y bebidas. No se deben comer verduras crudas, y las hortalizas que se vayan a consumir en fresco hay que tenerlas durante media hora, por lo menos, en agua tratada con hipoclorito sódico (lejía apta para el consumo humano, sin detergente, ni perfumes) añadiendo a razón de 2 gotas/litro de agua. Las carnes y pescados deben consumirse suficientemente cocinados (no ingerir nada crudo). En relación a la fruta, es recomendable comer sólo fruta pelada o bien lavada (como en el caso de las hortalizas). En todo caso, debe evitarse la comida de los vendedores callejeros

La repostería y los helados merecen una atención especial por su fácil contaminación. No deben consumirse leche ni sus derivados si no están suficientemente higienizados. Conviene beber solamente agua que ofrezca suficientes garantías (como agua embotellada, que deberá ser abierta en presencia del consumidor). No es recomendable añadir cubitos de hielo a las bebidas porque pueden ser de aguas contaminadas.

Por lo que respecta a las medidas de prevención de las **enfermedades de transmisión sexual,** son las mismas en el extranjero que en el lugar de residencia habitual. Hay que tener en cuenta que, salvo en el caso de la hepatitis B, no hay vacunas que eviten la adquisición de una enfermedad de transmisión sexual.

Hay **infecciones que se transmiten por la penetración directa a través de la piel** (como la sarna y las micosis), otras pueden adquirirse durante un baño en agua dulce (como es el caso de la esquisostomiasis, leptospirosis o la amebiasis), algunas se cogen al caminar descalzo o tumbarse en la arena o, indirectamente, a través de heridas o abrasiones de la piel (como los piodermas cutáneos, ántrax, tétanos o treponematosis no venéreas). Para evitar todos estos contagios, en climas cálidos se recomienda planchar la ropa que se ha dejado secar al aire libre, usar calzado cerrado y tumbarse en la playa encima de toallas (o lo que sea), pero no directamente sobre la arena. El agua clorada de las piscinas suele ser segura y el agua salada del mar no ofrece riesgo alguno de contraer enfermedades infecciosas.

Si las condiciones higiénicas no son buenas, en países tropicales conviene evitar las exploraciones invasivas, las extracciones dentales, los tatuajes, transfusiones e inyecciones que no se realicen con jeringuillas de un sólo uso abiertas ante el paciente.

Como norma general, y si las condiciones higiénicas no son muy buenas, en países tropicales conviene evitar cualquier tipo de exploración invasiva, extracciones dentales, tatuajes, transfusiones e inyecciones que no se realicen con jeringuillas de un sólo uso abiertas en presencia del paciente. Todo ello, claro está, si la situación lo permite, porque puede haber ocasiones en las que sea más importante tratar una situación urgente que correr el peligro de un contagio.

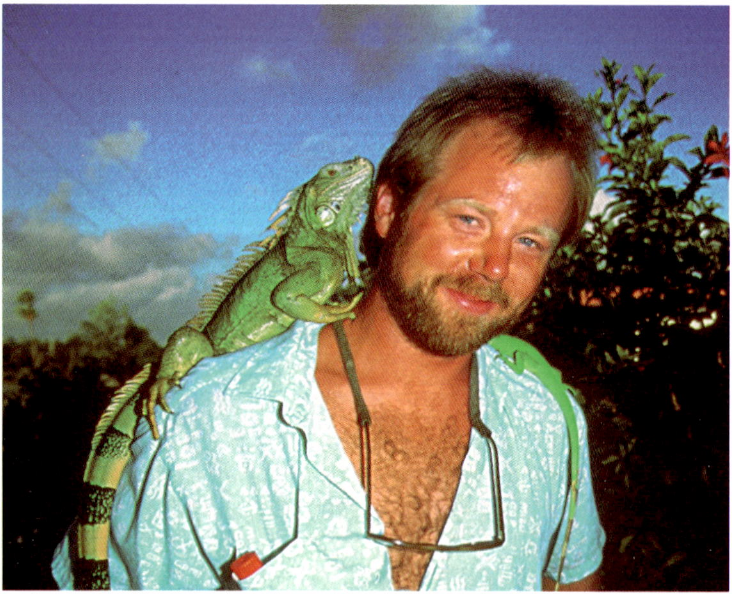

Los **pacientes inmunodeprimidos**, es decir, los que tienen disminuidas sus defensas inmunitarias (como pueden ser los que estén con tratamientos oncológicos) son un caso muy especial y deben consultar con su médico la conveniencia de realizar el viaje y qué medidas específicas (tanto de prevención como de protección) deben seguir.

Al regreso, **conviene tener en cuenta que algunas enfermedades no se manifiestan inmediatamente y que pueden presentarse bastante tiempo después**. Por ello, ante cualquier enfermedad que aparezca en los 12 meses siguientes al viaje, hay que comentarle al médico donde se ha viajado y cuanto tiempo hace de ello.

La diarrea del viajero

La diarrea del viajero merece una especial atención porque es la infección que se contrae con más frecuencia durante los viajes internacionales. Se calcula que afecta a un 40% de los viajeros, y no necesariamente se adquiere en los países tropicales, aunque existen zonas de alto riesgo (América Central y Sudamérica, África y Asia tropical y subtropical) y una zona de muy alto riesgo (países del Magreb y Oriente Próximo). Los síntomas consisten en la aparición de una diarrea, es decir, 3 o más deposiciones líquidas o pastosas al día, con dolores abdominales en forma de retortijones, vómitos -aunque no siempre- y fiebre, todo ello con un alto peligro de deshidratación si no se efectúa un aporte de líquidos y sales que compense suficientemente las pérdidas que se producen.

Los gérmenes que la causan pueden ser muy diversos pero el más frecuente es el llamado *Escherichia coli* seguido de otros como *Sighella, Campylobacter, Giardia lamblia* y *Entamoeba histolytica*. La mejor forma de evitar la diarrea del viajero es aplicar estrictamente las medidas de cuidado con los alimentos y líquidos que ya se han citado.

En algunos casos, puede estar indicada la profilaxis en pacientes con enfermedades previas (inmunodeficiencia, gastrectomía, aclorhidria, uso de antiácidos, tratamiento con litio o diuréticos, diabetes, ancianos o niños) o viajes a zonas de alta incidencia o cuando no se va a tener acceso a la asistencia médica. Lo más aconsejable en este sentido es llevar un antibiótico de amplio espectro (como una quinolona, por ejemplo) para poder automedicarse en caso de necesidad.

Vacunas

La Organización Mundial de la Salud y el Ministerio de Sanidad y Consumo tienen establecidas las vacunas que es oportuno utilizar y que dependen de la situación concreta del país que se va a visitar, de las enfermedades endémicas que le afecten, del estado de salud del propio viajero y del tiempo disponible antes del viaje. Las enfermedades más frecuentes y los tipos de vacunas aconsejados son:

Cólera

Ya la hemos citado en el apartado de infecciones digestivas, pero parece necesario insistir en que es una enfermedad bacteriana, intestinal y aguda de declaración obligatoria internacional. La produce una bacteria que se llama *Vibrio cholerae* y se manifiesta con diarrea, vómitos, fiebre y deshidratación. Se transmite por agua y alimentos contaminados. Las zonas endémicas se encuentran principalmente en África, Centro y Sudamérica y Sudeste asiático. La vacunación no es obligatoria. **El riego de contraer el cólera es muy bajo si se aplican las medidas generales que se han citado** antes. Aunque hay varios tipos de vacunas, las más recomendables son las que se administran por vía oral y están indicadas solamente en zonas donde hay una endemia muy alta para cooperantes, miembros de ONGs, viajes de aventura, trabajadores en campos de refugiados, y en el caso de que se prevea un contacto directo con la población.

Fiebre amarilla

Es una enfermedad de declaración internacional obligatoria. Está producida por un virus, *Flavovirus*, que transmite el mosquito *Aedes aegypti* que inocula el virus con su picadura Tras un período de incubación de 3-6 días la enfermedad se manifiesta con fiebre alta, hematemesis (vómitos con sangre), fallo renal y/o hepático, etc. Es un proceso muy grave que cursa con alta mortalidad (10-20% de los casos). La enfermedad es más propia de los climas tropicales y su zona endémica está comprendida entre las isotermas correspondientes a una temperatura media anual de 25 °C. **Entre las isotermas de 15 °C a 25 °C, donde se encuentra incluida España, pueden desarrollarse epidemias graves, por lo que no conviene bajar del todo la guardia a pesar de que en nuestro país la incidencia es mínima.** Por debajo de los 15 °C ni vive el mosquito, ni se mantiene el virus. La vacunación es obligatoria para entrar en algunos países y está recomendada para África y Sudamérica. Su validez es de 10 años y empieza a ser eficaz a los 10 días de su primera administración, e inmediatamente si se trata de una revacunación. Está contraindicada en personas con inmunodepresión, niños menores de 6 meses, y durante los 3 primeros meses del embarazo.

Hepatitis A

Es una enfermedad transmisible producida por el virus de la hepatitis A. Su distribución es mundial. Se transmite de persona a persona y por la ingestión de alimentos y bebidas contaminadas. Las áreas de mayor incidencia son: África, Asia, Centro y Sudamérica, zona mediterránea y Europa del Este. **La vacuna se recomienda a viajeros, menores de 35 años y procedentes de zonas de baja endemia** (Europa occidental, Canadá, EE UU, Japón, Australia y Nueva Zelanda), **que vayan a países de alta endemia.**

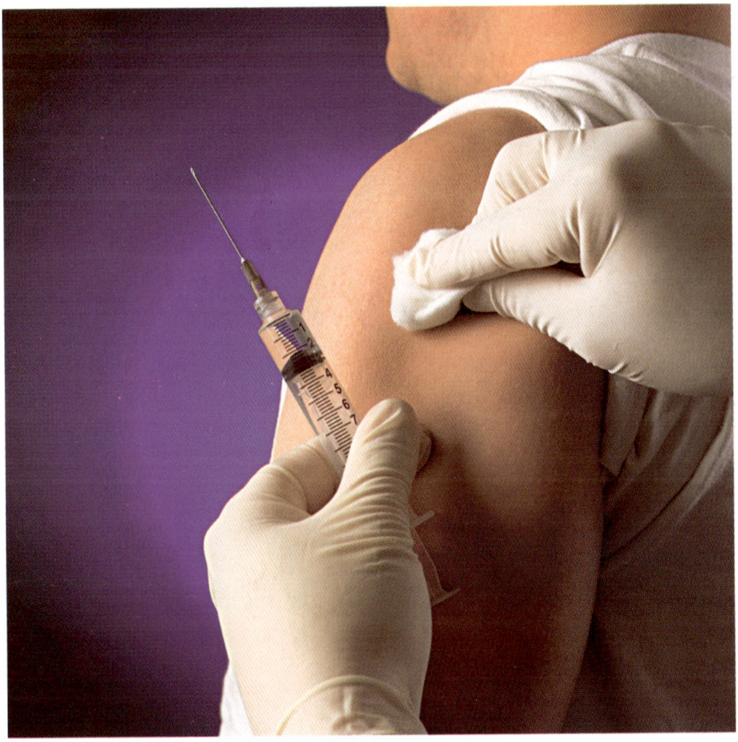

Hepatitis B

Es una enfermedad transmitida por el virus de la hepatitis B, de distribución universal. **Su transmisión se realiza sobre todo por contagio sexual, y menos frecuentemente por transfusiones con sangre contaminada o por la utilización de material sanitario contaminado (jeringas, tatuajes, etc.).** Es endémica en toda África, gran parte de Sudamérica, Europa Oriental, Mediterráneo

Oriental, Sudeste asiático, China y las islas del Pacífico con algunas excepciones (Japón, Australia y Nueva Zelanda). La vacuna se recomienda a viajeros que vayan a permanecer más de 6 meses en las zonas endémicas o viajen con frecuencia, a los sanitarios, a los adictos a drogas por vía parenteral, y cuando se prevean relaciones sexuales con la población local o se pueda requerir asistencia sanitaria.

Fiebre tifoidea

Es una enfermedad infecciosa producida por una bacteria que se llama *Salmonella typhi* que se transmite a través del agua y los alimentos contaminados. Su expresión clínica más importante es la diarrea con fiebre y vómitos, que pueden conducir a la deshidratación. Su distribución es mundial; en los países desarrollados su incidencia es muy baja y se manifiesta en forma de brotes muy puntuales, pero en los países en vías de desarrollo es muy frecuente. Las zonas con mayor incidencia son África, Centro y Sudamérica, Oriente Medio y Sudeste asiático. **La vacunación se recomienda a los viajeros que vayan a zonas endémicas, sobre todo si van en viajes fuera de los circuitos turísticos habituales**, en condiciones sanitarias difíciles o en estancias prolongadas. La eficacia de la vacuna es relativamente limitada por lo que es importante aplicar las medidas higiénicas que se han citado anteriormente.

Meningitis meningocócica

Es una enfermedad infecciosa aguda de distribución mundial. Los países de mayor incidencia se encuentran en África Subsahariana, y también se han producido brotes en el Sudeste asiático, India, Nepal y Oriente Medio. La vacunación está indicada en **viajeros mayores de 2 años que vayan a zonas endémicas de meningitis A o C de junio a diciembre, y que vayan a estar en contacto directo con la población.** La vacunación es obligatoria para viajar a Arabia Saudí durante el período de peregrinación a La Meca.

Poliomielitis

La poliomielitis está prácticamente erradicada en los países desarrollados gracias a la vacuna, pero **aún persiste en países subdesarrollados**. Se recomienda la vacunación a los viajeros que vayan a países de África, Oriente Medio y Sudeste asiático que vayan a estar muy en contacto con la población autóctona.

Otras vacunas

Existen otras vacunas que solamente se recomiendan en circunstancias muy especiales en relación con las características del viajero y las peculiaridades del viaje. Estas vacunas sirven para la profilaxis del tétanos, rabia, encefalitis, enfermedades producidas por el neumococo, difteria, gripe, etc.

Quimioprofilaxis

Hay enfermedades para las que no disponemos de vacunas, y el recurso para prevenirlas es tomar, antes de su posible contagio, medicamentos que puedan combatirlas en cuanto los microorganismos que las producen penetren en el cuerpo humano. De esta manera, se previene el desarrollo de la enfermedad porque al inicio son muy pocos los agentes productores de la enfermedad y es más fácil terminar con ellos si en la sangre tenemos ya las sustancias que los combaten directamente.

La quimioprofilaxis previene el desarrollo de la enfermedad porque, al inicio, son pocos los agentes productores de ésta, y es más fácil terminar con ellos si en la sangre tenemos ya las sustancias que los combaten.

El caso más típico es el de la quimioprofilaxis del **paludismo** para el que no tenemos una vacuna suficientemente eficaz.

El paludismo o malaria es una enfermedad producida por el parásito *Plasmodium*, que se transmite al hombre a través de la picadura de unos mosquitos del género *Anopheles*. El paludismo está distribuido por todos los países tropicales aunque su importancia es desigual. Así, el África Subsahariana es el continente palúdico por excelencia y allí se localizan el 90% de los 300-500 millones de casos clínicos que se considera que hay en el mundo. En Asia se considera que existen entre 12 y 15 millones, y en América entre 2,2 y 5,6 millones de casos.

Una vez en la sangre, el *Plasmodium* ataca a los hematíes o glóbulos rojos destruyéndolos y causando unos síntomas clínicos en forma de crisis, que se caracterizan por la presencia de tiritonas, escalofríos, quebrantamiento general y fiebre muy elevada. Estos síntomas se repiten periódicamente.

Si no se trata adecuadamente, la evolución del paludismo es grave y de hecho es una de las enfermedades infecciosas que más mortalidad causa en todo el mundo (de forma más acentuada, como es lógico, en las zonas endémicas).

El medicamento más empleado en la profilaxis del paludismo es la **cloroquina**, que debe administrarse a dosis de 2 tomas de 500 mg (4 comprimidos tomados en 2 veces) administrados una semana antes del viaje o en los 2 primeros días del viaje. La dosis de mantenimiento es de 500 mg (2 comprimidos) una vez a la semana, durante 4-6 semanas después de volver del viaje. Los comprimidos deben tomarse el mismo día de la semana.

Debido a la diferente situación epidemiológica del paludismo en las distintas regiones endémicas, no puede establecerse una pauta única: hay que individualizarla.

Debido a la diferente situación epidemiológica del paludismo en las distintas regiones endémicas, no puede establecerse una pauta de profilaxis única, sino que es necesario individualizarla teniendo en cuenta las características de la persona que va a viajar, dónde va a efectuar el viaje, cuándo va a viajar, cuanto tiempo va a durar la estancia y en qué condiciones va a vivir en el país tropical.

De todas formas, como hay diversas formas de paludismo y su distribución geográfica está bastante definida, **la OMS ha dividido al mundo palúdico en 3 zonas** y ha recomendado pautas de profilaxis distintas en cada una de ellas por lo que conviene informarse antes de salir de viaje.

Es importante saber que no hay ninguna quimioprofilaxis totalmente eficaz, y que la mejor manera de prevenir un paludismo grave es tomar todas las medidas que impidan el contagio, realizar un diagnóstico lo más precoz posible si se ha producido la enfermedad, y llevar a cabo un correcto tratamiento.

Otras medidas de prevención

La quimioprofilaxis no es la única forma de prevenir el paludismo. Hay que saber que los *Anopheles* tienen hábito nocturno por lo que hay que protegerse frente a ellos, fundamentalmente desde el atardecer hasta el amanecer. Las mosquiteras son una de las medidas más eficaces que se pueden utilizar (sobre todo si están impregnadas de algún insecticida). También hay que tener en cuenta la ropa, ya que los colores claros son menos atractivos para los mosquitos. Es recomendable estar lo más cubiertos posible por lo que conviene utilizar pantalones largos, calcetines y camisas con manga larga.

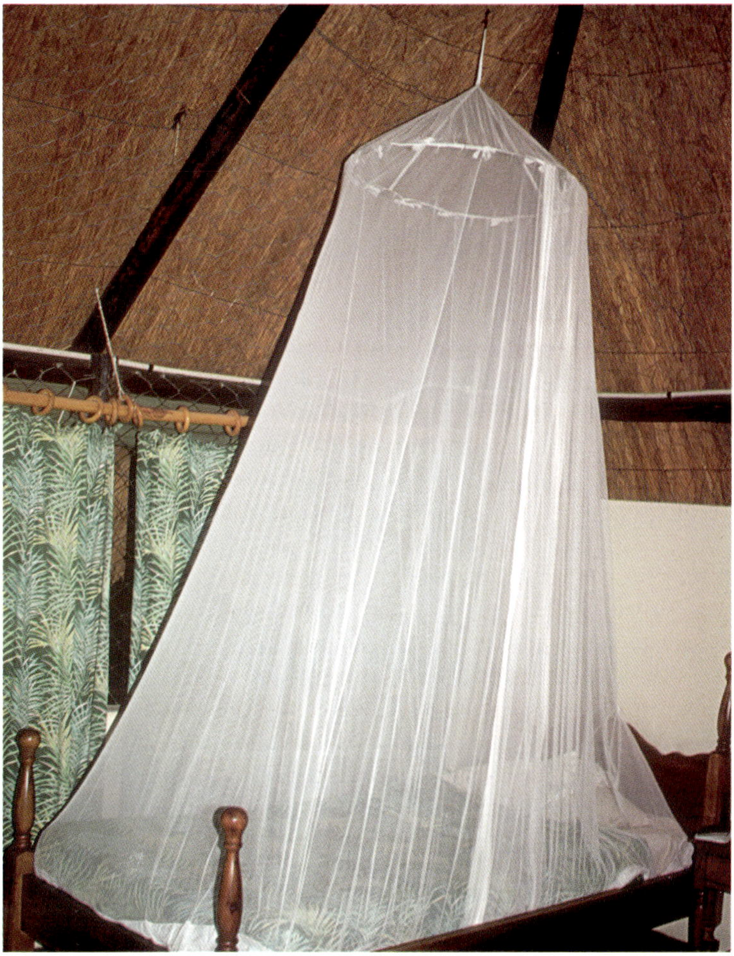

También es importante el uso de sustancias repelentes de los mosquitos (tanto las que se usan impregnando la ropa como los ambientales, incluso con difusores eléctricos). El efecto de los repelentes suele durar entre 6 y 8 horas. Los aparatos productores de ultrasonidos no suelen ser eficaces para alejar a los mosquitos.

Para hacer el diagnóstico del paludismo, se suelen hacer extracciones de sangre o punciones con lancetas; si las condiciones higiénicas del país que se visita no son muy buenas, se recomienda vigilar la apertura del precinto de estos elementos delante del viajero.

Además del paludismo, hay algunas **otras enfermedades que se pueden adquirir en los viajes para las cuales no hay vacuna disponible ni se puede hacer quimioprofilaxis**. A continuación, citamos alguna de ellas.

- **Dengue y dengue hemorrágico:** el dengue es una infección producida por un virus, *Flavivirus*, transmitida por mosquitos del género *Aedes aegypti*. La enfermedad está aumentando en zonas como Centroamérica, islas del Caribe, Sudeste asiático y África Subsahariana. El mosquito transmisor habita tanto en zonas rurales como urbanas, y no necesita para sobrevivir más que una pequeña "colección de agua" (como pueden ser charcos, lagunas, bidones abandonados, etc.). Generalmente pica por las mañanas y al atardecer. La picadura no es dolorosa, pero produce normalmente un intenso picor. Los viajeros a zonas endémicas tienen mucho riesgo de contraer esta infección, sobre todo durante la época de lluvias o en las semanas siguientes que es cuando aumenta considerablemente la población de mosquitos. El período de incubación es de 3 a 10 días, y luego aparecen fiebre alta, escalofríos, dolores de cabeza, náuseas, vómitos, exantemas, debilidad extrema y, en algunas ocasiones, pequeñas hemorragias y epíxtasis. Los síntomas tienen una duración limitada y no produce secuelas, pero la debilidad muy extrema puede durar varios meses.

No existe un tratamiento eficaz para el dengue, por lo que es muy necesario aplicar las medidas de protección contra los mosquitos que ya se han comentado anteriormente.

Guerra biológica y bioterrorismo

La guerra biológica consiste en la utilización de microorganismos con propósitos hostiles o en un conflicto armado. Hasta finales de los años 70 las superpotencias desarrollaron programas tecnológicos dirigidos a obtener microbios que pudieran ser utilizados contra los enemigos en caso de guerra y posteriormente la atención se ha centrado en la posibilidad de que grupos terroristas puedan tener acceso a este tipo de gérmenes y los puedan utilizar como medida de presión.

La guerra biológica no es nada nuevo y es posible que, aunque de forma involuntaria y desconocida, jugara un papel importante en la conquista de América, el continente australiano y las islas del Pacífico por la transmisión que hicieron los conquistadores de enfermedades como la viruela o el sarampión que afectaban duramente a las poblaciones nativas que no tenían ninguna defensa inmunitaria frente a estas infecciones, completamente nuevas para ellos.

Actualmente parece ser que los esfuerzos de los promotores de la guerra biológica pueden centrarse en conseguir producir un microbio que se pueda dirigir contra el enemigo en forma de suspensión en aerosoles, y que tenga una duración de vida útil en ese medio. También se trata de que no produzca epidemias demasiado extensas, para que así no termine volviéndose contra el que lo ha diseminado. Se espera que los gérmenes conseguidos así desarrollen en territorio enemigo epidemias similares a las que se producen de forma natural, con lo que puede disminuirse sensiblemente su capacidad de defensa. El ideal comprende también disponer de vacunas eficaces contra el germen diseminado para evitar que la epidemia afecte a las propias fuerzas.

Los esfuerzos de los promotores de la guerra biológica se centran en producir un microbio que se pueda dirigir contra el enemigo en forma de suspensión en aerosoles y que tenga una duración de vida útil en ese medio.

Por ahora, parece que **el germen que reúne la mayor parte de las cualidades necesarias es el *Bacillus anthracis***, que es el microbio que produce el carbunco y que puede ser diseminado en forma de aerosol. El carbunco (ántrax maligno) diseminado de esta manera es

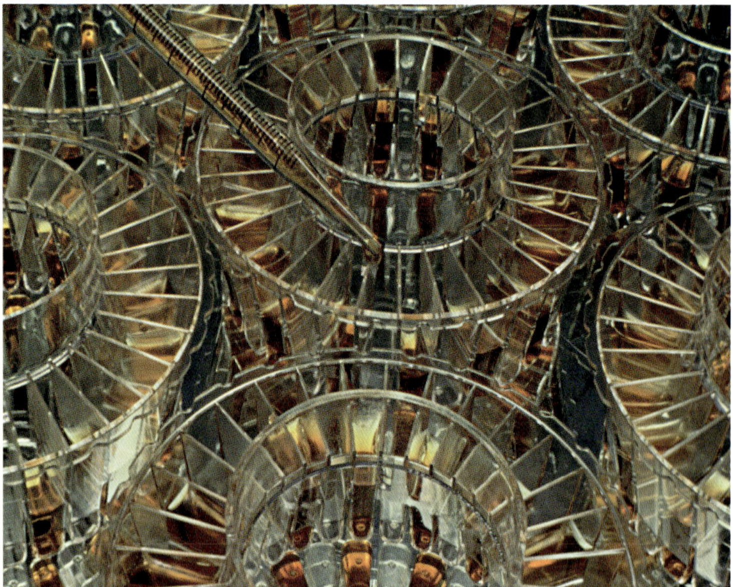

una infección que no sólo se limita a la piel, como sucede generalmente con el carbunco habitual, sino que afecta a todo el organismo y cuando llega a los ganglios linfáticos situados en medio del pecho produce una mortalidad muy alta si no se trata rápidamente y de manera eficaz. Se dispone de una vacuna eficaz frente al carbunco por lo que, en caso de peligro, pueden inmunizarse grandes poblaciones.

Otra posible enfermedad cuyo empleo en guerra biológica se ha considerado seriamente ha sido la viruela. Sin embargo, se ha desechado en medios oficiales porque dado que se consideró que esta enfermedad estaba completamente erradicada, no está incluida en los calendarios vacunales y hay una gran masa de población, fundamentalmente jóvenes, que no está vacunada frente a ella. Esto daría lugar a que, si se provoca una epidemia de viruela sus consecuencias serían imprevisibles, también para el que la haya utilizado como arma, y podría convertirse en una catástrofe mundial.

Otros microbios que reúnen condiciones relativamente favorables para **poder ser utilizados en la guerra biológica** son los gérmenes que producen la siguientes infecciones: peste, tularemia, brucelosis, fiebre Q, encefalitis vírica, fiebre hemorrágica viral, cólera, peste, etc.

En el momento actual, el peligro de guerra biológica no es tanto por parte de los estados que investigan en ese sentido, sino de los grupos terroristas que pueden conseguir ciertos resultados sin necesidad de recurrir a una tecnología demasiado compleja. Parece que, en este sentido, la profilaxis no es un problema de higiene o sanidad ambiental sino que debe ir dirigida a la erradicación de otros factores.

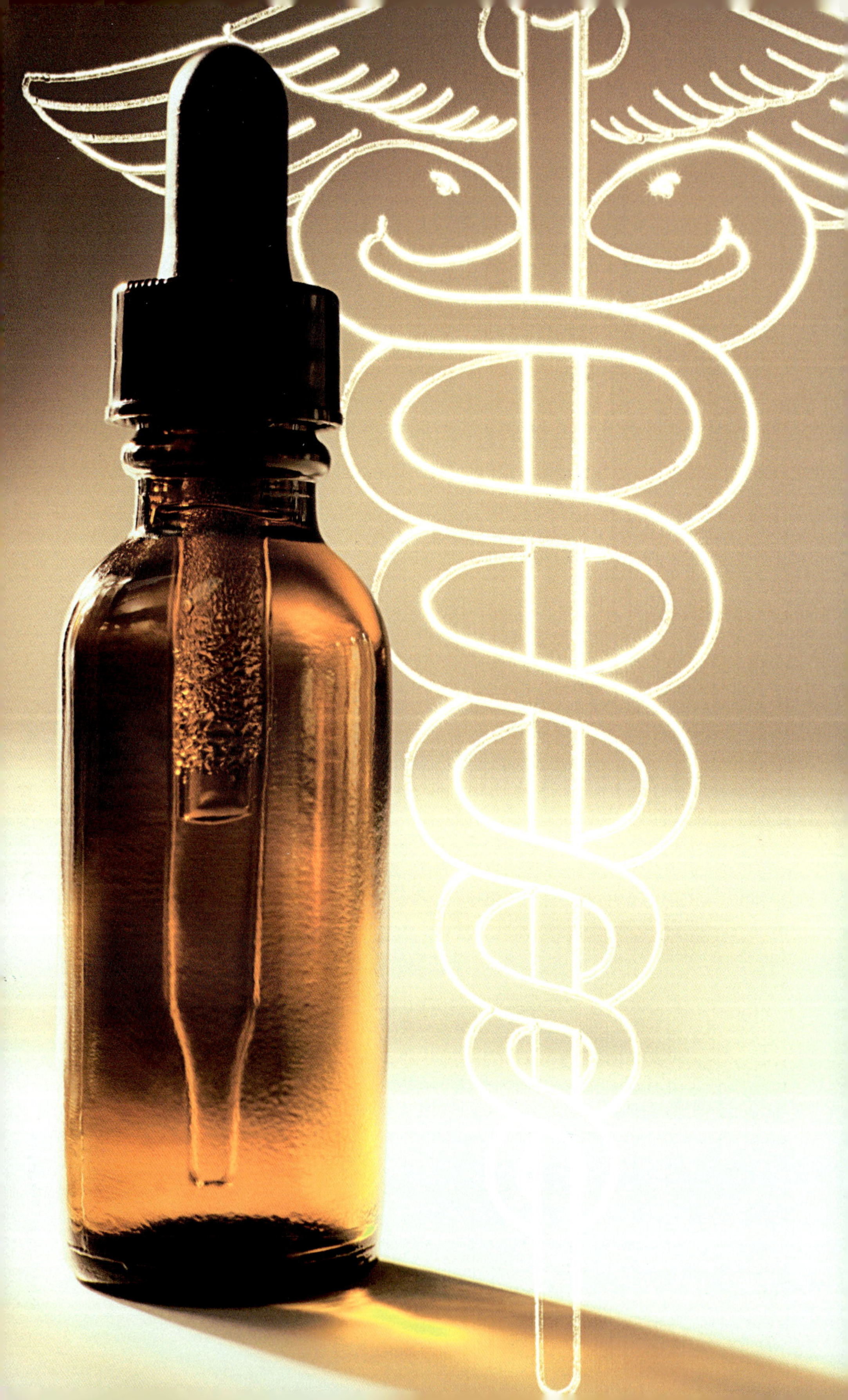

Aspectos económicos y sociales de las enfermedades infecciosas

A diferencia de otro tipo de enfermedades que afectan a un sólo individuo, las enfermedades infecciosas, dado su carácter de enfermedades transmisibles, afectan a toda la sociedad.

Cuando un paciente tiene un cáncer o una fractura de cadera las repercusiones que ello tiene sobre la sociedad son únicamente **económicas** puesto que curarle implica un coste y al faltar al trabajo se resiente la productividad de toda la sociedad. Estas repercusiones son más evidentes en países con un sistema nacional de salud socializado en el que el dinero que se gasta en curar una enfermedad proviene de los impuestos que se pagan y, por lo tanto, es de todos.

Con las enfermedades infecciosas sucede lo mismo pero, además, al ser contagiosas, los miembros de la sociedad que tienen algún tipo de relación con el enfermo, pueden contraer la enfermedad, lo que implica unas consecuencias sociales más importantes.

Todo ello implica que la sociedad debe tener establecidas una serie de medidas que prevengan (en lo posible) la aparición de las enfermedades infecciosas y que impidan su propagación.

Las **medidas preventivas** se aplican de manera general a individuos o grupos donde y cuando la enfermedad se presenta, bien sea de forma esporádica, endémica o epidémica, constituya o no una amenaza en un momento dado. Por ejemplo, una de estas medidas es la cloración del agua que se consume en las poblaciones y que impide la transmisión de numerosas enfermedades. Otros ejemplos son el establecimiento de calendarios de vacunación, el control de los animales que pueden transmitir enfermedades infecciosas, o la educación sanitaria de la población en medidas de higiene, conducta o limpieza.

El control de la propagación de la enfermedad implica además el **control del paciente infectado y de su medio ambiente inmediato**. Este control abarca las medidas destinadas a evitar que las materias infecciosas presentes en el enfermo infectado (y en su medio ambiente) puedan contaminar a otras personas o a otros animales que puedan transmitir la enfermedad. En el control del paciente también se incluye garantizar la mayor rapidez posible del tratamiento y si es posible evitar la propagación de la enfermedad durante el período de incubación. El tratamiento específico y eficaz no deja de ser el mejor método de impedir que se transmita la enfermedad porque, cuando desaparece el germen, desaparece la posibilidad de que se transmita.

Otro tipo de medidas son las que, en el caso del establecimiento de una epidemia, deben establecerse **con carácter de emergencia** para limitar la transmisión de una enfermedad infecciosa que se haya extendido considerablemente en un grupo o colectividad o dentro de una zona, estado, nación o comunidad autónoma. Un ejemplo son las **campañas de vacunación** masiva cuando aparecen las epidemias de gripe o las campañas de educación que se han hecho prácticamente a nivel mundial para impedir la propagación del SIDA.

A otro nivel se sitúan las **medidas internacionales** de control aplicables a viajeros internacionales, inmigrantes, mercancías, animales o productos de origen animal y sus respectivos medios de transporte, y que están establecidas en reglamentos sanitarios internacionales generalmente promovidos por la OMS (Organización Mundial de la Salud).

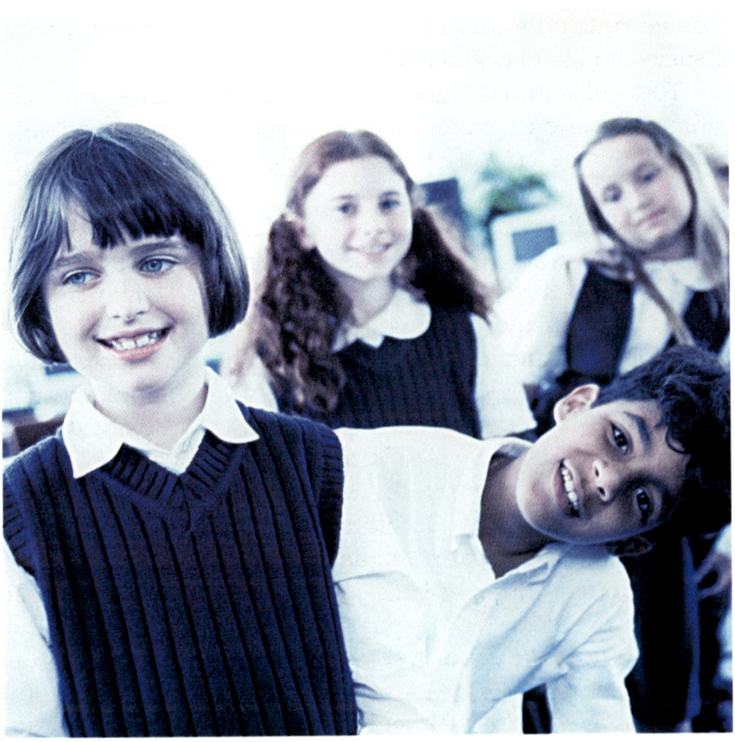

Para que todo este tipo de medidas sean eficaces es imprescindible conocer que se ha producido una enfermedad infecciosa y, por ello, el primer paso es saber que existe una obligación, al menos social, de notificar la presencia de una enfermedad transmisible. Todos los países desarrollados tienen establecidos sistemas de notificación de enfermedades transmisibles y aunque siempre es bueno notificar la presencia de este tipo de enfermedades por vanales que sean, muchas de ellas son de notificación obligatoria por ley debido a su peligrosidad para toda la sociedad. El objetivo de esta notificación consiste en suministrar a las autoridades sanitarias la información necesaria y oportuna que les permita poner en marcha medidas apropiadas de control. Algunas veces estas medidas pueden ser de alcance únicamente local, pero otras muchas pueden suponer el establecimiento de actuaciones internacionales (según sean las características de transmisión de la enfermedad).

Todos los países desarrollados tienen establecidos sistemas de notificación de enfermedades transmisibles, y muchas de ellas son de notificación obligatoria por ley.

A este respecto, la OMS ha dividido las enfermedades infecciosas en varias clases.

CLASIFICACIÓN DE LAS ENFERMEDADES INFECCIOSAS	
CLASE 1	Enfermedades en las que la notificación de casos es requerida universalmente como son: peste, cólera, fiebre amarilla y viruela. También se incluyen en esta clase enfermedades que, según dice el reglamento internacional, "son objeto de vigilancia por parte de la OMS" como la fiebre recurrente transmitida por piojos, la poliomielitis, la malaria y la influenza de carácter vírico.
CLASE 2	Enfermedades en las que la notificación de los casos es exigida en el sitio que ocurran, a nivel local. En esta clase figuran: fiebre tifoidea, difteria, brucelosis y lepra.
CLASE 3	Enfermedades de las que se hace notificación en las áreas consideradas como endémicas, y ello depende de cada uno de los países o regiones en los que aparezca con frecuencia una determinada enfermedad.
CLASE 4	Enfermedades o brotes locales de epidemias de las que no se exige la notificación de casos individuales. La notificación debe incluir el número de casos que se han producido, el período de tiempo durante el que han ocurrido, el número aproximado de personas afectadas y el modo aparente de diseminación. El ejemplo más típico de esta clase son las intoxicaciones alimentarias.
CLASE 5	Enfermedades cuya notificación oficial por lo general no se considera imprescindible, pero que es bueno saber que existen para conocer su trascendencia epidemiológica. El ejemplo más claro es la gripe.

En España, la vigilancia de las enfermedades infecciosas a nivel nacional y de las Comunidades Autónomas se basa en la llamada "Red Nacional de Vigilancia Epidemiológica". Existe un marco legal que obliga a los médicos y centros asistenciales a declarar a esta red los casos y situaciones que supongan un riesgo para que se produzca una epidemia y aportar todos los datos que sean necesarios. Cada Autonomía es responsable de organizar su servicio de vigilancia y enviar la información al Ministerio de Sanidad y Consumo. La comunicación de las EDO (Enfermedades de Declaración Obligatoria) se hace habitualmente al finalizar cada semana (incluye hasta las 24.00 horas del sábado) para los casos nuevos que han aparecido durante el transcurso de ella. Sin embargo, generalmente los médicos comunican los casos de EDO el mismo día que la sospechan o en las 48 horas siguientes. Hay enfermedades de declaración urgente obligatoria cuya comunicación es preciso hacerla en el mismo momento que se sospechan y a través del medio de declaración más rápido posible. Éste es, por ejemplo, el caso de las intoxicaciones alimentarias, la meningitis, el cólera, las neumonías por *Legionella*, etc.

Existe un marco legal que obliga a los médicos y centros asistenciales a declarar los casos y situaciones que supongan un riesgo por una epidemia y aportar los datos necesarios.

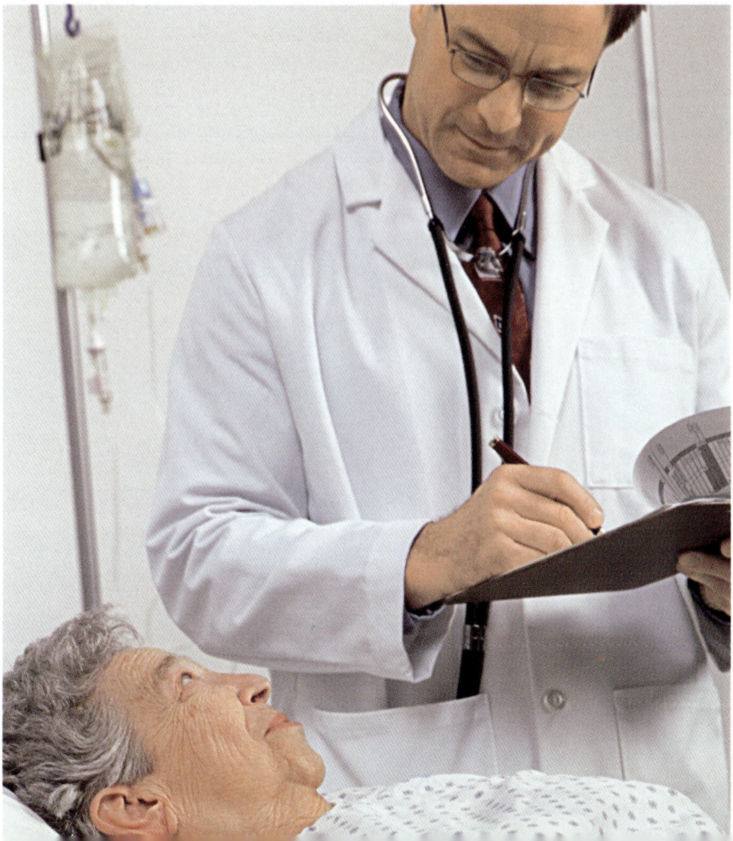

Como se sabe, las infecciones que se producen en un hospital son especialmente importantes y, por eso, en estos centros suele haber un servicio especializado en la vigilancia epidemiológica que es el Servicio de Medicina Preventiva.

La información que se recoge en toda España es difundida por el Ministerio de Sanidad y Consumo a través del "Boletín Epidemiológico Nacional". A su vez, el Ministerio envía esta información a la Región Europea de la OMS, que también edita un boletín semanal en el se comentan los aspectos más importantes de las enfermedades transmisibles de interés europeo o mundial.

A través de esta estructura, se puede disponer de una información muy importante que permite tomar medidas rápidamente para evitar la difusión de las enfermedades en todo el mundo. Por ejemplo, las autoridades pueden establecer medidas de restricción de viajes y aislamientos preventivos por un período de tiempo limitado (cuarentena) a los viajeros procedentes de las áreas afectadas y que pueden ser sospechosos de transmitir la enfermedad. Se llama **cuarentena** al período de restricción de la actividad de las personas aparentemente sanas que han estado expuestas al contagio de una enfermedad transmisible. El nombre de cuarentena viene de que, antiguamente, se creía que pasado un período de 40 días, las personas que habían estado expuestas al contagio y que no habían dado signos de enfermedad no estaban infectadas. De esta forma, algunos países como los EE UU imponían a los inmigrantes la necesidad de permanecer durante 40 días en observación antes de permitir su entrada al país.

La investigación sobre las enfermedades infecciosas

Aunque sabemos muchísimas cosas sobre las enfermedades infecciosas, sobre todo si lo comparamos con los conocimientos que se tenían hace 150 años, **todavía queda mucho por aprender**. Puede decirse que, cuanto más sabemos de estas enfermedades, más sabemos lo mucho que nos queda por saber.

El **progreso tecnológico** y, sobre todo, **el biotecnológico,** han puesto en nuestras manos una gran posibilidad de medios de investigación que son fundamentales para conocer distintos aspectos de las enfermedades infecciosas.

Actualmente, la investigación se dirige fundamentalmente hacia tres objetivos:

- conocer mejor las características de los microorganismos que producen las infecciones,

- aprender aspectos que todavía no están suficientemente explicados sobre cómo reacciona el organismo ante la presencia de los gérmenes,
- desarrollar nuevas vacunas,
- descubrir nuevos fármacos que puedan mejorar los resultados de los tratamientos de los que disponemos actualmente.

En el primero de los puntos, es decir, en **el conocimiento de los gérmenes**, sabemos muchas cosas de cómo son, pero ya sabemos menos sobre cómo funcionan y eso es un asunto muy importante. Actualmente, las investigaciones en este sentido se dirigen a distintos objetivos entre los que resaltan los siguientes: se está tratando de profundizar en los mecanismos que utilizan las bacterias para defenderse de los antibióticos. Estos mecanismos son muchísimos, muy complicados y diferentes de unas bacterias a otras, pero es importante conocerlos porque así podremos comprender cómo las bacterias establecen sus resistencias a los antibióticos, asunto que ya hemos señalado repetidas veces que puede ser extraordinariamente grave. Otro objetivo clave en la investigación actual es **el estudio del material genético de las bacterias y buscar cómo se transmite este material desde bacterias madres a bacterias hijas**. Si supiéramos más de esta transmisión, podríamos cortar la cadena de reproducción de las bacterias y ello supondría la posibilidad de curar a muchos más pacientes, incluso a los que están inmunodeprimidos y a los que sólo podemos ayudar parcialmente con los antibióticos que tenemos en la actualidad.

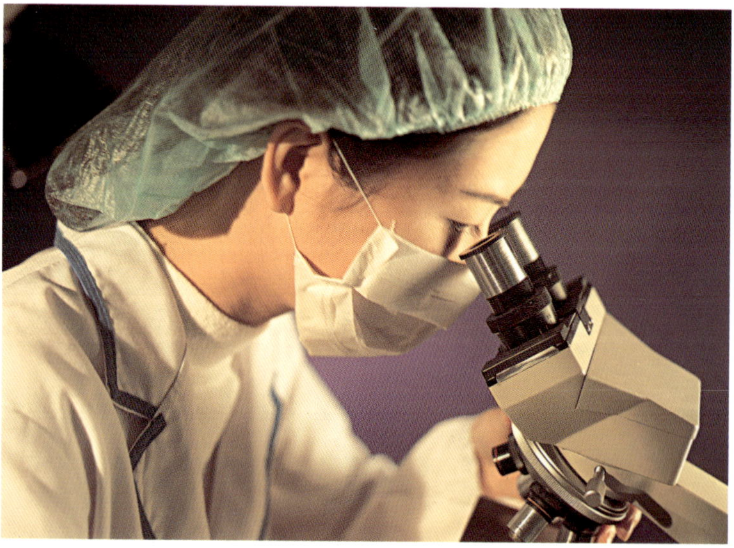

En relación con el conocimiento de las bacterias, un objetivo trascendente en la investigación actual es la **búsqueda de nuevas dianas de actuación que nos permitan disponer de nuevos medicamentos eficaces**. Es decir, se está buscando en qué puntos de su estructura y en qué procesos de su desarrollo vital son más vulnerables las bacterias para así poder actuar con nuevos medicamentos (precisamente sobre esos puntos o dianas de acción).

Un segundo foco de atención (en lo que a investigación sobre enfermedades infecciosas se refiere) es el **estudio de las formas de reaccionar del organismo humano cuando se enfrenta a los gérmenes**, fundamentalmente los mecanismos de las defensas inmunológicas. El conocer más a fondo estas formas de reacción puede servirnos para varias cosas muy importantes. Por ejemplo, si llegamos a un conocimiento más profundo de la inmunidad podríamos diseñar nuevo fármacos que nos permitieran estimular los sistemas inmunitarios y conseguir así que los microbios encontraran una respuesta de defensa mucho mayor y no pudieran desarrollar la infección.

La inmunodepresión es un déficit en el sistema inmunitario que impide defenderse convenientemente frente a la invasión de los gérmenes.

El conocimiento más profundo del sistema inmunitario no serviría sólo para el tratamiento y prevención de las enfermedades infecciosas en cualquier paciente, sino que sería especialmente interesante en los enfermos que tienen una inmunodepresión, es decir que tienen algún déficit en su sistema inmunitario que les impide defenderse convenientemente frente a la invasión de los gérmenes. Este tipo de enfermos tienen algunas veces **alteraciones congénitas** de la inmunidad, es decir heredadas de sus progenitores, pero los más numerosos son los que tienen alteraciones adquiridas (como es el caso de los pacientes que tienen que seguir tratamientos muy agresivos, por ejemplo los que reciben tratamiento para un cáncer ya que los medicamentos anticancerosos destruyen las defensas inmunitarias). También hay pacientes con deficiencias inmunitarias por la acción de un virus (como es el caso de los pacientes con SIDA).

El **desarrollo de nuevas vacunas** es un aspecto fundamental si queremos enfrentarnos con cierto éxito, no sólo a las enfermedades ya conocidas, sino a nuevas enfermedades emergentes que pueden causar verdaderos estragos. La investigación sobre una vacuna frente al SIDA se lleva desarrollando desde hace ya varios años y todavía no se ha encontrado nada verdaderamente eficaz. Sería muy importante el hallazgo de esta vacuna, ya que permitiría reducir de manera trascendente el impacto que esta enfermedad está teniendo en prácticamente todo el mundo.

Desde que apareció una familia de antibacterianos que se llaman quinolonas, no se han conseguido fármacos verdaderamente nuevos.

Por último, un cuarto campo de investigación reside en la **búsqueda de nuevos fármacos antimicrobianos**. En este ámbito es donde realmente nos estamos jugando el futuro de manera más directa, porque si las resistencias continúan creciendo al ritmo que lo están haciendo y no somos capaces de encontrar nuevas posibilidades de actuación, las bacterias terminarán ganando esta sempiterna guerra que tenemos con ellas. Esta investigación farmacológica es muy difícil y, salvo en el tratamiento de los virus en el que han aparecido fármacos útiles recientemente, en el resto de las enfermedades infecciosas las cosas no evolucionan de una manera muy favorable.

Puede decirse que desde hace más de 15 años, cuando apareció una familia de antibacterianos que se llaman **quinolonas**, no se han conseguido fármacos verdaderamente nuevos. Lo más avanzado son modificaciones de fármacos antiguos que mejoran parcialmente sus características de efectividad, de farmacocinética o de reacciones adversas, pero no se han encontrado mecanismos nuevos de acción que aporten novedades verdaderamente eficaces a la hora de tratar las enfermedades infecciosas. Por eso, también es muy importante el descubrir nuevas dianas en las bacterias.

ESQUEMA DEL CALENDARIO VACUNAL INFANTIL (ESPAÑA, 2003)

Preparado vacunal	Recién nacido	2 meses	4 meses	6 meses	12-15 meses	15-18 meses	3-6 años	11-12 años	14-16 años
DTP (1),(7)		1ª	2ª	3ª		4ª			Dtpa(8)
Polio (2)		1ª	2ª	2ª		4ª			
Hib (3)		1ª	2ª	3ª		4ª			
HB (4)	1ª	2ª		3ª					
		1ª	2ª	2ª					
Meningo-cócica C		1ª	2ª	3ª					
Triple vírica (5)					1ª		2ª		
Varicela (6)						1ª		1ª	
VNC-7		1ª	2ª	3ª		4ª			

(1) **DTP:** difeteria, tétanos, tos ferina (*Bordetella pertussis*).

(2) **Polio:** vacuna trivalente que puede ser aplicada por vía oral.

(3) **Hib** (*Haemophilus influenzae*).

(4) **HB:** vacuna frente a la hepatitis B. Aplicar en casos de recién nacido de madre portadora Ag Hbs +, que debe aplicarse en el primer día de vida (además de inmunoglobulina anti-hepatitis B); luego continuar (sólo con vacuna) la 2ª dosis al mes de vida, y la 3ª dosis al 6º mes.

(5) **Triple vírica:** sarampión, rubéola y paperas.

(6) **Varicela:** vacuna viva atenuada (*Varilrix*), sólo aplicable por el Servicio Nacional de Salud (SNS) en España ante ciertas patologías de base. En EE UU y otros países se aplica universalmente.

(7) **VNC-7:** antineumocócica conjugada de 7 serotipos. No financiada por el SNS en España, y por éste sólo aplicable ante ciertas enfermedades de base.

(8) **Recuerdo de tétanos y difteria adultos cada 10 años (Td):** dada la caída de Ac protectores frente a la tos ferina, se puede optar por el preparado DTPa (revacunando cada 10 años a partir de esta edad) en lugar del preparado Td.

Tomado de *MICROBIOLOGÍA EN CIENCIAS DE LA SALUD: CONCEPTOS Y APLICACIONES* (2ª Ed.). Manuel de la Rosa y José Prieto Prieto. Ediciones HARCOURT S. A.